U0306917

基层能力建设培训教程

糖尿病与高血压防治读本

主　编　赵增毅　胡庆山

副主编　赵　哲　赵立峰　安　军

编　委　（以姓氏笔画为序）

　　　　申瑞霞　边　亚　邢玉微　吕小棉　刘　美

　　　　孙耀东　李　静　李然芬　邱新梅　张凤仪

　　　　张秀云　侯凤英　胡莉芳　戴　卓

科学出版社

北　京

内 容 简 介

本书共分两篇17章。第1章至第11章为糖尿病篇，从糖尿病流行病学讲起，介绍了糖尿病诊断与分型、三级预防、健康教育与护理、血糖监测、营养治疗、药物治疗、运动治疗以及各种并发症的诊断和治疗方法；第12章至第17章为高血压篇，阐述了原发性高血压、特殊类型高血压、继发性高血压、低血压、高血压分级诊疗及基层高血压管理等内容。针对基层医疗工作结构的特点，详细介绍了分级诊疗相关知识及社区健康管理方面的内容。

本书密切结合临床，实用性强，语言清晰，内容全面，是基层医师、内科医师案头必备参考用书。

图书在版编目（CIP）数据

糖尿病与高血压防治读本 / 赵增毅，胡庆山主编. —北京：科学出版社，2019.7

ISBN 978-7-03-061973-0

Ⅰ.①糖…　Ⅱ.①赵…　②胡…　Ⅲ.①糖尿病－防治－职业培训－教材②高血压－防治－职业培训－教材　Ⅳ.①R587.1②R544.1

中国版本图书馆CIP数据核字（2019）第158436号

责任编辑：于　哲 / 责任校对：郭瑞芝
责任印制：赵　博 / 封面设计：龙　岩

科 学 出 版 社 出版

北京东黄城根北街 16 号
邮政编码：100717
http://www.sciencep.com

石家庄众旺彩印有限公司 印刷
科学出版社发行　各地新华书店经销

*

2019 年 7 月第　一　版　　开本：787×1092 1/16
2019 年 7 月第一次印刷　印张：16
字数：350 000

定价：98.00 元
（如有印装质量问题，我社负责调换）

序

　　1979～1980年,我国糖尿病患病率只有0.67%。2008～2013年,患病率升至10%左右。这30年期间,糖尿病患病率增加了14倍。我国现有1亿多糖尿病患者,还有至少3.5亿的糖尿病"后备军",即糖耐量受损者。

　　2012年全国调查数据显示,我国>18岁人群高血压患病率为25.2%,这个患病率是糖尿病患病率的2.5倍。也就是说,我国至少有2.5亿人有高血压。在糖尿病患者中,高血压的患病率更高,1/3～1/2的糖尿病患者合并高血压。糖尿病患者合并高血压,其血管并发症的发生率更高,进展更迅速,后果更严重,医疗费用更高。糖尿病与高血压是危及我国人民健康的严重的公共卫生问题。

　　国内外经验证明,糖尿病和高血压患者如能得到及时确诊及科学合理的治疗,大多数患者能享受正常的生活,其并发症可以避免,医疗费用可以节省,患者的生活质量可以得到保证。国内外的经验还证明,控制糖尿病、高血压及其相关并发症不能仅仅依靠药物,还需要依靠患者主观能动性的发挥,如合理饮食、适当运动、坚持科学的治疗和定期随访。糖尿病患者本人的健康意识和正确对待疾病的态度起着至关重要的作用。

　　现阶段,我国的糖尿病、高血压防治中存在严重的问题。例如,流行病学调查显示,糖尿病的知晓率、治疗率和血糖控制率约为30%、25%和40%;高血压这三率相应为52%、41%和16.8%。特别需要强调的是,糖尿病患者的血糖、血压和血脂综合达标率不足7%。常见的非传染性慢性疾病的管理至关重要。糖尿病、高血压的知晓率、治疗率和控制率不达标,尤其是控制率太低,这说明我国以糖尿病、高血压为代表的常见慢性疾病管理非常不到位,因此,所造成的后果较严重。约有3/4的糖尿病患者死于血管并发症,大约超过80%的医疗费用用于治疗糖尿病并发症。脑卒中是高血压没有得到良好控制的直接后果,是我国心血管死亡率和致残率的首位原因。

　　党和政府高度重视人民健康,2019年政府工作报告指出:"做好常见慢性病防治,把高血压、糖尿病等门诊用药纳入医保报销。"《健康中国2030规划纲要》中指出,"基本实现高血压、糖尿病患者管理干预全覆盖"。糖尿病、高血压防治的重点在社区,在医院门诊。提高社区医务人员管理和防治以高血压、糖尿病为代表的常见慢性疾病的能力和医护水平至关重要。

　　我本人参观过国际上最著名的糖尿病中心如美国哈佛大学的Joslin糖尿病中心和梅奥临床糖尿病中心、日本女子医科大学糖尿病中心和法国、德国的糖尿病中心,也曾经在澳大利亚悉尼大学的糖尿病中心工作过2年。这些发达国家的糖尿病中心并不设立专科病房,而是加强糖尿病门诊管理和全院血糖管理。通过糖尿病中心的门诊管理、全院的血糖管理和加强社区的糖尿病管理，提高管理效能和降低医疗费用。高血压管理也是如此。

《糖尿病与高血压防治读本》（以下简称《读本》）是石家庄市第二医院相关糖尿病、高血压及护理专家在医院领导组织和支持下完成的培训社区医务人员糖尿病和高血压防治及教育管理的教材，也是专业参考书。由于时间关系，我没有能非常精细地阅读全书，但是，通过浏览，我感觉该书有以下特点。

一是《读本》将糖尿病与高血压这两种常见的慢性疾病防治知识有所结合，这非常好，可以起着事半功倍的作用。因为糖尿病和高血压具有共同的发病基础和危险因素，如胰岛素抵抗和肥胖、血脂异常、脂肪肝等，在治疗上也有某些相同之处，如有些降压药能够减轻胰岛素抵抗，某些降糖药有一定的降压和减少心血管事件率的作用。减轻体重既有利于缓解 2 型糖尿病，甚至可以逆转部分 2 型糖尿病，又有利于血压控制。二是《读本》强调防治结合。例如，三级预防和分级管理的概念和高危人群的管理。三是医护结合。在我国，糖尿病和高血压医疗手册和参考书不少，但讨论和讲解这两种疾病护理和教育管理的参考书不多。该读本有相当篇幅介绍护理管理和技术，如血糖监测、注射技术、血压测量、质量控制和安全管理等。在糖尿病、高血压及其并发症防治中，护理人员起着十分重要的作用，专科护士在帮助和支持医生工作，在指导和帮助患者学会与糖尿病、高血压相处的技术、能力和技巧方面，在糖尿病和高血压护理、教育和管理方面，都起着独特的和重要的作用。专科教育护士是糖尿病和高血压教育计划的制定者和贯彻者，是专科医师的伙伴和患者的朋友，是患者的心理治疗师和医患关系的协调人，还是大医院与患者家庭的联系纽带。四是《读本》注重医患沟通和患者的心理问题。糖尿病和高血压都是终身性疾病，都需要患者发挥主观能动性。必须强调，患者是自己健康的第一责任人。医嘱，尤其是健康的生活方式和遵嘱服药及随访，需要患者贯彻和落实。再好的医生护士也代替不了患者本人的努力。五是《读本》中介绍了一些新技术、新药物，这可以使基层医务人员了解糖尿病、高血压领域里的新进展，并能在工作中应用这些新技术、新药物。六是《读本》参考了大量的国内外文献，尤其是有关的临床指南和专家共识。这使得专家的智慧和实践能够在基层临床工作中得到应用和推广。

我衷心感谢作者给了我机会，先睹为快，阅读《糖尿病与高血压防治读本》。感谢石家庄市第二医院为社区的医护人员，编写了这本 30 多万字的专业参考书。我相信，广大的医护人员会与我一样，在阅读参考该书的过程中获益甚多。我更相信，该书的出版有利于基层医疗护理质量的提高，最终造福于广大的糖尿病、高血压患者。在此，谨向石家庄市第二医院的领导和有关专家、向编者和编辑致敬，感谢他们的辛勤劳动，为我们医务人员和广大的糖尿病和高血压患者及其家属做了一件实实在在的好事情。

许樟荣

原国家卫生部慢性疾病预防与控制专家委员会委员

国家心血管病专家委员会委员

国家公共卫生服务专家组成员

原解放军 306 医院全军糖尿病诊治中心主任、主任医师、内科教授

2019 年 7 月

前　言

　　随着社会经济的快速发展和生活方式的变化，糖尿病、高血压已成为严重危害人民健康的疾病，也是基层首诊中最为常见的慢性病、多发病。

　　为适应基层医务人员的需求，我们编写了《糖尿病与高血压防治读本》一书。第一篇糖尿病篇，阐述了糖尿病的流行病学、诊断与分型、治疗及护理、降糖药物的机制及应用、并发症的筛查与防治等内容。第二篇高血压篇，就原发性高血压、特殊类型高血压、低血压、继发性高血压、高血压分级诊疗及基层高血压管理、护理等内容进行了详尽的阐述。同时，针对基层医疗机构工作特点，编写了糖尿病、高血压分级诊疗相关知识及社区健康管理等内容。

　　本书通俗易懂，内容丰富，具有较强的实用性和可读性，既可作为基层广大医务人员进行糖尿病、高血压防治的学习培训教材，也可作为普通民众提升自我健康管理水平、提高健康素养的读本。

　　在编写过程中，得到多位同道的支持和帮助，也参阅了大量的文献资料，在此，对参与编写的专家和参考文献作者等一并致谢。感谢全军糖尿病诊治中心主任许樟荣教授为本书作序。

　　因编者水平所限，书中难免有疏漏或不妥之处，望读者和同道批评指正。

编　者

2019 年 7 月 8 日

目　　录

糖 尿 病 篇

高 血 压 篇

糖尿病篇

第 1 章

糖尿病流行病学

糖尿病是由于胰岛素相对或绝对缺乏以及不同程度的胰岛素抵抗，引起糖类、脂肪及蛋白质代谢紊乱的综合征。持续的高血糖是其主要特征。

一、糖尿病流行现状

30 多年来，我国成人糖尿病患病率显著增加。1980 年全国 14 省市 30 万人的流行病学资料显示，糖尿病的患病率为 0.67%。1994 ~ 1995 年全国 19 省市 21 万人的流行病学调查显示，25 ~ 64 岁的糖尿病患病率为 2.28%，糖耐量异常（IGT）患病率为 2.12%。2002 年中国居民营养与健康状况调查同时进行了糖尿病的流行情况调查，该调查利用空腹血糖 > 5.5mmol/L 作为筛选指标，高于此水平的人做口服葡萄糖耐量试验（OGTT），结果显示在 18 岁以上的人群中，城市人口的糖尿病患病率为 4.5%，农村为 1.8%。2007 ~ 2008 年，中华医学会糖尿病学分会（CDS）组织全国 14 个省市开展了糖尿病流行病学调查，我国 20 岁及以上成年人的糖尿病患病率为 9.7%。2010 年中国疾病预防控制中心（CDC）和中华医学会内分泌学分会调查了中国 18 岁及以上人群糖尿病的患病情况，显示糖尿病患病率为 9.7%。2013 年我国慢性病及其危险因素监测显示，18 岁及以上人群糖尿病患病率为 10.4%。

二、中国糖尿病流行特点

1. 以 2 型糖尿病为主，1 型糖尿病及其他类型糖尿病少见。2013 年全国调查中 2 型糖尿病患病率为 10.4%，男性高于女性（11.1% ∶ 9.6%）。

2. 各民族间的糖尿病患病率存在较大差异：满族 15.0%、汉族 14.7%、维吾尔族 12.2%、壮族 12.0%、回族 10.6%、藏族 4.3%。

3. 经济发达地区的糖尿病患病率明显高于不发达地区，城市高于农村（12.0% ∶ 8.9%）。

4. 未诊断糖尿病比例较高。2013 年全国调查中，未诊断的糖尿病病人占总数的 63%。

5. 肥胖和超重人群糖尿病患病率显著增加，肥胖人群糖尿病患病率升高了 2 倍。2013 年按体质指数（BMI）分层显示，BMI < 25kg/m^2 者糖尿病患病率为 7.8%、25kg/m^2 ≤ BMI < 30kg/m^2 者患病率为 15.4%，BMI ≥ 30kg/m^2 者患病率为 21.2%。

第2章

糖尿病诊断及分型

空腹血糖、随机血糖或 OGTT 后 2h 血糖是糖尿病诊断的主要依据，没有糖尿病典型临床症状时必须重复检测以确认诊断。按病因将糖尿病分为 1 型糖尿病、2 型糖尿病、特殊类型糖尿病和妊娠期糖尿病 4 个主要类型。

第一节　糖尿病诊断标准

糖尿病的临床诊断应依据静脉血浆血糖而不是毛细血管血糖检测结果。若无特殊提示，文中所提到的血糖均为静脉血浆葡萄糖水平值。

目前国际通用的诊断标准和分类是 WHO（1999 年）标准。糖尿病诊断、糖代谢状态分类标准和糖尿病的分型体系见表 2-1 及表 2-2。

表 2-1　糖代谢状态分类（WHO1999）

糖代谢分类	静脉血浆葡萄糖（mmol/L）	
	空腹血糖	糖负荷后 2h 血糖
正常血糖	< 6.1	< 7.8
空腹血糖受损（IFG）	$\geqslant 6.1$，< 7.0	< 7.8
糖耐量异常（IGT）	< 7.0	$\geqslant 7.8$，< 11.1
糖尿病	$\geqslant 7.0$	$\geqslant 11.1$

注：IFG 和 IGT 统称为糖调节受损，也称糖尿病前期

表 2-2　糖尿病诊断标准

诊断标准	静脉血浆葡萄糖（mmol/L）
（1）典型糖尿病症状（烦渴多饮、多尿、多食、不明原因的体重下降） 　　加上随机血糖或加上	$\geqslant 11.1$
（2）空腹血糖或加上	$\geqslant 7.0$
（3）葡萄糖负荷后 2h 血糖无典型糖尿病症状者，需改日复查确认	$\geqslant 11.1$

注：空腹状态指至少 8h 没有进食热量；随机血糖指不考虑上次用餐时间，一天中任意时间的血糖，不能用来诊断空腹血糖异常或糖耐量异常；无典型糖尿病症状，需改日复查空腹静脉血浆葡萄糖或葡萄糖负荷后 2h 血浆葡萄糖以确认

［引自：中国 2 型糖尿病防治指南（2017 年版）］

空腹血浆葡萄糖或 75gOGTT 后的 2h 血浆葡萄糖值可单独用于流行病学调查或人群筛

查。如 OGTT 目的是用于明确糖代谢状态时，仅需检测空腹和糖负荷后 2h 血糖。我国资料显示仅查空腹血糖则糖尿病的漏诊率较高，理想的调查是同时检查空腹血糖及 OGTT 后 2h 血糖值。OGTT 其他时间点血糖不作为诊断标准。建议已达到糖调节受损的人群，应行 OGTT 检查，以提高糖尿病的诊断率。

急性感染、创伤或其他应激情况下可出现暂时性血糖增高，若没有明确的糖尿病病史，就临床诊断而言不能以此时的血糖值诊断糖尿病，须在应激消除后复查，再确定糖代谢状态，检测糖化血红蛋白（HbA_{1c}）有助于诊断。

2011 年 WHO 建议在条件具备的国家和地区采用 HbA_{1c} 诊断糖尿病，诊断切点为 $HbA_{1c} \geqslant 6.5\%$。我国 2010 年开始进行"中国糖化血红蛋白教育计划"，随后国家食品药品监督管理局发布了《糖化血红蛋白分析仪》的行业标准，原国家卫生和计划生育委员会（卫计委）临床检验中心发布了《糖化血红蛋白实验室检测指南》，并实行了国家临床检验中心组织的室间质量评价计划，我国的 HbA_{1c} 检测标准化程度逐步提高，但各地区差别仍较大。国内一些研究结果显示，在中国成人中 HbA_{1c} 诊断糖尿病的最佳切点为 6.2% ～ 6.4%，以 6.3% 的依据为多。

第二节　糖尿病分型

本指南采用 WHO（1999 年）的糖尿病病因学分型体系，根据病因学证据将糖尿病分 4 大类，即 1 型糖尿病、2 型糖尿病、特殊类型糖尿病和妊娠期糖尿病。具体糖尿病病因分型见表 2-3。

表 2-3　糖尿病病因学分型（WHO1999 的分型体系）

一、1 型糖尿病

1. 免疫介导性

2. 特发性

二、2 型糖尿病

三、特殊类型糖尿病

1. 胰岛 B 细胞功能遗传性缺陷：第 12 号染色体，肝细胞核因子 -1α(HNF-1α) 基因突变（MODY3）；第 7 号染色体，葡萄糖激酶 (GCK) 基因突变（MODY2）；第 20 号染色体，肝细胞核因子 -4α（HNF-4α）基因突变（MODY1）；线粒体 DNA 突变；其他

2. 胰岛素作用遗传性缺陷：A 型胰岛素抵抗；矮妖精貌综合征（leprechaunism）；Rabson-Mendenhall 综合征；脂肪萎缩性糖尿病；其他

3. 胰腺外分泌疾病：胰腺炎、创伤 / 胰腺切除术后、胰腺肿瘤、胰腺囊性纤维化、血色病、纤维钙化性胰腺病及其他

4. 内分泌疾病：肢端肥大症、库欣综合征、胰高糖素瘤、嗜铬细胞瘤、甲状腺功能亢进症、生长抑素瘤、醛固酮瘤及其他

5. 药物或化学品所致的糖尿病：Vacor(N-3 吡啶甲基 N-P 硝基苯尿素）、喷他脒、烟酸、糖皮质激素、甲状腺激素、二氮嗪、β - 肾上腺素能激动剂、噻嗪类利尿剂、苯妥英钠、γ - 干扰素及其他

6. 感染：先天性风疹、巨细胞病毒感染及其他

7. 不常见的免疫介导性糖尿病：僵人 (stiff-man) 综合征、胰岛素自身免疫综合征、胰岛素受体抗体及其他
8. 其他与糖尿病相关的遗传综合征：Down 综合征、Klinefelter 综合征、Turner 综合征、Wolfram 综合征、Friedreich 共济失调、Hun-tington 舞蹈病、Laurence-Moon-Beidel 综合征、强直性肌营养不良、卟啉病、Prader-Willi 综合征及其他
四、妊娠期糖尿病

注：MODY. 青少年的成人起病型糖尿病

1 型糖尿病、2 型糖尿病和 GDM 是临床常见类型。1 型糖尿病病因和发病机制尚不清楚，其显著的病理学和病理生理学特征是胰岛 B 细胞数量显著减少和消失所导致的胰岛素分泌显著下降或缺失。2 型糖尿病的病因和发病机制目前亦不明确，其显著的病理生理学特征为胰岛素调控葡萄糖代谢能力的下降（胰岛素抵抗）伴随胰岛 B 细胞功能缺陷所导致的胰岛素分泌减少（或相对减少）。特殊类型糖尿病是病因学相对明确的糖尿病。随着对糖尿病发病机制研究的深入，特殊类型糖尿病的种类会逐渐增加。

第三节　各种类型糖尿病的特点

一、1 型和 2 型糖尿病的主要鉴别点

血糖水平不能区分 1 型还是 2 型糖尿病。即使是被视为 1 型糖尿病典型特征的糖尿病酮症酸中毒（DKA）在 2 型糖尿病也会出现。在病人起病初期进行分类有时的确很困难。目前诊断 1 型糖尿病主要根据临床特征。

1 型糖尿病具有以下特点：发病年龄通常小于 30 岁；"三多一少"症状明显；以酮症或酮症酸中毒起病；体型非肥胖；空腹或餐后的血清 C 肽浓度明显降低；出现自身免疫标记，如谷氨酸脱羧酶抗体（GADA）、胰岛细胞抗体（ICA）、人胰岛细胞抗原 2 抗体（IA-2A）、锌转运体 8 抗体（ZnT8A）等。如果不确定分类诊断，可先做一个临时性分类用于指导治疗。然后依据对治疗的反应以及随访观察其临床表现，再重新评估、分型。在 1 型糖尿病中，有一种缓慢进展的亚型，即成人隐匿性自身免疫糖尿病（LADA），在起病早期与 2 型糖尿病的临床表现类似，需要依靠 GADA 以及其他胰岛自身抗体的检测才能明确诊断。

二、胰岛 B 细胞功能遗传性缺陷所致特殊类型糖尿病

1. 线粒体 DNA 突变糖尿病　线粒体基因突变糖尿病是最为多见的单基因突变糖尿病，占中国成人糖尿病中的 0.6%。绝大多数线粒体基因突变糖尿病是由线粒体亮氨酸转运 RNA 基因 [tRNALeu (UUR)] 上的线粒体核苷酸序位 3243 上的 A → G（A3243G）突变所致。最为常见的临床表现为母系遗传、糖尿病或伴耳聋。对具有下列一种尤其是多种情况者应疑及线粒体基因突变糖尿病：①在家系内糖尿病的传递符合母系遗传。②起病早伴病程中胰岛 B 细胞分泌功能明显进行性减低或尚伴体重指数低且胰岛自身抗体检测阴性

的糖尿病者。③伴神经性耳聋的糖尿病者。④伴中枢神经系统、骨骼肌表现、心肌病、视网膜色素变性、眼外肌麻痹或乳酸性酸中毒的糖尿病病人或家族中有上述表现者。对疑似者首先应 tRNALeu（UUR）A3243G 突变检测。

2. 青少年的成人起病型糖尿病（MODY） MODY 是一种以常染色体显性遗传方式在家系内传递的早发但临床表现类似 2 型糖尿病的疾病。MODY 是临床诊断。目前通用的 MODY 诊断标准是三点：①家系内至少三代直系亲属内均有糖尿病病人，且其传递符合常染色体显性遗传规律。②家系内至少有一个糖尿病病人的诊断年龄在 25 岁或以前。③糖尿病确诊后至少在两年内不需使用胰岛素以控制血糖。

第 3 章

糖尿病的三级预防

一级预防目标是控制 2 型糖尿病的危险因素，预防 2 型糖尿病的发生；二级预防的目标是早发现、早诊断和早治疗 2 型糖尿病病人，在已诊断的病人中预防糖尿病并发症的发生；三级预防的目标是延缓已发生的糖尿病并发症的进展、降低致残率和死亡率，并改善病人的生存质量。

第一节　一级预防的策略

2 型糖尿病的一级预防指在一般人群中开展健康教育，提高人群对糖尿病防治的知晓度和参与度，倡导合理膳食、控制体重、适量运动、限盐、控烟、限酒、心理平衡的健康生活方式，提高社区人群的糖尿病防治意识。

多项随机对照研究显示，IGT 人群接受适当的生活方式干预可延迟或预防 2 型糖尿病的发生。中国大庆研究的生活方式干预组推荐病人增加蔬菜摄入量、减少乙醇（酒精）和单糖的摄入量，鼓励超重或肥胖病人（BMI > 25kg/m^2）减轻体重，增加日常活动量，每天进行至少 20min 的中等强度活动；生活方式干预 6 年，可使以后 14 年的 2 型糖尿病累计发生风险下降 43%。芬兰糖尿病预防研究（DPS）的生活方式干预组推荐个体化饮食和运动指导，每天至少进行 30min 有氧运动和阻力锻炼，目标是体重减少 5%，脂肪摄入量＜总热量的 30%；该研究平均随访 7 年，可使 2 型糖尿病发生风险下降 43%。美国预防糖尿病计划（DPP）研究的生活方式干预组推荐病人摄入脂肪热量 < 25% 的低脂饮食，如果体重减轻未达到标准，则进行热量限制；生活方式干预组中 50% 的病人体重减轻了 7%，74% 的病人可以坚持每周至少 150min 中等强度的运动；生活方式干预 3 年可使 IGT 进展为 2 型糖尿病的风险下降 58%。随访累计达 10 年后，生活方式干预组体重虽然有所回升，但其预防 2 型糖尿病的益处仍然存在。此外，在其他国家的 IGT 病人中开展的生活方式干预研究也同样证实了生活方式干预预防 2 型糖尿病发生的有效性。

糖尿病前期病人应通过饮食控制和运动以降低糖尿病的发生风险，并定期随访及给予社会心理支持，以确保病人的生活方式改变能够长期坚持下来；定期监测血糖；同时密切关注其他心血管危险因素（如吸烟、高血压、血脂异常等），并给予适当的干预措施。具体目标为：

1. 使超重或肥胖者 BMI 达到或接近 24kg/m^2，或体重至少下降 7%。

2. 每日饮食总热量至少减少 400 ～ 500kcal（1kcal=4.184kJ）。

3. 饱和脂肪酸摄入占总脂肪酸摄入的 30% 以下。

4. 中等强度体力活动至少保持在 150min/ 周。

第二节　二级预防的策略

2 型糖尿病防治中的二级预防是指在高危人群中开展疾病筛查、健康干预等，指导其进行自我管理。

一、高危人群的定义

（一）成年人中糖尿病高危人群的定义

在成年人（＞ 18 岁）中，具有下列任何一个及以上的糖尿病危险因素者：

1. 年龄 ≥ 40 岁。

2. 有糖尿病前期（IGT、IFG 或两者同时存在）史。

3. 超重（BMI ≥ 24kg/m^2）或肥胖（BMI ≥ 28kg/m^2）和（或）中心型肥胖（男性腰围 ≥ 90cm，女性腰围 ≥ 85cm）。

4. 静坐生活方式。

5. 一级亲属中有 2 型糖尿病家族史。

6. 有 GDM 史的妇女。

7. 高血压 [收缩压 ≥ 140mmHg（1mmHg=0.133kPa）和（或）舒张压 ≥ 90mmHg]，或正在接受降压治疗。

8. 血脂异常 [高密度脂蛋白胆固醇（HDL-C）≤ 0.91mmol/L 和（或）三酰甘油（TG）≥ 2.22mmol/L]，或正在接受调脂治疗。

9. 动脉粥样硬化性心血管疾病（ASCVD）病人。

10. 有一过性类固醇糖尿病病史者。

11. 多囊卵巢综合征（PCOS）病人或伴有与胰岛素抵抗相关的临床状态（如黑棘皮病等）。

12. 长期接受抗精神病药物和（或）抗抑郁药物治疗和他汀类药物治疗的病人。

在上述各项中，糖尿病前期人群及中心性肥胖是 2 型糖尿病最重要的高危人群，其中 IGT 人群每年有 6% ～ 10% 的个体进展为 2 型糖尿病。

（二）儿童和青少年中糖尿病高危人群的定义

在儿童和青少年（≤ 18 岁）中，超重（BMI ＞相应年龄、性别的第 85 百分位）或肥胖（BMI ＞相应年龄、性别的第 95 百分位）且合并下列任何一个危险因素者。

1. 一级或二级亲属中有 2 型糖尿病家族史。

2. 存在与胰岛素抵抗相关的临床状态（如黑棘皮病、高血压、血脂异常、PCOS、出生体重小于胎龄者）。

3. 母亲怀孕时有糖尿病史或被诊断为 GDM。

二、高危人群的糖尿病筛查

高危人群的发现可以通过居民健康档案、基本公共卫生服务和机会性筛查（如在健康体检中或在进行其他疾病的诊疗时）等渠道。针对高危人群进行糖尿病筛查有助于早期发现糖尿病，提高糖尿病及其并发症的防治水平。因此，应积极针对高危人群进行糖尿病筛查。

（一）糖尿病筛查的年龄和频率

对于成年人的糖尿病高危人群，宜及早开始进行糖尿病筛查。对于儿童和青少年的糖尿病高危人群，宜从 10 岁开始，但青春期提前的个体则推荐从青春期开始。首次筛查结果正常者，宜每 3 年至少重复筛查一次。

（二）糖尿病筛查的方法

对于具有至少一项危险因素的高危人群应进一步进行空腹血糖或任意点血糖筛查。其中空腹血糖筛查是简单易行的方法，宜作为常规的筛查方法，但有漏诊的可能性。如果空腹血糖 ≥ 6.1mmol/L 或任意点血糖 ≥ 7.8mmol/L 时，建议行 OGTT（空腹血糖和糖负荷后 2h 血糖）。

也推荐采用中国糖尿病风险评分表，对 20 ～ 74 岁普通人群进行糖尿病风险评估。该评分表的制定源自 2007 ～ 2008 年全国 14 省、自治区及直辖市的糖尿病流行病学调查数据，评分值的范围为 0 ～ 51 分，总分 ≥ 25 分者应进行 OGTT。

三、药物干预预防 2 型糖尿病

在糖尿病前期人群中进行药物干预的临床试验显示，降糖药物二甲双胍、α- 糖苷酶抑制剂、噻唑烷二酮类药物（TZDs）、GLP-1 受体激动剂以及减肥药奥利司他等药物治疗可以降低糖尿病前期人群发生糖尿病的风险。其中，二甲双胍和阿卡波糖在糖尿病前期人群中长期应用的安全性证据较为充分，而其他药物长期应用时则需要全面考虑花费、不良反应、耐受性等因素。然而，由于目前尚无充分的证据表明药物干预具有长期疗效和卫生经济学益处，故国内外相关指南尚未广泛推荐药物干预作为预防糖尿病的主要手段。对于糖尿病前期个体，只有在强化生活方式干预 6 个月效果不佳，且合并有其他危险因素者，方可考虑药物干预，但必须充分评估效益 / 风险比和效益 / 费用比，并且做好充分的医患沟通和随访。需要指出的是，目前已经完成的药物预防糖尿病的临床研究并未采用生活方式干预失败的病人作为研究对象，因此对生活方式干预无效的糖尿病前期病人是否对药物干预敏感尚无临床证据。

四、血糖控制

糖尿病控制与并发症试验（DCCT）、英国前瞻性糖尿病研究（UKPDS）等严格控制血糖的临床研究结果提示，在处于早期阶段的病人中，严格控制血糖可以显著降低糖尿病微血管病变的发生风险。随后的长期随访结果显示，早期严格血糖控制与长期随访中糖尿病微血管病变、心肌梗死及死亡的发生风险下降相关。这表明，对新诊断的 2 型糖尿病病人，早期进行严格血糖控制可以降低糖尿病微血管和大血管病变的发生。

对于新诊断、年轻、无并发症或合并症的 2 型糖尿病病人，建议及早采用严格的血糖控制，以降低糖尿病并发症的发生风险。

五、血压控制、血脂控制及阿司匹林的使用

UKPDS 研究显示，在新诊断的 2 型糖尿病病人中，强化血压控制不但可以显著降低糖尿病大血管病变的发生风险，还可显著降低微血管病变的发生风险。高血压最佳治疗试验（HOT）以及其他抗高血压治疗临床试验的糖尿病亚组分析也显示，强化血压控制可以降低无明显血管并发症的糖尿病病人发生心血管病变的风险。英国心脏保护研究 - 糖尿病亚组分析（HPS-DM）、阿托伐他汀糖尿病协作研究（CARDS）等大型临床研究显示，在没有明显血管并发症的糖尿病病人中，采用他汀类药物降低低密度脂蛋白胆固醇（LDL-C）的策略可以降低心血管事件的发生风险。在多个临床试验进行系统评价的结果显示，具有心血管疾病高危因素的 2 型糖尿病病人中，阿司匹林对心血管疾病具有一定的保护作用。

对于没有明显糖尿病血管并发症但具有心血管危险因素的 2 型糖尿病病人，应采取降糖、降压、调脂（主要是降低 LDL-C）及应用阿司匹林治疗，以预防心血管疾病和糖尿病微血管病变的发生。

第三节　三级预防的策略

一、继续血糖、血压、血脂控制

强化血糖控制可以降低已经发生的早期糖尿病微血管病变（如非增殖期视网膜病变、微量白蛋白尿等）进一步发展的风险。但在糖尿病病程较长、年龄较大且具有多个心血管危险因素或已经发生过心血管疾病的人群中，强化血糖控制对降低心血管事件和死亡发生风险的效应较弱。相反，控制糖尿病心血管风险行动（ACCORD）研究还显示，在上述人群中，强化血糖控制与全因死亡风险增加存在相关性。已有充分的临床研究证据表明，在已经发生过心血管疾病的 2 型糖尿病病人中，应采用降压、调脂或阿司匹林联合治疗，以降低 2 型糖尿病病人再次发生心血管事件和死亡的风险。

对于糖尿病病程较长、老年、已经发生过心血管疾病的 2 型糖尿病病人，继续采取降糖、降压、调脂（主要是降低 LDL-C）、应用阿司匹林治疗等综合管理措施，以降低心血管疾病及微血管并发症反复发生和死亡的风险，但应依据分层管理的原则。

二、相关专科治疗

对已出现严重糖尿病慢性并发症者，推荐至相关专科进行治疗。

第 4 章

糖尿病健康教育与管理

糖尿病是一种长期慢性疾病，病人日常行为和自我管理能力是糖尿病控制与否的关键之一。因此，糖尿病的控制不是传统意义上的治疗而是系统的管理。糖尿病自我管理教育可促进病人不断掌握疾病管理所需的知识和技能，结合不同糖尿病病人的需求、目标和生活经验接受循证指导。接受糖尿病自我管理教育的病人，血糖控制优于未接受教育的病人，同时，拥有更积极的态度、科学的糖尿病知识和较好的糖尿病自我管理行为。

第一节　基　本　原　则

糖尿病治疗的近期目标是通过控制高血糖和代谢紊乱来消除糖尿病症状和防止出现急性代谢并发症，糖尿病治疗的远期目标是通过良好的代谢控制达到预防慢性并发症、提高病人生活质量和延长寿命的目的。为了达到这一目标，应建立完善的糖尿病教育和管理体系，主要推荐如下：

1. 糖尿病病人在诊断后，应接受糖尿病自我管理教育，掌握相关知识和技能，并且不断学习。

2. 糖尿病自我管理教育和支持应以病人为中心，尊重和响应病人的个人爱好、需求和价值观，以此指导临床决策。

3. 糖尿病自我管理教育是病人的必修教育课，该课程应包含延迟和预防 2 型糖尿病的内容，并注重个体化。

4. 糖尿病自我管理教育和支持可改善临床结局和减少花费。

5. 当提供糖尿病自我管理教育和支持时，健康教育提供者应该考虑治疗负担和病人自我管理的自我效能和社会与家庭支持的程度。

6. 医护工作者应在最佳时机为糖尿病病人提供尽可能全面的糖尿病自我管理教育。

7. 在规范化的专科糖尿病教育护士培养基础上，为病人提供糖尿病自我管理教育。

第二节　健　康　教　育

一、教育对象

糖尿病高危人群、糖尿病病人。

二、糖尿病教育的目标

每位糖尿病病人一旦确诊即应接受糖尿病教育，教育的目标是使病人充分认识糖尿病并掌握糖尿病的自我管理能力。糖尿病自我管理教育的总体目标是支持决策制定、自我管理行为、问题解决和与医疗团队积极合作，最终改善临床结局、健康状况和生活质量。

三、糖尿病教育的形式

（一）教育方法

糖尿病自我管理教育可以是集体教育，如大课堂式、小组式，也可以是个体教育。内容包括饮食、运动、血糖监测和自我管理能力的指导，小组式或个体化形式的针对性更强。糖尿病自我管理教育的方式包括个体教育、集体教育、个体和集体教育相结合、远程教育。

1. 集体教育　包括小组教育和大课堂教育。

（1）小组教育：指糖尿病教育者针对多个病人的共同问题同时与他们沟通并给予指导，每次教育时间 1h 左右，病人人数在 10～15 人，最多不超过 20 人。其好处是由于同一时间内可以教育多个病人，教育成本低、节省时间。同时，在朋友的支持下，一些病友中已建立的健康生活习惯，其他病人也较容易接受及跟从。有研究表明，如果采用系统的教育课程，小组教育可以达到和个体教育同样的效果。但这种方法也有其局限性，如果小组成员背景参差不齐，个别病人的特殊要求便难以满足；另外，不良的生活习惯或对糖尿病的错误认识也较容易相互影响。

（2）大课堂教育：指以课堂授课的形式由医学专家或糖尿病专业护士为病人讲解糖尿病相关知识，每次课时 1.5h 左右，病人人数在 50～200 人。这种教育方法主要是针对那些对糖尿病缺乏认识的病人，以及糖尿病高危人群，属于知识普及性质的教育，目的是使糖尿病病人和高危人群在对糖尿病防治的观念和理念上提高认识。

2. 个体教育　指糖尿病教育者与病人进行一对一的沟通和指导，适合一些需要重复练习的技巧学习。例如：自我注射胰岛素、血糖自我检测。其好处是能根据个别病人的需要，特别设计教育内容，以确保教育效果，容易建立病人与医护之间良好的信赖关系。但这种教育方法耗费时间较多，每次教育的时间需要 30min 左右，每天能教育的病人人数较少。同时，由于护理人员数量有限，使得这种形式的教育还不能在医院广泛开展。

（二）教育形式

根据病人需求和不同的具体教育目标，以及资源条件，可采取多种形式的教育。包括演讲、讨论、示教与反示教、场景模拟、角色扮演、电话咨询、联谊活动、媒体宣传等。可以通过应用视听设备、投影、幻灯、食物模型等教育工具来开展不同形式的教育活动。

1. 演讲　是最常用的方法，但对于病人来说是一种被动学习方式，病人没有主动参与。

2. 讨论　也比较常用，可以通过提问使病人参与更多，鼓励病人讲解并分享糖尿病自我管理经验。

3. 可视教育工具　能够提高教育效果、强化教学信息、调动参与者的学习兴趣和积极性。

4. 示教与反示教　在指导病人或其家属学习一些操作技巧时很常用。例如血糖监测、胰岛素注射技术。注意在给病人或其家属讲解并演示整个操作过程后，必须让病人或其家属当场重复一遍操作过程，即反示教，以确保病人或其家属回到家中可以独立完成操作。

5. 场景模拟与角色扮演　通过模拟现实生活环境的角色，如小品表演的形式，使病人运用所学的知识对是与非、对与错做出判断。同时，针对病人困惑的问题，帮助他们分析和讨论出更好的应对方法。

6. 电话咨询　通过开通热线电话的方式，定期设置不同的专题内容，使病人可以根据专家值热线的时间，有选择性地提出问题，并得到及时解决。是一种比较便捷的管理指导方式。

7. 联谊活动　建立糖尿病病人俱乐部，组织病人夏令营、交流会、演讲比赛、知识竞赛、烹饪比赛、时装表演、体操表演、运动会，以及联合国糖尿病日的咨询活动等丰富多彩的活动，寓教于乐，使医患之间、病人之间建立起相互信赖和支持的网络。

8. 媒体宣传　利用电视台、广播电台、报刊、杂志等媒体宣传工具，广泛宣传健康生活方式理念，传播糖尿病防治知识，使广大民众认识糖尿病，了解其并发症带来的危害，做到及早发现、及早治疗。

9. 印刷资料的发放　印制适合病人阅读和理解的资料供病人学习，即资料内容不要过于复杂，力求简单明了、图文并茂，仅提到关键信息即可。

（三）开展教育过程中的注意事项

1. 了解成年糖尿病病人学习的特点

（1）自我导向：在全身心地投入学习之前，已经体会了参加学习的重要性。

（2）问题驱动：并非主动驱动，学习目的在于获得解决问题的知识与技能，并非要完成有关糖尿病知识的强化训练。

（3）经验：当自身的经历被用于健康教育过程时，能够更好的学习。

（4）分享：在学习过程中倾向于主动参与而不是被动接受。

2. 实施糖尿病教育时牢记三个"M"　内容丰富（Meaningful）、便于记忆（Memorable）、鼓动性强（Motivating）。

四、糖尿病教育的内容

1. 糖尿病的自然进程。

2. 糖尿病的临床表现。

3. 糖尿病的危害及如何防治急慢性并发症。

4. 个体化的治疗目标。

5. 个体化的生活方式干预措施和饮食计划。

6. 规律运动和运动处方。

7. 饮食、运动、口服药、胰岛素治疗及规范的胰岛素注射技术。

8. 自我血糖监测（SMBG）和尿糖监测（当血糖监测无法实施时），血糖测定结果的意义和应采取的干预措施。

9. SMBG、尿糖监测和胰岛素注射等具体操作技巧。

10. 口腔护理，足部护理、皮肤护理的具体技巧。

11. 特殊情况应对措施（如疾病、低血糖、应激和手术）。

12. 糖尿病妇女受孕必须做到有计划，并全程监护。

13. 糖尿病病人的社会心理适应。

14. 糖尿病自我管理的重要性。

第三节　糖尿病临床标准化教育

无论是何种教育方法都应是有计划、有程序地进行，才能确保糖尿病教育的效果。应根据现有条件，书面制定符合当前糖尿病管理标准的糖尿病管理流程和常规，并努力按照计划和工作流程落实和实施。

一、个体教育和小组教育流程

1. 评估　资料收集（病情、知识、行为、心理）。

2. 发现问题　找出病人在知识和行为上主要存在的问题。

3. 制订目标　确定教育后病人在知识和行为上所能达到的目标。

4. 列出计划　要根据病人情况（初诊、随诊），体现个体化和可行性。

5. 实施　采用具体教育方法和技巧对病人进行教育。

6. 效果评价　反馈频度、内容，制订下一步教育方案。

二、大课堂教育流程

1. 设置糖尿病知识系列课程。

2. 发出授课通知

（1）授课前评估：听课者登记、填写相关知识问卷。

（2）授课后反馈：填写相同问卷了解学习效果，对讲课内容和授课者进行评价。

第5章

糖尿病病人血糖监测及指导

血糖监测是糖尿病管理中的重要组成部分，其结果有助于评估糖尿病病人糖代谢紊乱的程度，制订合理的降糖方案，反映降糖治疗的效果并指导治疗方案的调整；帮助病人预防、识别和管理低血糖事件，特别是无意识性低血糖，提高治疗安全性；利于及时发现、治疗预防各种急、慢性并发症，有利于改善病人的生活质量并最终会延长其寿命。

第一节　血糖监测的时间及选择

一、各时点血糖

1. *空腹血糖*　指空腹过夜 8h 以上，早餐前采血测定的血糖值。中、晚餐前测定的血糖不能叫空腹血糖。
2. *餐前血糖*　指早、中、晚餐前测定的血糖。
3. *餐后 2h 血糖*　指早、中、晚餐后 2h 测定的血糖，计时从进食第一口主食开始。
4. *凌晨血糖*　通常指凌晨 2：00 ～ 3：00 的血糖。
5. *随机血糖*　一天中任何时间测定的血糖。

二、血糖监测时点的选择

一般来说，餐前、餐后血糖与总体血糖水平的关系非常密切，总体水平高时，需多关注餐前血糖；总体水平低时，餐后血糖更要关注。如果发现近期血糖较高时，应该先监测三餐前血糖，适当选择餐后 2h 血糖；而当您近期经常出现低血糖时，最好监测餐前血糖和夜间血糖。

三、血糖监测的频度

对于血糖控制较稳定的口服降糖药治疗病人，可以每周测一次空腹和餐后 2h 血糖。但对于血糖波动较大、注射胰岛素治疗的病人，则需根据病情增加监测频率，每日 4 ～ 8 次（三餐前、三餐后 2h、睡前、必要时凌晨 2 ～ 3 时）。有下列情况应加强监测：使用胰岛素治疗的病人；新诊断的糖尿病病人；药物更换或调整剂量的病人；妊娠病人；各种打乱常规生活的情况（生病、手术、外出、激动等）。病人在运动前后和饮酒以后容易发生严重的低血糖，这些时候进行血糖监测很有必要，另外，驾车时发生低血糖也是非常危险的，因此驾驶车辆前检测血糖是十分有益的习惯。

四、监测餐后 2h 血糖的注意事项

由于监测血糖的目的是为了检查病人目前的饮食、药物等治疗是否能良好地控制血糖，因此在监测餐后 2h 血糖时，一定要和平时的饮食、用药一样。这样才能正确地反映出平时的血糖控制情况。有的病人在监测餐后 2h 血糖那天停止用药，这是不正确的。餐后 2h 是从进食第一口开始计时，不是从进餐结束后才开始计时。

第二节　糖尿病病人血糖控制目标

1. 对大多数非妊娠成年 2 型糖尿病病人，空腹血糖控制目标 4.4 ～ 7.0mmol/L，非空腹 < 10.0mmol/L；HbA_{1c} 控制目标为 < 7%；血压 < 130/80mmHg；LDL-C < 2.6mmol/L（未合并动脉粥样硬化性心血管疾病），或 < 1.8mmol/L（合并动脉粥样硬化性心血管疾病）；BMI < 24.0kg/m^2。

2. 更严格的 HbA_{1c} 控制目标（如 < 6.5%，或尽可能接近正常）适合于病程较短、预期寿命较长、无并发症、未合并心血管疾病的 2 型糖尿病病人，其前提是无低血糖或其他不良反应。

3. 相对宽松的 HbA_{1c} 目标（如 < 8.0%）更适合于有严重低血糖史、预期寿命较短、有显著的微血管或大血管并发症病人。或有严重合并症、糖尿病病程很长，尽管进行了糖尿病自我管理教育、适当的血糖监测、接受有效剂量的多种降糖药物包括胰岛素治疗，仍很难达到常规治疗目标的病人。

第三节　血糖监测方法

目前临床上血糖监测方法包括：利用血糖仪进行的毛细血管血糖监测、糖化血红蛋白（HbA_{1c}）、糖化白蛋白（GA）的监测和持续葡萄糖监测（CGM）等。其中毛细血管血糖监测包括自我血糖监测（SMBG）及在医院内进行的床边快速血糖监测。

一、毛细血管血糖监测

SMBG 是糖尿病综合管理和教育的组成部分，建议所有糖尿病病人均需进行 SMBG。SMBG 的频率应根据病人病情的实际需要来决定，兼顾有效性和便利性。具体原则如下：

1. 因血糖控制非常差或病情危重而住院治疗者应每天监测 4 ～ 7 次血糖或根据治疗需要监测血糖。

2. 采用生活方式干预控制糖尿病的病人，可根据需要有目的地通过血糖监测了解饮食控制和运动对血糖的影响来调整饮食和运动。

3. 使用口服降糖药者可每周监测 2 ～ 4 次空腹或餐后 2h 血糖。

4. 使用胰岛素治疗者可根据胰岛素治疗方案进行相应的血糖监测：使用基础胰岛素的病人应监测空腹血糖，根据空腹血糖调整睡前胰岛素的剂量；使用预混胰岛素者应监测空

腹和晚餐前血糖，根据空腹血糖调整晚餐前胰岛素剂量，根据晚餐前血糖调整早餐前胰岛素剂量，空腹血糖达标后，注意监测餐后血糖以优化治疗方案。

5. 特殊人群（围术期病人、低血糖高危人群、危重症病人、老年病人、1 型糖尿病、GDM 等）的监测，应遵循以上血糖监测基本原则基础上，实行个体化的监测方案。

二、糖化血红蛋白

糖化血红蛋白（HbA_{1c}）在临床上已作为评估长期血糖控制状况的金标准也是临床决定是否需要调整治疗的重要依据。标准的 HbA_{1c} 检测方法的正常参考值为 4% ～ 6%，在治疗之初建议每 3 个月检测 1 次，一旦达到治疗目标可每 6 个月检查一次。对于患有贫血和血红蛋白异常疾病的病人，HbA_{1c} 的检测结果是不可靠的。

三、糖化白蛋白

糖化白蛋白（GA）能反映糖尿病病人检测前 2 ～ 3 周的平均血糖水平，其正常参考值为 11% ～ 17%。GA 对短期内血糖变化比 HbA_{1c} 敏感，是评价病人短期糖代谢控制情况的良好指标，尤其是对于糖尿病病人治疗方案调整后的疗效评价。

四、持续葡萄糖监测

持续葡萄糖监测（CGM）是指通过葡萄糖传感器监测皮下组织间液的葡萄糖浓度变化的技术，可以提供更全面的血糖信息，了解血糖波动的特点，能够获得大量的葡萄糖数据，生成完整的葡萄糖图谱。其独特之处在于，用扫描检测仪轻松扫描传感器即可得出葡萄糖数据。小巧的传感器可以佩戴最多 14d，无须指尖血校准，能够自动测量、获得并储存葡萄糖数据。

1. 持续葡萄糖检测仪包括扫描检测仪和传感器

（1）扫描检测仪用于获取葡萄糖读数，并以方便用户理解的方式实时显示在屏幕上。为背光触摸屏，可以透过衣物扫描，可以储存 90d 葡萄糖数据。

（2）传感器易于佩戴，不影响日常生活，传感器敷贴为防水。

2. 持续葡萄糖检测仪是通过一条无菌的纤细柔软的纤维植入皮下 5mm，持续监测皮下组织液的葡萄糖水平。经证实，组织液的葡萄糖水平是一种可靠的血糖指标，因为葡萄糖是从毛细血管向组织液自由扩散的，但是葡萄糖从毛细血管扩散到组织间液有 5 ～ 10min 时间延迟。

3. 持续葡萄糖检测仪不仅可以动态监测血糖，还可以将 8h 的葡萄糖数据以图谱的形式储存并显示出来；除此之外，还可以查看每日图表、葡萄糖平均值、低葡萄糖时间等历史记录。

4. 持续葡萄糖检测仪的益处

（1）提高病人对监测血糖的依从性。

（2）可以提供完整的血糖信息：14d 传感器日间、夜间持续自动获取葡萄糖数据，通过简单的扫描，数据可传输至扫描检测仪，有了这些数据，医生可以完整的了解病人血糖情况。

5. CGM 系统的适应证

（1）1 型糖尿病。

（2）需要胰岛素强化治疗的 2 型糖尿病病人。

（3）在 SMBG 指导下使用降糖治疗的 2 型糖尿病病人，仍出现下列情况之一：①无法解释的严重低血糖或反复低血糖，无症状性低血糖、夜间低血糖；②无法解释的高血糖，特别是空腹高血糖；③血糖波动大；④出于对低血糖的恐惧，刻意保持高血糖状态的病人。

（4）GDM 或糖尿病合并妊娠。

（5）病人教育。

五、指尖血糖监测方法及注意事项

（一）血糖监测流程

1. 评估

（1）核对医嘱单、病人床号、姓名。

（2）环境清洁，光线充足，温湿度适宜。

（3）评估病人的检查单、全身情况、采血部位（皮肤厚度、瘢痕、伤口）、心理状态、文化程度及对疾病知识的了解程度。

2. 准备

（1）操作者衣帽整齐，规范洗手、戴口罩。

（2）用物准备：血糖仪、一次性采血针头、配套试纸、75% 乙醇、无菌棉签、治疗盘、无菌手套、血糖记录本、医疗垃圾桶、锐器盒、快速手消毒剂。

3. 操作

（1）检查血糖仪性能是否良好。

（2）血糖仪的校准：试纸在有效期内，血糖仪的校准码与试纸编码一致。

（3）核对床号姓名，询问进餐间隔时间，做好解释工作。

（4）选择采血部位，75% 乙醇消毒局部皮肤（1～2cm 直径区域）待干。

（5）开机，再次核对条码无误，屏幕出现采血提示时开始采血。

（6）将血滴一次性吸满试纸测试区，血糖仪显示一次性采血成功。

（7）干棉签按压采血部位 1～2min。

（8）记录分析监测结果，必要时报告医师。

（9）将一次性采血针头弃锐器盒，其他垃圾分别弃入医用垃圾桶。

4. 健康教育

（1）告知病人监测血糖的目的及必要性。

（2）分析血糖结果，给予饮食、运动及药物指导。

（3）根据需要教会病人自我血糖监测的方法。

（二）糖尿病病人家庭自我血糖检测注意事项

1. 如何选择血糖仪

（1）了解血糖仪的测试原理，选择准确性高的血糖仪。

（2）了解血糖仪的售后服务，选择售后服务好的。血糖仪的种类很多，价格差异较大，要购买正规厂家生产的产品。

（3）血糖仪和试纸的价格及购买便利性，一般不同厂家，不同型号的血糖仪均配备专用试纸，要保证血糖试纸的质量和购买方便。

（4）选择操作简便、容易携带和放置，有一定存储功能，能自动分析血糖结果等候时间短的血糖仪。

（5）使用一次性采血针头采血的，且采血时疼痛感轻的。为了预防感染，使用一次性采血针头更安全。

（6）了解血糖仪的采血方式，采血的方式有两种，一种为滴血式，另一种为虹吸式。滴血式需要的血样多，虹吸式需要的血样少。

（7）注意试纸的包装，血糖试纸对环境的温度很敏感，打开后取出试纸要立即把瓶盖盖严，防止试纸受潮而影响血糖结果的准确性。一般瓶装试纸打开后要求在 3 个月内用完。

（8）老年人使用血糖仪要选择屏幕相对大一点的，字体比较醒目的；血糖过高或过低要有提示的；电池更换方便的等。

2. 采血时应该注意的问题

（1）采血前，用温水洗手，保证双手清洁、干燥。

（2）冬天双手发冷时，双手揉搓或按摩双手，提高双手的温度。

（3）手指发冷或手指末梢血液循环不佳者，将手臂短暂下垂 15s，或从手掌手指的方向按摩，让血液流至指尖，改善手指血液循环。

（4）用 75% 乙醇消毒，禁止用碘酊或碘伏消毒，因为碘可以与试纸中的酶发生反应，出现误差。

（5）消毒后，需待乙醇挥发后再采血。因为乙醇会破坏试纸的显色物质，使血糖值偏低；而且乙醇不干时采血，会使乙醇浸入针眼增加疼痛。

（6）采血部位选择环指、中指、示指的末节靠近指尖端的侧面，要轮流交换采血部位，1d 内 2 次采血不要在同一部位。多用左手、中指和环指采血，因为右手示指、拇指做事频率较高，反复采血容易感染。

（7）采血量要足够，不要用力挤手指，挤出的组织液及血量过少或测试开始后重复采血均会影响血糖结果。

（8）采血部位避开输液肢体。

（9）空腹血糖是指在隔夜空腹（至少 8～10h 未进食，饮水除外）后，早餐前采的血。

3. 关于采血针头，需要告知病人注意以下几点

（1）采血针头只能一次性使用，不得重复使用，以免采血部位发生感染。

（2）采血针头使用时要贴近皮肤，避免刺入过短，造成采血量不足而二次采血。

（3）采血针头使用后要及时丢弃到一专用必须是硬质的、不易被针扎透、带盖的容器（如玻璃瓶、硬塑料盒、啤酒罐中），容器装满 3/4 时密封，最好送到医院按医疗垃圾处理，以免伤及他人。特别是患有肝炎、艾滋病的病人使用过的采血针头具有很强的传染性，一定要送到医院，妥善处理。

（4）用前、后的采血针头均应置于安全的位置，严禁儿童触及。

（5）严禁使用别人用过的采血针头。更不能把自己用过的针头给别人用。

4.糖尿病病人在使用血糖试纸时的注意事项

（1）血糖试纸必须与血糖仪的型号相匹配，即使同一厂家的血糖仪，不同型号的血糖仪有的血糖试纸也不通用。

（2）血糖试纸使用前要检查试纸的有效期，打开的试纸使用期限是3个月，第一次打开试纸前要注明开瓶日期，过期不能使用。

（3）使用时，有代码或有卡号的血糖仪要首先检查血糖试纸的代码或卡号与血糖仪保持一致。

（4）血糖试纸应干燥、密封和避光保存，放在阴凉、透风的地方，避免潮湿，切勿放于冰箱或阳光下照射。

（5）血糖试纸桶内的干燥剂不要取出，试纸取出后立即将盖盖严，以免试纸潮湿。

（6）使用时不要触摸试纸的测试区和滴血区，以免污染血糖试纸。

（7）使用后的试纸禁止放回未使用的试纸桶内，应当放入一专用的容器中，加盖密封后与采血针头一并送回医院按医疗垃圾处理。

六、血糖仪有明显误差的原因

一般血糖仪所测血糖值与到医院抽血的生化检查结果差别不应＞15%，如糖尿病居家监测结果＞15%应寻找原因。

1.血糖仪问题。为确保血糖仪处于正常状态，应定期对血糖仪进行校验和清洁。购买血糖仪时会配送血糖仪校验液，每次校验后要比对，超过正常波动范围的要与售后联系。

2.血糖试纸与血糖仪的代码或卡号不相符。

3.血糖试纸保存不当。试纸潮湿、污染或过期。

4.血糖仪插试纸的位置被血迹等污染，未按时清洁。

5.采血量少或血糖仪测试过程中发现血量不足再二次采血。

6.采血过早，未按照血糖仪操作程序在血糖仪未显示滴血程序时提前滴血或采血。

7.病人自身的因素。如病人水肿、脱水、使用大量维生素C、贫血、患有红细胞增多症等，均可影响血糖值。

8.取血部位有消毒液残留或乙醇不干时就采血。

温馨提示：当怀疑血糖仪测得的血糖不准确时（如吃得较多，测出的血糖却很低时），应采取以下措施：

（1）重新复测一次。

（2）用校验液校验。

（3）应当到当地医院抽取静脉血查血浆葡萄糖浓度进行对照；但不能与另一个厂家的血糖仪对比。

七、血糖仪保养知识

血糖仪是糖尿病病人的伴侣，应该正确使用，加强保养，尽可能延长血糖仪的使用寿命。

1. 血糖仪使用前要详细阅读说明书,接受专业人员指导,学会血糖仪的正确使用。

2. 打开电源开关后,要先注意血糖仪的显示屏是否有"低电量"的符号,保证电量充足。不同型号的血糖仪所用的电池是不一样的。

3. 血糖仪要保持清洁、干燥,避免污染,以免影响血糖仪的检测结果。如果不小心仪器的测试区被血液污染,可用棉签蘸清水轻轻擦拭,不可用含氯清洁剂、玻璃清洁剂或有机溶剂擦拭,以免损害仪器。

4. 血糖仪使用后及时装好,每一款血糖仪的工作温度和湿度不同,但大同小异。一般血糖仪的正常工作温度是 10 ～ 40℃,湿度是 20% ～ 80%,放于清洁、阴凉、通风的固定位置,避免靠近微波炉等有电磁场的物品。

八、做好自我血糖监测记录

每位糖尿病病人都应养成每天记录的良好习惯,每次去医院看病时,应带好自我监测日记,并参与医生讨论如何调整治疗方法。自我监测日记内容包括:

1. 测血糖、尿糖、HbA_{1c} 的日期、时间。

2. 与吃饭的关系,即是饭前还是饭后测的。

3. 血糖尿糖测定的结果。

4. 注射胰岛素或口服降糖药的时间、种类、剂量。

5. 任何影响血糖的因素,如进食的食物种类、数量、运动量、生病情况等。

6. 低血糖症出现的时间、与药物、进食或运动的关系、症状的体验等。

九、血糖控制的点、线、面

在糖代谢调节完全正常的人体,尽管也会有各种影响血糖变化的因素存在,血糖的波动只在很小的范围内,就像检测正常参考值中标示的 3.4 ～ 6.1mmol/L(80 ～ 110mg/dl)。一旦这种调节水平被损伤,遇到影响血糖变化的因素时,血糖值的波动就会增加,初期表现为血糖值波动性的增高,以后表现为在整体水平增高基础上进一步的波动性高血糖。血糖水平的增高和波动均是血管损伤的危险因素。

无论用何种方法测定的单个血糖值,只是代表测定当时的血糖水平,称之为"点";连续多次测定的血糖值,作为代表一个时段血糖变化的趋势,称之为"线",在糖尿病血糖监测中,"线"常代表一天的血糖波动;数天、数周或数月血糖的总体水平可谓之为"面",我们测定的糖化血清蛋白和糖化血红蛋白就是评估"面"上血糖控制好坏的重要指标,代表了血糖控制的总体水平。血糖控制的"面"是有多条"线"和更多个"点"组成的,要想"面"的水平达标,必须要有好的"线"和"点",也就是说需注意每一个点和每一条线才会有好的"面"。

第6章

糖尿病营养治疗

糖尿病的营养疗法，是糖尿病治疗的基础，是糖尿病自然病程中任何阶段预防和控制必不可少的措施，应严格和长期执行。

医学营养治疗（MNT），其目标是提高病人生活质量和改善整体健康水平。有些糖尿病病人把饮食治疗片面简单地理解成是"饥饿疗法"，这是一个误解。所谓糖尿病的营养治疗，就是既要控制饮食，又要合理膳食。其核心是注重饮食的质和量。质即饮食结构，量即饮食的总热量。糖尿病固然不能像正常人那样无所顾忌的饮食，但也绝对不只是少吃或不吃。饮食是每个人生活中的重要部分，健康人和病人都有权利享受饮食给生活带来的乐趣和滋味。糖尿病病人要享受健康饮食，是一件很不容易的事，这需要掌握许多有关糖尿病营养治疗的知识，因此，了解一些营养治疗的理论，明确可以吃什么、什么时候吃、吃多少、血糖高或者血糖低时如何调节食物的摄入等，是一件非常重要的事情。

第一节　基本概念

1. **糖尿病营养治疗**　就是既要控制饮食，又要合理膳食，其核心是注意饮食的质和量。

2. **单糖**　指不能再水解为更简单形式的糖类，主要为葡萄糖、果糖。

3. **双糖**　指经过水解后可产生两分子相同或不同单糖者，如蔗糖、麦芽糖。

4. **多糖（淀粉）**　经水解后可产生至少6分子单糖者，如米饭、面条、馒头、土豆、红薯等。

5. **糖类**　它是为人体提供热能的3种主要的营养素中最廉价的营养素。食物中的糖类分成两类：人可以吸收利用的有效糖类，如单糖、双糖、多糖及人不能消化的无效糖类，如纤维素。

6. **膳食纤维**　膳食纤维是植物性成分，植物性食物是膳食纤维的天然食物来源。膳食纤维在蔬菜水果、粗粮杂粮、豆类及菌藻类食物中含量丰富。

第二节　糖尿病饮食营养计划

一、糖尿病营养治疗目标

糖尿病病人营养治疗总目标是改进营养状态，以促进代谢控制，改善临床症状与各类代谢指标。参考美国糖尿病学会（ADA）2017 膳食指南及中国糖尿病医学营养治疗指南（2015）的要求，确定糖尿病医学营养治疗的目标：

1. 维持健康体重：超重 / 肥胖病人减重的目标是 3 ～ 6 个月减轻体重的 5% ～ 10%。消瘦者应通过合理的营养计划达到并长期维持理想体重。

2. 供给营养均衡的膳食，满足病人对微量营养素的需求。

3. 达到并维持理想的血糖水平，降低 HbA_{1c} 水平。

4. 减少心血管疾病的危险因素包括控制血脂异常和高血压。

二、饮食营养治疗的原则

1. 营养治疗的总原则

（1）控制总热量摄入，以维持理想体重。

（2）平衡膳食，选择多样化、营养合理的食物。

①放宽对糖类的限制，减少或禁忌单糖及双糖的食物。

②限制脂肪摄入量。

③适宜选择优质蛋白质。

④增加膳食纤维的摄入。

⑤增加维生素、矿物质的摄入。

（3）坚持少食多餐、定时定量进餐。

2. 饮食营养治疗的个体化原则　由于糖尿病临床表现复杂，不同年龄段、不同性别、伴随不同并发症的糖尿病病人其临床表现个体差异较大，因此病人的食谱制订和饮食安排计划都要切实可行，做到家庭化和个体化。

（1）1 型糖尿病病人营养需求：根据血糖水平和通常食物摄入量来调整胰岛素用量，然后严格遵照定时、定量、定餐次的进餐原则。但接受胰岛素强化治疗可使进餐、加餐时间和摄食量更加灵活。强化治疗包括每日多次注射胰岛素、利用胰岛素泵持续皮下输注胰岛素和超短效（快反应）胰岛素，通过调整超短效胰岛素可改善加餐、不良运动习惯所造成的偏差。

（2）2 型糖尿病病人营养需求：营养治疗的重点是控制总热量摄入，使血糖、血脂、血压和体重达标。

（3）妊娠期糖尿病的营养需求：这些病人的营养建议应该以营养评估为基础，根据监测的血糖、尿酮、食欲和增重情况制订适合个体的营养处方和膳食计划，整个妊娠期都需要调整膳食计划以保证顺利分娩。在整个妊娠期不仅病情要理想控制，而且母体与胎儿均要做到营养均衡。

（4）儿童糖尿病的营养需求：儿童糖尿病以1型糖尿病多见。营养治疗要重视供给全面合理的营养素，不仅要控制病情、延缓并发症的发生与发展，还要保证儿童的生长发育，儿童的日常需要能量（kcal）=1000+（年龄－1）×100。患儿必须坚持终身治疗，包括胰岛素、运动与心理等综合治疗，并保证不同年龄段都摄入充足的营养素，尤其是重视钙、铁、锌、维生素A、维生素D的补充，并适当增加蛋白质特别是优质蛋白，如鱼、蛋、禽的比例。

（5）糖尿病合并低血糖者的营养需求：有些糖尿病病人在治疗过程中会发生低血糖，可考虑采用加餐的方法，加餐时间宜安排在估计容易发生低血糖的半小时前。外出发生低血糖时，可快速给予适量糖水、甜饮料、糖果之类以及时纠正。

三、饮食营养的选择

人体每天需要从食物中摄取的营养素很多，归纳起来包括七大类：糖类、蛋白质、脂肪、水、无机盐（包括微量元素）、维生素和膳食纤维。其中只有前三类产生热量，而后4种是不能产生热量的。糖类是人体需要的第一大营养素，是人体的主要能源之一，也是血糖的主要来源。蛋白质是人体构成的重要原材料，维持着人体的生长发育、更新和修复，也是组成具有重要作用的活性物质（如酶、激素和抗体等）的重要成分，是人体的第二大营养素。脂肪是人体的重要能源之一，是人体的第三大营养素。在糖尿病营养治疗中，如何满足这三大营养素的需要而又不过量，是整个糖尿病饮食的关键。水、无机盐、维生素和膳食纤维不产热，但具有重要的生理功能，是不可或缺的。膳食纤维是一种不被人体吸收的多糖，具有通便、延缓葡萄糖吸收、降脂之功能，还能增加饱腹感。

1. 合理的膳食结构

（1）糖类：是糖尿病病人能量供给的最重要的能源，1g糖类产生4kcal热量。合理摄入糖类是糖尿病营养治疗的关键。美国糖尿病协会认为，包括谷类、水果、蔬菜和低脂奶等食物是能量、水溶性维生素和矿物质以及膳食纤维的主要来源，应包括在健康饮食之中，并成为其重要组成部分。因此，糖尿病饮食不推荐低糖类饮食。糖类的摄入范围应占总能量的45%～60%，另外由于脑和中枢神经系统对葡萄糖作为能量来源有绝对需求，所以成人摄入糖类至少每天不小于150g，而且全日糖类供给量应保持基本恒定，一日三餐及加餐中的分配，应结合个体血糖、血脂、血压的目标及工作量、个人饮食习惯等，按照个体化的原则制订。

（2）蛋白质：是一种重要的营养素，它参与机体的构成和各种功能，是生命的物质基础。1g蛋白质产生4kcal热量。

人体的蛋白质主要来源于两大类食物。一类是植物蛋白质，另一类是动物蛋白质。与植物蛋白相比，动物蛋白质的营养价值较高。根据蛋白质的互补作用，也应适当地补充些豆类食物。但是坚果和植物的种子要慎用，虽然它们含较丰富的蛋白。肾功能正常的糖尿病病人，蛋白质的摄入量可占总能量的15%～20%。

大量证据显示，减少蛋白质的摄入量可延缓糖尿病肾病和肾衰竭的进展，使尿微量白蛋白减少和肾小球滤过率下降，故主张肾病病人适当控制蛋白质摄入量。

肾功能尚好时，推荐蛋白质摄入量约 0.8g/（kg·d），低于 0.8g/（kg·d）的蛋白质摄入并不能延缓糖尿病肾病进展，透析病人蛋白质摄入量可适当增加，并尽量选择优质蛋白，保证优质蛋白质比例超过 1/3。蛋白质来源应以优质动物蛋白为主，必要时可补充复方 α-酮酸制剂。

（3）脂肪：是人体非常重要的营养物质，是产生热能最高的营养素，对糖尿病的预防和治疗起着极其重要的作用。1g 脂肪在体内氧化可产生 9kcal 热量，比蛋白质和糖类所产生的热量高 1 倍多。

脂肪全日供能以占总能量的 20%～30% 为宜，或按每天 0.6～1.0g/kg 供给。高三酰甘油血症时应适当减少其摄入，高胆固醇血症时除了脂肪摄入要减少外，胆固醇每天也应少于 300mg。

减少脂肪摄入的招术：

①不吃动物油，少用植物油。

②不用油炸、油煎法制作食物。

③多用煮、炖、氽、蒸、拌、卤等少油做法制作食物。

④做汤或砂锅炖菜时，不需再过油，可直接将肉放在锅中。

⑤用各种调味品代替油脂，既获得美味，又赢得健康。

⑥选择瘦肉，吃鸡肉、鸭肉时，去除外皮。吃烤肉时将油脂滴完再吃。

⑦尽量用低脂、脱脂奶制品。

⑧少吃奶油类食物，尽量不食用黄油或奶酪。

（4）膳食纤维：是糖尿病膳食的一个重要组成部分，之所以受到糖尿病病人的青睐主要是由于其独特的优点：它可减缓营养素的消化、吸收，降低餐后血糖的水平；增加周围组织对胰岛素的敏感性，增加胰岛素受体的数量；刺激葡萄糖的利用，减少肝脏葡萄糖输出；减少调节性激素释放，如胰高血糖素；降低血中胆固醇浓度。降低空腹及餐后血糖、三酰甘油的水平；同时可治疗或预防便秘和许多胃肠疾病。

《中国居民膳食指南》2016 版推荐正常成年人每天摄入膳食纤维 25～30g。膳食纤维主要来源于水果、蔬菜、豆类、全谷类或粗加工的糙米面等。食物中如果膳食纤维总量过多会使食物口味差，不易被人接受，因此可根据个人习惯适当调整。

（5）维生素及微量元素的合理摄入

①维生素：是人体必需的一类有机物质，它不能由机体自身合成而必须由食物供给。人体只需几十毫克或几十微克就能满足需要。多数糖尿病病人从日常食物中即可获得足够的维生素，不需要额外补充。但存在急慢性并发症时，可酌情补充，尤其是抗氧化维生素，如胡萝卜素、维生素 C 和维生素 E 等，对糖尿病的眼底病变、心血管病及皮肤病都有一定的防治作用，对控制血糖、稳定血糖也可起较大的促进作用。维生素 B 还有利于改善糖尿病的神经病变，改善糖耐量，避免胰岛素和胰高血糖素受损。另外对于一些特殊人群，如老年糖尿病病人，有必要补充复合维生素。富含 B 族维生素的食物主要有：粗粮、干豆、蛋类、蔬菜；富含维生素 C 的主要有：水果、新鲜蔬菜；富含维生素 A 主要有：胡萝卜、动物肝脏、深色蔬菜。

②微量元素：是人体需要量甚微但又不可缺少的营养素。糖尿病病人缺少某些微量元素，可直接影响代谢。及时补充这些微量元素有利于糖尿病病情的缓解和控制。

富含硒的食物有香菇、芝麻、大蒜等。

富钙质的食物主要有：牛奶、豆制品、海产品。

富含铬的食物主要有：菌菇类、牛肉、动物肝脏、粗粮等。

富含锌的食物主要有：豆制品、海产品、动物肝脏、粗粮。

2. 饮酒　不推荐糖尿病病人饮酒，因为酒精除能量外，不含其他营养素，长期饮酒对肝脏不利，易引起高三酰甘油血症。如果一定要饮酒，需要将酒的能量计入总能量。膳食指南建议男性每周饮酒不超过两次，女性则不超过一次。对血糖的影响不仅与饮酒量有关，同时也与所进食物有关。接受胰岛素或口服降糖药治疗的糖尿病病人如果只饮酒不进食容易发生低血糖，因此应避免空腹饮酒。

3. 吸烟　对糖尿病病人来说，吸烟犹如雪上加霜。吸烟与肿瘤、糖尿病、糖尿病大血管病变、糖尿病微血管病变、过早死亡的风险增加相关。吸烟时，可引起人体血管痉挛，特别心脑血管。因为糖尿病病人多少会有心脑血管方面的问题，如心脑血管动脉硬化等病变，因此，吸烟可加重心脑血管的病变。研究表明2型糖尿病病人戒烟有助于改善代谢指标、降低血压和白蛋白尿。所以，糖尿病病人最好不要吸烟。如果有吸烟的习惯，最好戒烟。

4. 清淡少盐　WHO（世界卫生组织）推荐健康人每日食盐量不宜超过6g，高血压病人不超过3g。过多食盐可导致高血压、水肿，降低高血压药物的疗效，还能增强食欲，使体重增加；并且会加速和加重糖尿病大血管并发症的发展。

5. 多喝水　水对于糖尿病病人是至关重要的。糖尿病病人不要怕多排尿而限制饮水，特别对老年病人是极为重要又容易被忽视的问题，缺水会加重病情，甚至会引发高渗性昏迷。每天最少饮水1200～2000ml（6～8杯），饮水应少量多次，每次200ml左右（一杯），不要等到口渴时再喝水。当然，有肾衰竭或心功能不全的病人，要限制饮水。

6. 水果摄入　糖尿病病人可以吃水果，但吃水果要有讲究，并不是想吃就吃，要把握好吃水果的时机、时间、数量和水果的种类等。糖尿病病人选择水果应注意以下几点。

（1）吃水果的时机：在血糖控制良好的情况下可以吃水果。

（2）水果所产生的热量应计算在全天总热量之内。

（3）吃水果的时间：在两餐之间或晚上临睡前。

（4）吃水果的种类：了解各种水果的含糖量，选择含糖量低的水果，尽量不吃含糖量高的水果。

7. 乳制品　乳制品包括奶及奶制品，乳制品提供的能量主要是蛋白质、脂肪和钙等微量元素。蛋白质含量丰富，并且易于吸收；脂肪含量中饱和脂肪酸占了一定比例，应该限量食用，对于伴有血脂紊乱的糖尿病病人，应该选用低脂奶或脱脂奶，酸奶也要尽量选择低脂或无脂的。

8. 烹调用油　优先选用：茶油、橄榄油较理想，含单不饱和脂肪酸丰富，但价格偏高；尽量选用：花生油、豆油、菜籽油，含多不饱和脂肪酸丰富。糖尿病病人不适合选用的有棕桐油、椰子油、黄油、奶油及猪油、牛油等动物油，富含饱和脂肪酸多，有升高血脂的作用。

四、饮食计划的制订

1. 理想体重的计算：理想体重（kg）= 身高（cm）− 105。在此值 ±10% 以内均属正常范围，低于此值 20% 为消瘦，超过 20% 为肥胖。

目前国际上多用体重指数（BMI）来评估病人的体重是否合理，以鉴别病人属于肥胖、消瘦或正常。

中国成年人体重指数：18.5 ～ 24 为正常；少于 18.5 为体重过轻；超过 28 为肥胖。

体重指数的计算方法：BMI= 体重（kg）÷ [身高（m）]^2，其单位为 kg/m^2。

2. 根据理想体重和参与体力劳动的情况，便可计算出每日需要从食物中摄入的总热量。

每日所需要的总热量 = 理想体重 × 每千克体重需要的热量

3. 不同体力劳动的热量需求：见表 6-1。

表 6-1　不同体力劳动的热量需求

劳动强度	举例	kcal/（kg 理想体重·日）		
		消瘦	正常	肥胖
卧床休息	——	20 ～ 25	15 ～ 20	15
轻体力劳动	办公室职员、教师、售货员、简单家务或与其相当的活动量	35	30	20 ～ 25
中体力劳动	学生、司机、外科医生、体育教师、一般农活，或与其相当的活动量	40	35	30
重体力劳动	建筑工、搬运工、冶炼工，重的农活、运动员、舞蹈者，或与其相当的活动量	45	40	35

4. 每日应进食三大营养素的量：以张女士为例，假设她每日需要从食物中摄入的总热量为 1800kcal。其中：

糖类占 45% ～ 60%，即 1800×（45% ～ 60%）=810 ～ 1080kcal

蛋白质占 15% ～ 20%，即 1800×（15% ～ 20%）=270 ～ 360kcal

脂肪占 30%，即 1800×30%=540kcal

将以上三大营养素的热量换算成以克为单位的量：即张女士每日需要摄入

糖类：（810 ～ 1080）/4=202 ～ 270g

蛋白质：（270 ～ 360）/4=68 ～ 90g（近似值）

脂肪：540/9=60g

（1）该病人全日饮食中应供给糖类约 257g，蛋白质约 64kg，脂肪约 48g，实际配餐时食物的量应尽量接近该值。

（2）三餐能量分配：糖尿病病人一般每日应至少进食三餐，且定时定量，力求三餐饮食科学搭配，每餐均有糖类、脂肪和蛋白质。早、中、晚三餐能量可按 1/5、2/5、2/5 或 1/3、1/3、1/3 的比例配餐。用胰岛素治疗的病人和易于发生低血糖的病人，应在两次正餐间加餐，加餐量应从三餐总量中分出，不可另外加量。

五、食物交换法

食物交换法是将食物按其所含营养成分的比例分为 6 类，各类食物提供同等热量 376kJ（90kcal）的重量，以便交换使用。这六类食物包括：①谷类（块根类蔬菜、土豆、山药含糖量很高，故也纳入这一类）；②蔬菜类；③水果类；④瘦肉、蛋、豆制品类；⑤乳类；⑥油脂类（花生、芝麻酱、南瓜子、核桃也纳入这一类）。把这六大类食品各自分别尽可能凑为一个整数（如 50g 白米、100g 卷心菜、1 只鸡蛋，1 汤匙豆油等），作为一个"交换份"，以便在同类食品之间相互进行"交换"，方便病人选择食物。

根据以上分配情况，可以根据自己的口味，再进一步细化自己的饮食食谱。例如，早餐的煮鸡蛋可以更换为茶叶蛋，豆浆可以更换为鲜奶，105g 馒头可以更换为花卷。

午餐的大米可以更换为火烧，猪肉可以更换为羊肉，鱼肉可以更换为蛤蜊，蔬菜 500g 可以分为两种各 250g 的其他青菜。例如可用 250g 萝卜炖羊肉 250g 冬瓜炒蛤蜊。

晚餐的面条可以更换为烙饼，鸡肉可以用豆腐代替，牛肉可以更换为海虾，500g 大头菜可以改为 250g 菠菜炖豆腐、250g 萝卜丝炖海虾。只要不超过总热量，可以根据自己的口味，变着花样吃。

六、手掌法则

简单易学的饮食法则。

1. 糖类（淀粉和水果） 可以选用相当于自己 2 个拳头大小的糖类，水果则相当于 1 个拳头大小。

2. 蛋白质 选择 1 块相当于掌心大小的，厚度相当于小指的厚度，即 50 ～ 100g。

3. 蔬菜 选择您两只手合抱能够拿到的菜量当然这些蔬菜都是低糖类蔬菜，如绿豆芽或黄豆芽、卷心菜等，即 500 ～ 1000g。

4. 脂肪 限制脂肪仅如拇指的尖端（第 1 指节）。不超过 250ml 低脂奶。

以上所说的是 1d 的量而不是每餐的量。

七、糖尿病病人营养治疗中应对饥饿的技巧

饥饿是糖尿病的一种症状，在糖尿病病人刚刚开始进行饮食控制的过程中这种饥饿感更加突出，病人常会有一种吃不饱的感觉，有时饥饿难忍而中断饮食治疗，这也是很多病人不能坚持饮食治疗的一个常见原因。下面介绍几种应对饥饿的技巧。

1. 饮食治疗是一个逐步适应的过程，不要急于求成，刚开始制订的饮食计划不要过于严格，适应一段时间后，再做调整。

2. 准备足够的低糖类、纤维素丰富的食物，如西红柿、黄瓜等，以备饥饿难忍时少量进食，防止低血糖的发生。

3. 多吃粗粮、杂粮、蔬菜等，少增加饱腹感。也可选择蛋白质类食物进行加餐，如牛奶或鸡蛋。

4.少食多餐，既可以预防低血糖，又可以防止餐后血糖升高。可在两餐间也可在睡前加餐，但加餐食物的热量要从每日的总热量当中扣除。

5.可将每餐中的主食省出 1/5，作为饥饿时的加餐。

第三节　血糖指数

一、定义

血糖生成指数简称血糖指数，是指食物入体后，形成血液中葡萄糖浓度上升的速率和程度。测定食物的血糖指数时，先确定一种标准食物（一般以葡萄糖为标准食物），规定它的血糖指数是 100，其他食物对血糖的影响，与标准食物进行比较，得出其他食物的血糖指数。

由于食物的加工精细程度和烹调方法不同，血糖指数可能有些变化，在一定范围内变化，仍然有参考价值。血糖指数高的食物，摄入体内后，血液的葡萄糖浓度上升的快，血糖浓度高。血糖指数低的食物，摄入体内后，血液的葡萄糖浓度上升的慢，血糖浓度低。

食物血糖指数对糖尿病人有一定的参考价值。糖尿病人的血糖浓度受许多因素的影响。摄取食物的种类只是其中的一个因素。即使这样，选择血糖指数适中或较低的食物，对控制血糖浓度也有一定的积极作用。

糖尿病人在使用血糖指数选择食物时，千万不要误认为血糖指数低的食物是好的食物；血糖指数越高的食物是坏的食物。正确的认识是："没有完全好的食物或完全坏的食物。只有饮食方式的好坏。"关键是食物要合理搭配。既要保证把血糖控制在合适的水平上，又要保证人体营养平衡的需求。

二、常见食物的血糖指数

血糖指数为 115 ～ 90 的食物依次是：麦芽糖、葡萄糖、玉米松饼。

血糖指数为 89 ～ 80 的食物依次是：膨化大米、糯米、速溶方便米粉、油炸 / 烤土豆、饴糖。

血糖指数为 79 ～ 70 的食物依次是：蚕豆、南瓜、蜂蜜、高粱、紫米（早熟）、西瓜、胡萝卜、小米、白小麦粉面包、膨化小麦、法式油炸土豆、爆玉米花、烤玉米碎片、玉米粥、夹心面包、炸油饼、精白面面包。

血糖指数为 69 ～ 60 的食物依次是：全小麦粉面包、玉米面、大麦粉面包、木薯、香蕉（未熟）、全黑麦粉面包、燕麦粉面包、汉堡小圆面包、脆皮面包、粗粒小麦粉面包、（燕）麦片混合面包、小麦饼干、全黑麦饼干、营养谷类早餐、麦片粥、燕麦片粥、葡萄干、无籽葡萄（鲜）、菠萝、土豆（新）、蒸 / 煮土豆泥、黑豆汤、绿豆汤（罐装）。

血糖指数为 59 ～ 50 的食物依次是：大米、紫米（褐色大米、糙米）、土豆（煮 / 烤）、山芋、山药、甘薯、荞麦、甜玉米（穗）、米粉、无核葡萄干、香蕉、芒果、猕猴桃、鲜桃汁（罐装，浓 / 淡）、柑汁、橘汁、橙汁、绿豆粥、燕麦片（粥）、爆米花。

血糖指数为 49 ～ 40 的食物依次是：乳糖、巧克力、绿豆、橘子、橙子、柑子、葡萄（鲜）、苹果汁、柚子汁、梨汁、菠萝汁（未加糖）。

血糖指数为 39 ～ 30 的食物依次是：馄饨、鸡蛋面、意大利式细面条、黑麦仁、小麦仁、营养（粗）面粉、扁豆（菜豆）、苹果、梨、未熟香蕉、干杏、脱脂牛奶、酸奶、玉米粥、西红柿汤、鱼翅。

血糖指数为 29 ～ 20 的食物依次是：大麦仁、绿豆、红豆、黑豆、干豌豆、干豆类、四季豆（云豆）、小扁豆、香肠、全脂牛奶、果冻（不含奶）、龙口粉丝、桃（鲜）、鲜桃汁（纯天然）、葡萄柚子、李子、樱桃。

血糖指数为 19 ～ 14 的食物依次是：黄豆、花生、低脂牛奶、罐装黄豆。

第四节　糖尿病并发症及相关疾病的饮食治疗

一、糖尿病合并脂代谢异常注意事项

糖尿病病人常常并发脂代谢异常，常见为高脂血症。高脂血症也是引起糖尿病病人发生心脑血管并发症的重要因素，因此，在行饮食治疗时，必须注意以下几点：

1. 控制体重　糖尿病病人常常是肥胖病人，肥胖的人特别容易并发高脂血症，所以肥胖的糖尿病病人应当减轻体重，维持体重在标准体重范围内。控制体重的方法主要有适当限制总热量的摄入，适当的体力活动。

2. 如果发生高脂血症　特别容易发生动脉硬化症。为了预防高脂血症，尽量少吃富含胆固醇和饱和脂肪酸的食品。饮食中脂肪所供能量应占总能量的 20% ～ 30%，按每千克体重计算应低于 1g。其次是脂肪的选择问题，原则是应限制饱和脂肪酸的摄入，富含饱和脂肪酸的食物有肥肉、牛油、羊油、猪油、奶油等动物性脂肪，应当尽量少用或不用。植物油如豆油、花生油、芝麻油、菜籽油等含多不饱和脂肪酸（椰子油例外）可适当多用一些，但不是多多益善。另外像花生、核桃、松子仁、榛子等干果，脂肪含量不低，应少食。

3. 尽量增加膳食纤维的摄入量　膳食纤维能抑制餐后血糖、胆固醇的升高。每日饮食中最好要有富含膳食纤维的食品，每日膳食纤维的摄入量在 25 ～ 30g 为最佳。

4. 减少胆固醇的摄入　胆固醇与心血管疾病关系密切，一般主张每日摄入量应低于 300mg，对于已经患有高胆固醇血症的病人来说，每天胆固醇的摄入量最好控制在 200mg 以下。高胆固醇血症的糖尿病病人应当尽量少或不用胆固醇较高的食物。

5. 选择合理的烹调方法　以减少不必要脂肪的摄入，如经常用蒸、煮、炖、拌、卤、汆等用油较少的烹调方法，而少用煎、炸等方法。

二、控制食盐摄入

食盐的化学名称为氯化钠，是人体维持容量平衡的一个重要元素。过多食入盐，可因钠在组织液及循环血的浓度增加，加重外周的小血管阻力及大血管壁的压力。此外，糖尿病病人合并高血压的概率远高于正常人，一旦出现高血压，特别容易并发肾脏、视网膜病变及动脉硬化症，过多的钠也是引起高血压的病因之一。为了预防和控制高血压，减轻糖尿病血管病变，应尽量减少食盐的摄入量，每日食盐的用量最好控制在 6g 以内，每日钠摄入量不超过 2000mg，合并高血压病人更应严格限制摄入量。同时应限制摄入含钠高的调味品或食物，例如味精、酱油、调味酱、腌制品、浸盐等加工食品等。

三、合并糖尿病肾病时应控制蛋白质摄入

肾功能正常的糖尿病病人，蛋白质的摄入量可占供能比的 15% ～ 20%，保证优质蛋白质比例超过 1/3。

当糖尿病病人合并肾病时，即意味着肾脏受到了损害。肾脏是人体代谢产物的主要排泄器官，蛋白质的代谢物如肌酐、尿素氮等需要通过肾脏才能从尿液中排出。当肾功能受到损害时，排泄肌酐、尿素氮的能力下降，导致这些蛋白质的代谢物不能及时排出，在血液中积累而不断升高。过多蛋白质食物的摄入，尤其是豆制品类植物蛋白，其代谢产物的排出，加重肾脏的负荷，从而加速肾脏病变的进展，适当限制蛋白质的摄入后，就可以减少蛋白质代谢物的生成，降低血液中肌酐、尿素氮的浓度，减轻肾脏负荷。所以，合并糖尿病肾病病人要限制蛋白质食品，但要适当。

四、豆制品和干果不能作为充饥食物

经常能看到糖尿病病人因限制了糖类（粮食）的摄入，便主动地补充食入大量豆制品或干果，以充填饥腹。豆制品是植物蛋白，过多食入对保护肾脏无益。干果多为脂类食物，含热量高，15 粒左右的花生产热量与半两（25g）糖食相当，食入后可很快增加血清中三酰甘油的浓度，有高三酰甘油血症者切不可随意食用干果。初患糖尿病的病人，常有过多进食的饮食习惯，确认糖尿病后，对初期的饮食控制不能耐受，尤其是平素食量过大的病人，应该正确对待和理解饮食控制的意义。饥饿时补充一些黄瓜、西红柿等新鲜低热量蔬菜，亦可采用分餐进食的方案。习惯多食者，因长期大量食物一次性摄入，使胃容量扩大，适应性蠕动增加，控制饮食后，以往胃肠蠕动功能的调节修正往往需要一段时间，约 1 周。

切不可随意用豆制品、干果作为充饥的食物。

五、糖尿病合并高尿酸血症的饮食限制

高尿酸血症，是嘌呤代谢异常的反映，近年来随着肥胖、糖尿病等代谢异常疾病发生率的增加，也更常见了。高尿酸血症在中青年人常伴发痛性关节病变，也称之为"痛风"。老年人更多见于潜在肾功能不全的病人，由于肾脏尿酸排出能力下降而引发，但很少合并明显的"痛风"发作。继发性高尿酸血症可见于肿瘤、血液系统疾病（白血病、淋巴瘤进展期，尤其是化疗后）、真性红细胞增多症、严重外伤、大手术后。除遗传和继发因素外，暴饮暴食、酗酒、食入富含嘌呤食物过多是痛风性关节炎急性发作的常见原因。长期高尿酸血症给人体造成的损伤主要包括反复发作的痛性骨关节病变和逐渐加重的慢性肾功能损伤。如果是糖尿病病人合并高尿酸血症，将加重糖尿病对肾脏的损害，故需要积极控制血尿酸水平。

高尿酸血症的综合治疗包括：基础治疗（低嘌呤饮食、多饮水）和药物治疗。为减少体内尿酸来源，痛风病人每日蛋白质供给量为 1.5g/kg 体重，每日食入嘌呤含量 100～150mg，可进食谷类、蔬菜、水果、鸡蛋、牛奶和适量植物油，忌食富含嘌呤的食物，如野味、动物内脏、鹅肉、海鱼、肉禽、贝壳、鱼及鱼汤、香菇、龙须菜、菠菜、菜花、芹菜、青叶菜、扁豆、豌豆等。痛风间歇期，血尿酸控制好者可食少许肉类，每日食入嘌呤含量少于 250mg。为促进尿酸的排出，需多饮水，以清水为主，饮水量以保证每日尿量 > 2L 为宜。如控制嘌呤食物摄入后，血尿酸仍高，可根据病人肾脏排尿酸功能选择口服降尿酸药物治疗。

第7章

糖尿病病人运动指导

运动作为糖尿病治疗的五架马车之一，可降低糖尿病发病率，有效降低糖化血红蛋白（HbA_{1c}）、血糖、血压等代谢指标，改善糖尿病病人的生活质量及因长期疾病而产生的负性情绪。但不恰当的运动方式、强度和时间会给糖尿病人带来骨骼肌损伤、关节损伤、低血糖、心肌缺血等不同程度的损害。

第一节　运动疗法的作用机制

适量的体育运动可以有效改善人体对胰岛素的敏感度，很多糖尿病病人伴有一定程度的肥胖，通过体育锻炼可减少人体脂肪量、增加免疫能力和改善体质，从而达到降低血糖的目的。

一、增加胰岛素的敏感性

有研究表明定期运动可以使糖尿病病人胰岛素抵抗的情况有所改善，增强其胰岛素敏感性。运动疗法可以增强胰岛素敏感性的机制还不明确，目前普遍认为与胰岛素的信号传导，葡萄糖载体，毛细血管血流量，氧化应激等有关。

二、降低炎症反应

炎症反应是糖尿病的主要病理过程，规律的运动训练主要通过直接和间接的方式发挥抗炎作用。近年来，有研究表明运动疗法降低炎症反应包括以下 3 种可能的机制：减少生成促炎性细胞因子、增加生成抗炎性细胞因子、通过抑制免疫细胞上某些受体的表达减轻全身炎性反应。

三、调节血脂，降低体重

高血脂和肥胖是糖尿病的危险因素。有研究指出运动疗法可以通过减轻糖尿病病人的体重，减少由于肥胖导致糖尿病的可能性，并可以使血清总胆固醇及三酰甘油含量有所降低。国外也有研究表明，运动能减少糖尿病病人内脏组织和肝脏脂肪组织，并提出运动对异位脂肪的影响可能并不完全依赖体重减轻。

四、对糖尿病并发症的影响

运动疗法不仅可以防止糖尿病慢性并发症的发生，如运动锻炼可以降低糖尿病病人患老年痴呆症风险。而且可以控制已有的并发症。大量研究表明，对于合并骨质疏松症、心血管系统疾病、呼吸系统疾病等的糖尿病病人，运动疗法均可以起到一定的良性作用。

定期进行运动会使病人精力充沛，并且能够保持心情愉快、增进心理健康、提高生活质量。

第二节　运动治疗的基本原则

为达到降糖效果，运动治疗需要遵循一定的原则，对于糖尿病病人来说，运动要注意个体化、安全，从小量开始，逐步增加。

一、运动治疗的适应证

1. 病情控制稳定的 2 型糖尿病病人。

2. 体重超重的 2 型糖尿病病人——最佳适应证。

3. 稳定期的 1 型糖尿病病人。

4. 稳定期的妊娠期糖尿病病人。

5. 有动脉硬化、高血压、冠心病等糖尿病合并症，但病情较轻，这些病人可进行适度的体育活动，但应根据病情的轻重、耐力情况、运动后的反应等，采用适当的运动方式与运动负荷。如散步、小运动量的卧位或坐位医疗体操（轻量的医疗体操）等。

二、运动治疗的禁忌证

1. 空腹血糖 > 16.7mmol/L、反复低血糖或血糖波动较大、有 DKA 等急性代谢并发症等情况下禁忌运动，病情控制稳定后方可逐步恢复运动。

2. 有糖尿病重症合并症，如心肌梗死、糖尿病肾病、视网膜病变、肺结核、肝病、急性感染等，应暂停运动疗法。

3. 重型糖尿病病人，病情控制不佳者，在清晨没有注射胰岛素时，不要进行体育锻炼，因为此时体内胰岛素分泌很少，活动多了容易发生酮症酸中毒。

4. 在胰岛素作用最强的时刻，例如上午 11 时不宜进行体育锻炼，如果进行体育锻炼，必须掌握好临时加餐的方法，以防低血糖反应。在注射胰岛素后吃饭以前也要避免体育活动，防止发生低血糖。

5. 妊娠、腹泻、呕吐、不能进食、有低血糖危险以及血糖太高、胰岛素用量太大、病情易波动者，慎用或不用运动疗法。

6. 不能控制饮食的糖尿病病人，单用运动疗法效果不好。所以必须在控制饮食的同时，采用运动疗法才能收到治疗效果。

下述情况存在时运动量不宜过大：

1. 严重糖尿病慢性并发症，如临床蛋白尿性肾病，严重神经病变，足背溃疡等。

2. 血糖控制很差，降糖治疗调整期。

3. 陈旧性心、脑梗死病人，有下肢大血管病变伴间歇性跛行者。

三、运动治疗的原则

长期坚持，适合自己，量力而行，循序渐进。

1. 运动治疗应在医师指导下进行。运动前要进行必要的评估，特别是心肺功能和运动功能的医学评估（如运动负荷试验等）。

2. 成年 2 型糖尿病病人每周至少 150min（如每周运动 5d，每次 30min）中等强度（50%～70% 最大心率，运动时有点用力，心跳和呼吸加快但不急促）的有氧运动。研究发现即使一次进行短时的体育运动（如 10min），累计 30min/d，也是有益的。

3. 中等强度的体育运动包括：快走、打太极拳、骑车、乒乓球、羽毛球和高尔夫球。较大强度运动包括快节奏舞蹈、有氧健身操、慢跑、游泳、骑车上坡、足球、篮球等

4. 如无禁忌证，每周最好进行 2～3 次抗阻运动（两次锻炼间隔 ≥ 48h），锻炼肌肉力量和耐力。锻炼部位应包括上肢、下肢、躯干等主要肌肉群，训练强度为中等。联合进行抗阻运动和有氧运动可获得更大程度的代谢改善。

5. 运动项目要与病人的年龄、病情及身体承受能力相适应，并定期评估，适时调整运动计划。记录运动日记，有助于提升运动依从性。运动前后要加强血糖监测，运动量大或激烈运动时应建议病人临时调整饮食及药物治疗方案，以免发生低血糖。

6. 养成健康的生活习惯。培养活跃的生活方式，如增加日常身体活动，减少静坐时间，将有益的体育运动融入到日常生活中。

第三节　运动治疗的基本知识

糖尿病病人运动需要注意适宜的运动强度和运动量、不适合进行高强度运动，否则会引起血糖、血压升高等后果。

一、运动疗法的方式

体育锻炼的方式可以多种多样，应依据病人的年龄、性别、身体情况、糖尿病的类型与程度，有无合并症及病人以往的习惯等具体情况而定。常采用的锻炼方式有散步、广播操、太极拳、打球、游泳、滑冰、滑船、跑步、步行等。其中以步行最为简便安全，是最可能持久的一种运动。

二、运动疗法的种类和量

1. 运动疗法的种类　分为全身运动和静止运动两种。

（1）全身运动有促进体脂动员，增强肌肉组织血流量和增强心肺功能的作用。

（2）静止活动则有增强肌力、提高末梢组织对胰岛素敏感性的作用。

2. 运动类型

（1）有氧运动：在整个运动过程中人体吸入的氧气和所需要的氧气基本相等，没有缺氧的存在。属于大肌肉群运动，消耗葡萄糖、动员脂肪、刺激心肺。常见运动形式如行走、慢跑、爬楼梯、游泳、骑自行车、跳舞、打太极拳、打球等。

（2）无氧运动：通常为特定肌肉的力量训练，由于氧气不足，使乳酸生成增加，导致气急、肌肉酸痛等。常见运动形式如举重、100m 赛跑等，糖尿病病人不主张采用此种运动。

3. 运动疗法的量

（1）运动疗法的量可用运动的强度和持续时间的乘积表示，在具体实施时，运动量可从小量开始。

（2）糖尿病病人一般体质都比较弱，因此在开始进行运动时，应以短时间的轻微活动即小运动量开始，随着体质的增强，逐渐增加活动量，并延长活动时间，这样对病人较为有利。

三、运动疗法的强度

糖尿病病人个体之间有差异，运动强度可根据具体情况如运动后的心率、能量消耗情况、耐受能力、病人的反应等灵活掌握。

1. 运动强度的估计

客观指标判断：运动强度根据运动 1h 后的心率与预期最大心率间的关系来估计：

最大心率 =220 － 年龄

运动中保持心率 =170 － 年龄

运动强度 = 运动 1h 后的心率 / 最大心率

2. 主观判断运动强度表　见表 7-1 ～表 7-3。

表 7-1　运动强度分级

运动量	表　　现	血糖水平
不足	无汗、无发热感，脉搏无变	无改变
适宜	运动后有微汗、发热感、轻松愉快、稍有乏力，休息后即恢复	下降
过大	大汗、胸痛、胸闷、全身乏力，休息后未恢复	升高

表 7-2　相对运动强度分级

运动强度	脉（心）率指数（%）	自我感觉
极轻度	20 ～ 40	轻松
轻度	41 ～ 60	有点疲劳
中度	61 ～ 80	疲劳
强度	> 80	相当吃力

表 7-3　不同运动所消耗的热量

运动项目	每小时消耗的热量（cal/h）	运动项目	每小时消耗的热量（cal/h）
坐着	100	慢慢的游泳	300
整理床铺	135	中等速度的行走	300
站着	140	打羽毛球	350
做家务	150 ～ 250	跳舞	350
散步	210	打保龄球	400
扫院子里的树叶	225	中等速度骑自行车	660
拔草	300 ～ 400		

四、运动强度的作用

1. 强度决定效果。
2. 强度过低只能起到安慰作用。
3. 强度过大易引发低血糖。

五、运动选择时机

糖尿病病人体育锻炼的时间应选择在外源性胰岛素作用最强之前，最好在饭后 1h 左右。

重型糖尿病病人清晨空腹时（未注射胰岛素之前）血浆胰岛素水平很低或缺乏，此时应该避免体育活动，否则有引起酮症的危险。

糖尿病病人运动的时间：一次运动的持续时间至少在 15min 以上，每天 30min 至 2h。运动疗法效果的出现一般在 3～4 周，若不能坚持，效果不好。

肥胖者若饮食管理不严格，也会影响运动疗效，所以，运动疗法必须结合饮食控制，且每周锻炼不少于 3～4d，长期坚持不懈。

如果病人目前没有参加运动，鼓励开始运动时每次 5～10min，逐渐增加到每次 20～30min 或更长的时间。目标是一周至少运动 3d，如果可能，增加到每周运动 5～6d。

六、运动的注意事项

为增加身体的灵活并避免损伤，每次运动前应进行 5～10min 的伸展运动和热身运动，每次运动后应进行必要的伸展运动和放松运动。

手臂、腿部大肌肉都能参与有氧运动，如散步、游泳、骑车、跳舞等。有氧运动对改善病人的血糖控制和保持心血管健康非常有益。

日常生活中也可以运动，如步行上下楼梯而尽量不乘坐电梯，可进行一些家务和园艺劳动等。

病人在运动时应保证能从容地说话，如果出现疼痛、头晕或呼吸急促等症状，应立即停止运动。

七、运动方式的选择

妊娠期糖尿病病人可选择散步、步行、广播操、健身操等低风险的有氧运动。

老年性糖尿病病人可选择低强度、短时间运动，如散步、步行、慢跑。

糖尿病眼病的病人切忌剧烈运动，可选择身体移动相对小的活动方式，如健身操、太极拳、广播操。

糖尿病脑卒中偏瘫的病人，首先选择健康肢体的功能锻炼，再进行患侧肢体的被动锻炼。如头、颈、上下肢、腕、踝等关节的运动，注意活动量不可过大。

糖尿病下肢血管病变的病人应选择适合病情又易坚持的运动方式，如步行、原地踏步等。

八、运动治疗的组成

1. 运动前准备活动　时间为 5 ～ 10min，如步行、打太极拳、做保健操等应逐步增加运动强度，以使心血管适应，并提高关节、肌肉的活动效果。

2. 运动锻炼　为低、中强度的有氧运动，如步行、慢跑、游泳、跳绳等。

3. 运动后放松活动　时间为 5 ～ 10min，如慢走、自我按摩等可促进血液回流，防止突然停止运动造成肢体淤血，回心血量下降，引起晕厥或心律失常。

第四节　运动疗法的实施

运动前评估是预防运动不良作用的有效方法之一，同时也是制订病人个性化运动方案的依据，但临床实践过程中，医护人员往往对糖尿病病人运动前的状态缺少评估或是评估不全面，对病人运动方式的指导也不明确，使运动疗法没有充分发挥效果。医护人员应针对糖尿病病人的病史、用药情况、既往史、骨骼以及肌力现状等进行全面评估，进而为病人制订个性化的、易于操作的运动方案，从而发挥运动效果。

一、制订运动计划的建议

1. 在开始制订运动计划之前，应进行医学评估，包括筛查那些可能会因运动而加重的糖尿病并发症（尤其是糖尿病肾病）。

2. 在询问病史和进行体检时应关注心血管、眼、肾脏、足部和神经系统发病的症状和体征。

3. 对患有心血管疾病危险因素的病人在参与中、高强度的运动前，需要进行运动耐力测试。可能的话病人应该向有糖尿病运动治疗经验的运动专家咨询，以得到有关合适的运动方式的选择、运动强度以及运动时他们的目标心率是多少等建议。

4. 糖尿病教育者或营养师可向病人提供运动前后及运动中饮食（糖类）计划的调整指南。

5. 糖尿病病人应多运动，但尽量避免举重、快跑等剧烈运动。

二、运动治疗的安全性

1. 运动与血糖变化相关知识

（1）接受胰岛素和降糖药物治疗的病人应了解运动对血糖的急性影响。

（2）如果不是血糖非常高的情况下（＞13mmol/L），低到中等强度的运动一般可在运动中和运动后降低血糖水平，增加发生低血糖的危险性。因此，糖尿病病人应注意根据运动前后血糖的变化调整胰岛素和降糖药物的剂量及在运动前和运动中增加糖类摄入量。

（3）需要注意，高强度的运动可在运动中和运动后的一段时间内有增高血糖水平并造成持续性高血糖的可能，因此在 1 型糖尿病病人或运动前血糖已明显增高的病人中，高强度的运动存在诱发酮症或酮症酸中毒的危险，所以，运动应在血糖得到良好控制后进行。

运动前应避免在运动中要用的肢体上注射胰岛素，如大腿注射胰岛素后去跑步。

39

使用降糖药物（如磺脲类促泌剂和非磺脲类促泌剂）和注射胰岛素的病人应避免在空腹时运动。

2. 运动治疗不应只强调运动的益处而且要注意和避免运动可能引起的危险

（1）老年性糖尿病病人，尤其是伴有高血压及缺血性心脏病者，剧烈运动可加重心血管的负荷，诱发心绞痛，甚至心肌梗死，故在运动锻炼前，应做严格、详细的体格检查，并在医生的监护下进行。同时，对运动的强度也应有限制。

（2）微血管病变的糖尿病病人，运动时应特别慎重。如增殖型视网膜病变的病人，运动时有发生玻璃体积血的可能性；剧烈运动时血压升高，可使增殖型视网膜病变加重，并增加视网膜出血的危险性；运动时肾血流量减少，使尿蛋白增多，可致糖尿病肾病病情加重。所以，对患有糖尿病肾病和视网膜病变者，一般不宜参加剧烈运动。活动方式也应以步行或快步走路或其他轻的体力活动为宜。

（3）有末梢神经炎的糖尿病病人足部感觉不敏感，运动时应避免局部损伤。因此，所有糖尿病病人在运动之前应做相应的检查。

（4）酒精可加重运动后发生低血糖的危险性，因此运动前不宜饮酒。

3. 立即停止运动信号

（1）心率比平时运动明显加快、心慌、心悸、眩晕、大汗。

（2）出现胸部、上臂或咽部疼痛或沉重感。

（3）身体任何部分出现疼痛或麻木。

三、运动的注意事项

1. 运动时需携带糖尿病救助卡。

2. 最好结伴进行运动或参与团体运动，以便万一发生意外情况也能及时得到帮助。

3. 保留血糖、饮食和运动的记录，以确定运动的效果。

4. 选择合适的鞋袜，运动前后检查足部，如果足部出现任何问题，应及时就诊。

5. 运动前后和运动中，喝足够的水以避免脱水。

6. 户外运动时要注意防晒，同时应准备糖块等食品，有低血糖发生时及时救治。

第8章

糖尿病药物治疗

第一节 口服降糖药的机制及应用

一、口服降糖药的种类及用法

高血糖的药物治疗多基于纠正导致人类血糖升高的两个主要病理生理改变——胰岛素抵抗和胰岛素分泌受损。根据作用效果不同，口服降糖药可分为以促进胰岛素分泌为主要作用的药物（磺脲类、格列奈类、DPP-4 抑制剂）和通过其他机制降低血糖的药物（双胍类、TZDs、α- 糖苷酶抑制剂、SGLT2 抑制剂）。磺脲类和格列奈类直接刺激胰岛 B 细胞分泌胰岛素；DPP-4 抑制剂通过减少体内 GLP-1 的分解、增加 GLP-1 浓度从而促进胰岛 B 细胞分泌胰岛素；双胍类的主要药理作用是减少肝脏葡萄糖的输出；TZDs 的主要药理作用为改善胰岛素抵抗；α- 糖苷酶抑制剂的主要药理作用为延缓糖类在肠道内的消化吸收。SGLT2 抑制剂的主要药理作用为通过减少肾小管对葡萄糖的重吸收来增加肾脏葡萄糖的排出。

糖尿病的医学营养治疗和运动治疗是控制 2 型糖尿病高血糖的基本措施。在饮食和运动不能使血糖控制达标时应及时采用药物治疗。

2 型糖尿病是一种进展性疾病，在 2 型糖尿病的自然病程中，对外源性的血糖控制手段的依赖会逐渐增大。临床上常需要口服药物间及口服药物与注射降糖药间（胰岛素、GLP-1 受体激动剂）的联合治疗。

（一）磺脲类

1. 种类和特点　磺脲类自 20 世纪 50 年代中期开始应用以来，目前已有多种药物可供临床使用。第一代有甲磺丁脲（D860），氯磺丙脲。第二代有格列本脲、格列吡嗪、格列齐特、格列喹酮，第二代磺脲类的主要特点为作用强，剂量小，副作用相对少。格列美脲，由于其具有增加胰岛素敏感性的作用，有学者认为是第三代磺脲类。常用磺脲类的特点见表 8-1。

2. 降血糖机制　磺脲类药物降血糖机制主要是促进胰岛素的分泌，体外和体内试验都证明磺脲类药物能刺激胰岛素分泌。此外，磺脲类药物可能还有胰外作用，一些研究显示磺脲类药物长期治疗时胰岛素敏感性和胰岛素与受体的结合得到改善。

41

表 8-1　磺脲类降糖药的作用特点

药名	半衰期 （h）	作用时间 （h）	每天剂量 （mg）	特点
甲磺丁脲（D860）（Tolbutamide）	7	6～10	500～3000	药效时间短，肝脏代谢，活性低的代谢产物在 1～2d 从肾脏排出
氯磺丙脲（chloropropamide）	35	24～72	100～500	药效时间最长，可引起持续性低血糖，尤其在肝肾功能下降者和老年人。全部排出体外需 10d 以上
格列本脲 （优降糖）（glibenclamide）	5～10	16～24	2.5～15	药效强，50% 从肾脏排出，容易发生低血糖，全部排出需 5d，老年病人慎用
格列吡嗪 （glipizide）	2～4	12～14	2.5～30	药效仅次于优降糖，半衰期短，较少发生低血糖，24h 内由肾脏排出 97%
格列齐特（gliclazide）	2～6	10～12	80～320	作用缓和，低血糖少，代谢产物在 2d 内排出 98%
格列喹酮（gliquidone）	1.5～2	5～8	30～180	95% 从胃肠道排泄，5% 从肾脏排出，故适用于轻度肾功能不全者
格列美脲（glimepiride）	5～8	>4	1～6	刺激胰岛素分泌，可能减轻胰岛素抵抗，大部分从肾脏排泄。剂量小，每日一次服药，严重低血糖少

3. **药物的选择**　各种磺脲类药物作用强度及作用持续时间存在差异，但经剂量调整后，每片药的降糖效果大致相当。目前尚无研究对多种磺脲类降糖药进行剂量疗效比较，临床选择用药主要依据各种药物的排泄途径、作用起效时间及持续时间。格列本脲与 B 细胞膜上磺脲类受体结合后不易离解，因而降糖作用时间持久，有效时间可达 20～24h，白天口服后夜间仍有降糖作用，对控制空腹血糖效果比较好。而格列吡嗪等相对短效的药物对控制餐后血糖效果较好。格列喹酮属短效制剂，血浆半衰期仅 1.5～2h，作用时间 5～8h，降糖作用相对弱一点，但该药主要从胆道排泄，因此特别适用于有轻度肾功能不全的病人，老年糖尿病病人使用也比较安全。格列美脲为新一代产品，降糖作用强，并且格列美脲与磺脲类受体结合和离解的速度比格列本脲快，因此较少引起低血糖。

4. **适应证和禁忌证**　总体来说，2 型糖尿病病人经饮食控制、运动、降低体重等治疗后，疗效尚不满意者均可用磺脲类药物。因降糖机制主要是刺激胰岛素分泌，所以对有一定胰岛素功能者疗效较好。但在肥胖者使用磺脲类时，要特别注意饮食控制，加强运动治疗，使体重逐步下降，若与双胍类、胰岛素增敏剂或 α- 葡萄糖苷酶抑制剂联用则疗效加强。严重肝、肾功能不全、合并严重感染、创伤及大手术期间、酮症酸中毒、糖尿病孕妇和哺乳期属禁忌证。

磺脲类药物较为安全，严重副反应少，各种副作用总发生率为 3% ～ 5%。最严重的副作用是低血糖反应，大多是由于用药不当。为避免低血糖的发生，磺脲类药物均应从小剂量开始，逐步加量，不要超过最大推荐剂量，低血糖反应容易发生在肝、肾功能不全者、老年人、进食少的病人。作用强且作用时间持续长的药物如格列本脲，氯磺丙脲，低血糖的发生率较高，且低血糖持续时间也长。其他副作用有：胃肠道反应，皮肤过敏反应，肝功能异常等。

（二）双胍类降糖药

双胍类药物是 1957 年问世用于治疗糖尿病的，最初苯乙双胍用得较多，后来发现在部分病人引起病情严重的乳酸性酸中毒，在 20 世纪 70 年代许多国家就停止使用了，目前临床上使用的双胍类药物主要是盐酸二甲双胍。

1. **药理作用**　更确切地说双胍类是一种抗高血糖药物，而不是降血糖药物，双胍类一般不会引起低血糖，对正常人无降血糖作用。双胍类药物不刺激胰岛素分泌，主要作用于胰岛外组织，增加周围组织对葡萄糖的摄取和利用，抑制肠壁对葡萄糖的吸收，作用于肝脏，抑制糖异生。一般来说，在单纯饮食治疗无效的病人单用二甲双胍时，基础血糖通常降低 20% 以上，餐后血糖下降幅度更大。对非肥胖和肥胖 2 型糖尿病均有效。对单用磺脲类药物不能获得满意控制血糖者联用二甲双胍，空腹血糖可再降低 20% 以上。另外，二甲双胍还有降低体重、降低血脂的作用。

2. **适应证及禁忌证**　肥胖 2 型糖尿病，单用饮食治疗效果不满意者可首选双胍类。二甲双胍的常用剂量为 0.25 ～ 0.5g，每天 3 次。双胍类也可与磺脲类或胰岛素等联用。严重肝、肾、心、肺疾病，消耗性疾病，营养不良，缺氧性疾病，酮症酸中毒，妊娠、哺乳期忌用双胍类。

常见副作用为胃肠道反应，如恶心、呕吐、食欲下降、腹痛、腹泻。为避免这些副作用，应在餐中，或餐后服药，从小剂量开始。乳酸酸中毒为严重不良反应，多见于长期、大量应用苯乙双胍，及伴有肝、肾功能减退，缺氧性疾病，急性感染、胃肠道疾病时。二甲双胍引起乳酸酸中毒的机会很少。因此，只要药品来源无问题，应尽量使用二甲双胍，长期使用二甲双胍者应注意维生素 B_{12} 缺乏的可能性。

（三）α- 葡萄糖苷酶抑制剂

1. **作用机制**　食物中的糖类成分主要为淀粉，在唾液、胰淀粉酶作用下生成只含少数几个（3 ～ 10 个）葡萄糖分子的寡糖，这种寡糖还需要在 α 葡萄糖苷酶作用下生成单糖后才被小肠吸收。糖苷酶抑制剂可有效地与糖苷酶结合，结合很快且很牢，属竞争性结合，但是可逆的，4 ～ 6h 后酶活性可恢复。口服糖苷酶抑制剂后，小肠的糖苷酶活性被抑制，寡糖和双糖的吸收减慢，因而服用糖苷酶抑制剂后，可使糖类在全肠道吸收，餐后血糖的曲线比较平稳。糖苷酶抑制剂不影响对葡萄糖本身、蛋白质和脂肪的吸收。口服后吸收很少，不到 2%，其中 90% 在 24h 内以原型从胃肠道排出体外。

2. **临床应用**　糖苷酶抑制剂的适应证广，1 型和 2 型糖尿病均可选用，也可以与其他口服降糖药或胰岛素联合应用。肥胖或超重的 2 型糖尿病，饮食控制和运动治疗疗效不佳者，可单用糖苷酶抑制剂。单一用药餐后血糖可下降 20% 左右，空腹血糖降低约 10%。

与双胍类联用时这两种药物均不刺激胰岛分泌且能减少肠道对葡萄糖的吸收，故对肥胖的2型糖尿病可明显降低血糖。1型或2型糖尿病已用胰岛素治疗但餐后血糖较高者与糖苷酶抑制剂联用，能有效降低餐后血糖升高的幅度。已有研究证明阿卡波糖能减少IGT转化为糖尿病的发生率。

糖苷酶抑制剂宜从小剂量开始，逐渐增量，于进餐前即刻或刚吃几口饭时嚼碎吞服。目前国内上市的有阿卡波糖，用量为50～100mg，每日3次。伏格列波糖，用量为0.2～0.3mg，每日3次。

3. 不良反应及注意点　在服药早期，病人常有腹胀、胀气、肠鸣音亢进及排气过多，少数病人有腹泻。在服药过程中这些症状可有所缓解，仅有个别人因不耐受而停药。为避免这些副作用，宜从小剂量开始。单用糖苷酶抑制剂一般不引起低血糖，但若与磺脲类或胰岛素联合应用时，则因这些药物的作用而可能出现低血糖，此时应口服或静脉注射葡萄糖来纠正。因肠道糖苷酶已被抑制，口服蔗糖或淀粉食品不易消化吸收，效果较差，低血糖不能及时纠正。对低体重、营养不良、患有消耗性疾病、肝肾功能损害、缺铁性贫血等病人不宜应用本药。对孕妇、哺乳期妇女及18岁以下者不宜使用。

（四）胰岛素增敏剂

2型糖尿病病人的一个重要病理生理改变为胰岛素抵抗，在肥胖和超重者尤为明显。改善胰岛素抵抗，无疑对这些病人会产生有益的作用。噻唑烷二酮类衍生物是近年来发现的具有直接增加胰岛素敏感性的药物，称为胰岛素增敏剂。

1. 种类及作用机制　罗格列酮和吡格列酮，已在我国上市。实验显示该类药物能增强胰岛素抑制肝葡萄糖产生的作用，抑制肝糖异生，增强胰岛素的作用，改善糖代谢。

2. 临床应用　主要用于改善2型糖尿病胰岛素抵抗，单独应用或与其他口服降糖药合用均可改善代谢，对肥胖者效果更佳。治疗后空腹血糖，餐后血糖，HbA_{1c}和空腹胰岛素水平均有一定程度的下降。与胰岛素联用可减少胰岛素用量。对其他非糖尿病的胰岛素抵抗，也可能有效。

罗格列酮，4～8mg/d，分1～2次口服。吡格列酮，15～45mg，早餐时一次顿服，使用罗格列酮和吡格列酮过程中也需定期监测肝功能。主要不良反应有贫血、水肿、体重增加、长期用药这些表现可以逐渐缓解。孕妇、哺乳期儿童尚未允许使用此类药物。

（五）非磺脲类胰岛素促泌剂

近年来研制了使胰岛素快速释放的口服降糖药，可有效地降低餐后血糖，在每次进餐前即刻口服，因此有学者称之为餐时血糖调节剂。目前上市的有两种药物:瑞格列奈和那格列奈。

该类药物的降血糖机制与磺脲类相似，但升高餐后胰岛素的作用比较快。同时由于作用时间短，较少引起低血糖。因起效快，在进餐前即刻口服，不进餐不服药，服药方式灵活。

适应证为2型糖尿病，此类药物主要从胃肠道排泄，伴轻度肾功能损害者也能使用。不良反应有低血糖、头痛、头晕。孕妇忌用。瑞格列奈的剂量为0.5～2mg，每日3次。那格列奈的剂量为30～180mg，每日3次。

（六）GLP-1受体激动剂

1. 作用机制　胰高糖素样肽-1是由人胰高血糖素基因编码，并由肠道L细胞分泌的一种肽类激素，具有以下生理作用：以葡萄糖依赖方式作用于胰岛 B 细胞，促进胰岛素基因的转录，增加胰岛素的生物合成和分泌；刺激 B 细胞的增殖和分化，抑制 B 细胞凋亡，从而增加胰岛 B 细胞数量，抑制胰高血糖素的分泌，抑制食欲及摄食，延缓胃内容物排空等。这些功能都有利于降低餐后血糖并使血糖维持在恒定水平。

2. 临床应用　GLP-1 受体激动剂通过激动 GLP-1 受体而发挥降低血糖的作用。通过以下途径发挥降糖作用：①葡萄糖浓度依赖性促胰岛素分泌；②抑制餐后胰高血糖素的分泌，减少肝糖的释放；③增强胰岛素的敏感性；④减慢胃的排空；⑤抑制食欲。该类药物通过皮下注射给药。目前有短效、长效及周制剂。

（七）DPP-4 抑制剂

1. 作用机制　该类药物能够抑制胰高血糖素样肽 -1（GLP-1）和葡萄糖依赖性促胰岛素分泌多肽（GIP）的灭活，提高内源性 GLP-1 和 GIP 的水平，促进胰岛 B 细胞释放胰岛素，同时抑制胰岛 A 细胞分泌胰高血糖素，从而提高胰岛素水平，降低血糖，且不易诱发低血糖和增加体重。

2. 临床应用　DPP-4 抑制剂（列汀类药物）在各自的治疗剂量下对 DPP-4 的抑制率大体相似。它们都有较高的口服生物利用度，且不受进食与否影响；吸收快，达峰时间通常在 1 ~ 2h。除维格列汀每日 2 次给药外，其余列汀类药物都是每日 1 次给药。列汀类药物中只有沙格列汀主要由 CYP3A4/A5 代谢，其他 DPP-4 抑制剂发生药物相互作用的风险较低。除利格列汀通过肝肠循环排泄外，其余都主要通过肾脏排泄。

（八）SGLT-2 抑制剂

1. 作用机制　SGLT-2 主要在肾脏表达，而 SGLT-1 部分在肾脏表达，主要表达于肠道。约 90% 的葡萄糖通过近曲小管 S1 段 SGLT-2 的作用被重吸收，约 10% 的葡萄糖通过近曲小管 S3 段 SGLT-1 的作用被重吸收。也就是说，SGLT-2 在葡萄糖的重吸收中起主要的作用，SGLT-2 转运肾重吸收葡萄糖的 90%，而 SGLT-1 只占其余 10%。因此，SGLT-2 的抑制剂可以阻断近曲小管对葡萄糖的重吸收而通过尿排出多余的葡萄糖，从而达到降低血糖的目的。

2. 临床应用　目前全球共有 6 种 SGLT-2 抑制剂上市，分别为：Canagliflozin（坎格列净）、Dapagliflozin（达格列净）、Empagliflozin（恩格列净）、Ipragliflozin（依格列净）、Luseogliflozin（鲁格列净）以及 Tofogliflozin（托格列净）。目前达格列净、恩格列净已在中国上市，每日口服一次，每次 10mg。此类药物经临床研究证实有心血管和肾脏保护作用，可以降低体重，但可能增加泌尿系统及生殖系统感染的风险。

二、口服降糖药的选择

主要根据病情选用上述药物。肥胖者宜选用不增加体重、不刺激胰岛素分泌的药物，如双胍类、GLP-1 受体激动剂、DPP-4 抑制剂、SGLT-2 抑制剂、糖苷酶抑制剂。另外肥胖者大多伴有胰岛素抵抗，可用胰岛素增敏剂，如吡格列酮。上述药物治疗不满意时可加磺脲类或胰岛素促泌剂。对年龄较大，有慢性疾病者，宜选用作用弱一些的药物如达美康、糖适平。糖适平主要从肠道排泄，有轻度肾功能不全者可以使用。瑞格列奈和那格列奈主要从肠道排泄，有肾功能损害者也能使用。磺脲类和胰岛素促泌剂的降糖作用强弱与药物使用剂量密切相关，糖尿病病人对药物的降血糖作用个体差异较大，一般先采用小剂量，然后根据血糖变化调整用量。

三、口服降糖药联合应用的益处

上述提到的 8 类口服降血糖药物是通过不同的作用机制起降血糖作用的，因此联用降糖药可从不同方面降低血糖，比单药治疗效果好。如磺脲类 + 双胍类，磺脲类 + 胰岛素增敏剂，双胍类 + 糖苷酶抑制剂，胰岛素促泌剂 + 双胍类等。同类作用药物不联用，如优降糖 + 美吡哒，磺脲类也不要与胰岛素促泌剂联用。

四、口服降糖药对肝肾功能的影响

有肝硬化、慢性活动性肝炎、急性肝炎的病人不能使用各种口服降糖药，因为这些药物中绝大多数要在肝脏代谢分解，口服后会加重肝脏的负担。有轻度慢性肾功能不全时可用糖适平，有明显肾功能损害时仍可用瑞格列奈、那格列奈、利格列汀；糖苷酶抑制剂主要在胃肠道起作用，不吸收入血，因此在肾功能轻度损害时也可使用。总之，有肝、肾功能异常时选用口服降糖药要慎重考虑，合理选用。

但对肝、肾功能正常的病人，各类口服降糖药均可选用，肝脏和肾脏有足够的能力处理这些药物。只有少数病人使用上述药物后会产生副作用，如转氨酶升高，所以在使用前要仔细阅读药品说明书，使用中要注意病人的症状，按医生要求定期检查肝脏功能。肾功能正常者上述药物均可选用，这些药物本身不会造成肾功能损害。

总之，具有正常肝、肾功能的病人，上述药物均可应用。但对已有肝肾功能损害者，要考虑药物的合理选择。

五、使用口服降糖药的注意事项

（一）服用口服降糖药的注意事项

1. 糖尿病病人要遵照医嘱服药，不可根据自我症状随意增减药物种类和剂量。

2. 糖尿病病人要定时、定量，规律用药，不可漏服或重复服用。

3. 老年糖尿病病人记忆力差，万一漏服药物，不可将错就错，应当及时补救。

4. 不能把漏服的药物与下一次用药一起服用。例如，下一次进餐前发现漏服上一餐的药物，就不能将漏服的药物与本次进餐前的药物一起服用，以免产生不良后果，只能服用本次餐前药物。

5. 如果连续多次漏服药物，要监测血糖并及时就医，寻求医师的指导和帮助。

6. 注意与其他药物的相互作用（β 受体阻断剂、钙拮抗剂、磺胺类），预防低血糖，及时发现和处理低血糖。

7. 口服降糖药还需要与饮食治疗、运动治疗等相结合，才能使血糖尽快达标。糖尿病的治疗是综合治疗，饮食控制、运动锻炼和药物治疗缺一不可。

8. 服用口服降糖药需每半年检查一次肝肾功能。

（二）降糖药补服原则

定时、定量、规律用药是保证血糖良好控制的基本要求。即便是偶尔漏服一次药物，都有可能引起血糖的明显波动或短期内居高不下。若是经常忘记按时服药，后果就更严重了。不过，降糖药种类很多，"补救"的方法也"因药而异"，下面举例说明。

1. 二甲双胍漏服补救方案

（1）餐后 ≤ 0.5h，按原药量服用。

（2）两餐之间：①查血糖；②若血糖 ≥ 13.9mmol/L，按原药量补服；③若血糖 < 13.9mmol/L，不需补服；④并查餐前血糖，若血糖 > 10mmol/L，减少用餐量 1/4 ~ 1/3。

（3）晚餐后：①不要补服——防夜间低血糖；②需适当增加活动量。

2. α- 糖苷酶抑制剂漏服补救方案

（1）餐中 - 餐后 0.5h：①按原药量服用；②并适当增加活动量。

（2）餐后 > 0.5h：①查血糖；②若血糖 ≥ 13.9mmol/L，应服用其他短效的降糖药；③若血糖 < 13.9mmol/L，不需服用，增加运动量—超过 0.5h，本类药物已不能发挥降糖作用。

3. 磺脲类漏服补救方案

（1）磺酰脲类（短效）补救方案

①餐前 < 0.5h：a. 按原药量服用；b. 并将进餐时间推后至 0.5h。

②两餐之间：a. 查血糖；b. 若血糖 ≥ 13.9mmol/L，按原药量一半补服；c. 若血糖 < 13.9mmol/L，不需服用；d. 并查餐前血糖，若血糖 > 10mmol/L，减少用餐量 1/3 ~ 1/4。

③晚餐后：a. 不要补服—防夜间低血糖；b. 适当增加活动量。

（2）磺酰脲类（长效）补救方案

①早餐前 < 0.5h：按原药量服用，并将进餐时间推后至 0.5h。

②午餐前：a. 按原药量服用；b. 并在服药后 0.5h 进餐。

③午餐后 < 2h：a. 按原药量一半服用；b. 并在服药后 0.5h 适当进餐食。

④晚餐前：a. 不要补服；b. 并查餐前血糖，若血糖值 > 10mmol/L，晚餐减量。

⑤晚餐后：a. 不要补服—防夜间低血糖；b. 适当增加活动量。

特别提醒：缓释片和胶囊不要掰开服！

4. 餐时血糖调节剂 漏服补救方案。

（1）餐中 - 餐后即刻，按原药量服用。

（2）两餐之间：①查血糖；②若血糖 ≥ 13.9mmol/L，按原药量一半服用；③若血糖 < 13.9mmol/L，不需服用；④并查餐前血糖，若血糖 > 10mmol/L，减少用餐量 1/4 ~ 1/3。

（3）晚餐后：①不要补服—防夜间低血糖；②适当增加活动量。

5. DPP-4 抑制剂补救方案 通过抑制二肽基肽酶 4（DPP-4）的活性，减慢内源性胰高血糖素样肽 1（GLP-1）水解，进而促进葡萄糖依赖性胰岛素的分泌（低血糖时不会促进胰岛素分泌，极少引起低血糖）。

因此，可在发现漏服的当日，随时按原药量补服。

6. SGLT-2 抑制剂 漏服补救方案。

SGLT-2 抑制剂，通过抑制钠 - 葡萄糖协同转运蛋白 2（SGLT-2），减少肾脏对葡萄糖的重吸收，增加尿糖排泄，单药不引起低血糖。

晚餐前发现漏服，随时按原药量补服。因为本类药物有利尿作用，晚餐后不建议补服，可通过增加运动量控制血糖。

7. GLP-1 受体激动剂　漏服补救方案。

GLP-1 受体激动剂，能够以葡萄糖浓度依赖的模式刺激胰岛素的分泌：当血糖升高时，促进胰岛素分泌，抑制胰高糖素分泌；当低血糖时，能够减少胰岛素分泌，且不影响胰高糖素的分泌。

因此，可在发现漏打的当日，随时按原药量皮下注射。但建议：于每天同一时间皮下注射。

第二节　胰岛素治疗

胰岛素是人体胰岛 B 细胞分泌的降糖激素，是体内唯一能降低血糖的物质，血中的胰岛素不能直接促进葡萄糖进入细胞内被利用，它必须与细胞膜上的胰岛素受体结合，才能发挥作用。

一、胰岛素的发现和发展历程

（一）胰岛素的发现

在人类未发现胰岛素的 19 世纪，糖尿病是一种致命的疾病，病人经常在饱受极度饥渴之后，死于营养不良，"糖尿病"这个名字就源于病人尿中含有糖而来的。1889 年，梅宁和明考斯基从犬身上摘除胰腺，于是犬得了糖尿病，从而证明了糖尿病是由胰腺功能失调，胰腺分泌缺乏引起的。1901 年美国的病理学家尤金·奥佩研究了胰腺分泌的神秘物质，1909 年这种物质最终被命名为"胰岛素"。直到 1921 年加拿大多伦多大学医学院教师班廷和他的学生贝斯特，在糖类代谢专家麦克劳德的协助下，第一次从犬的胰腺中提取胰岛素，并注射到另一只因摘除胰腺而得了糖尿病的犬体内，犬的血糖很快恢复了正常。

1922 年 1 月 11 日，在多伦多大学医院里有一个 14 岁的孩子汤姆森在等死，班大夫决定死马当活马医，用他们自制的犬胰岛素试试，其结果足以用"神奇"来形容，本来快死的孩子时间不长就满院子跑了，汤姆森活到了 1993 年。1923 年，胰岛素开始大批生产，因此班廷和麦克劳德于同一年获得了诺贝尔奖。

（二）胰岛素的发展

1. 第一代胰岛素制剂　动物胰岛素，糖尿病治疗史的重要里程碑；有一定的降糖疗效但不稳定；易伴发各种不良反应。

2. 第二代胰岛素制剂　人胰岛素，降糖疗效和安全性均强于一代；需要餐前 0.5h 注射；控制餐后血糖不理想；易发低血糖。

3. 第三代胰岛素制剂　胰岛素类似物，模拟生理胰岛素分泌；餐时注射，无须等待；降低了低血糖发生的风险。

二、胰岛素的种类

按作用特点分类，见表8-2。

表 8-2　胰岛素按作用特点分类

作用特点	胰岛素制剂	起效时间（min）	峰值时间（h）	作用持续时间（h）
短效胰岛素（RI）	动物源胰岛素	15～60	2～4	5～8
	基因重组人胰岛素	15～60	2～4	5～8
超短效	速效胰岛素类似物（门冬胰岛素）	10～15	1～2	4～6
	速效胰岛素类似物（赖脯胰岛素）	10～15	1.0～1.5	4～5
	速效胰岛素类似物（谷赖胰岛素）	10～15	1～2	4～6
中效	低精蛋白锌胰岛素（NPH）	2.5～3.0	5～7	13～16
长效	精蛋白锌胰岛素（PZI）	3～4	8～10	长达20
	胰岛素类似物（甘精胰岛素）	2～3	—	长达30
	胰岛素类似物（地特胰岛素）	3～4	3～14	长达24
	胰岛素类似物（德谷胰岛素）	1	—	长达42
预混	重组人胰岛素预（30R、40R、50R）	0.5	2～12	14～24
	预混胰岛素类似物（预混门冬胰岛素30R、50R）	0.5	2～3	10～24
	预混胰岛素类似物（预混赖脯胰岛素25R、50R）	0.17～0.33	1～4	14～24

[引自：《中国糖尿病患者胰岛素使用教育管理规范》（2011）]

三、胰岛素治疗适应证

1. 1型糖尿病：由于自身胰岛B细胞功能受损，胰岛素分泌绝对不足（小于正常人15%），必须依赖外源性胰岛素治疗以维持生命和生活。

2. 口服降糖药失效的2型糖尿病：多已有较长时间糖尿病病史，且长期服用多种口服降糖药血糖控制不佳，测定自身胰岛素分泌水平很低，提示自身胰岛B细胞功能衰竭者。

3. 妊娠糖尿病及糖尿病合并妊娠的妇女。

4. 糖尿病病人并发急性感染、慢性重症感染（结核、病毒性肝炎等）、外伤、手术、急性心脑血管梗死等情况时应暂时或阶段性改用胰岛素治疗，待病情平稳后2～3周改回原治疗方案。

5. 糖尿病病人合并任何原因的慢性肝、肾功能不全者，及其他原因（如对口服降糖药过敏等）不能接受口服降糖药治疗者。

6. 明显消瘦的2型糖尿病病人，适量胰岛素治疗有助于食物的吸收、利用、促进体重增加。

7. 部分其他类型糖尿病病人，尤其是垂体性来源的肿瘤、胰腺病变、B细胞功能缺陷致病者。

49

8. 新诊断的糖尿病病人，空腹血糖 $\geqslant$ 11.1mmol/L 或 HbA_{1c} $\geqslant$ 9%，为解除高血糖对胰岛 B 细胞的毒性作用，提倡直接短期胰岛素强化治疗，尽快控制血糖到正常范围，以后酌情改用口服降糖药，少数病人 B 细胞功能得以良好恢复，甚至可以停用降糖药，单纯饮食控制即可控制血糖在良好达标范围数年。

以上 1、3、4、5、6 条中述及的糖尿病病人，应尽早接受胰岛素治疗。

四、胰岛素治疗方案

（一）胰岛素分类及作用特点

1. **胰岛素的种类剂型**　根据来源可将胰岛素分为动物胰岛素、人胰岛素和胰岛素类似物；根据其作用时间可分为速效（超短效）胰岛素类似物、短效（常规）胰岛素、中效胰岛素、长效胰岛素（包括长效胰岛素类似物）和预混胰岛素（包括预混胰岛素类似物）；根据其效用特点可分为餐时胰岛素、基础胰岛素和预混胰岛素。

（1）餐时胰岛素：包括速效胰岛素类似物和短效胰岛素。

①速效胰岛素类似物：速效胰岛素类似物如门冬胰岛素、赖脯胰岛素和谷赖胰岛素等因具有特殊的结构特点，具有更快的吸收速度及更短的起效时间。儿童及青少年病人使用速效胰岛素类似物后，低血糖的发生频率明显下降。门冬胰岛素批准使用年龄在 2 周岁以上，赖脯胰岛素则在 12 周岁以上。由于速效胰岛素类似物在餐后即刻注射也能达到餐前注射的效果，故对于进食不规律的学龄前患儿可考虑在餐后根据进食量立即注射。

②短效胰岛素：与速效胰岛素类似物相比，短效胰岛素吸收入血的速度相对缓慢，一般在进餐前 30 ～ 45min 注射，以使胰岛素的吸收峰与餐后糖类的吸收峰相吻合。

（2）基础胰岛素：包括中效胰岛素（NPH）和长效胰岛素及其类似物。

①中效胰岛素（NPH）：NPH 因在皮下吸收缓慢，具有更长的作用时间。NPH 一般需每天注射 1 ～ 2 次。由于 NPH 的吸收峰值出现在注射后 5 ～ 7h，为降低夜间低血糖发生风险，单用 NPH 时应尽量在睡前给药。

②长效胰岛素及其类似物：长效胰岛素及其类似物包括动物长效胰岛素与长效胰岛素类似物。长效胰岛素类似物能够更好地模拟生理性基础胰岛素分泌，较中效胰岛素日间变异性更小，低血糖发生率更低。目前，常用的长效人胰岛素类似物有甘精胰岛素、地特胰岛素和德谷胰岛素，通常每天注射 1 次，以达到稳定的基础胰岛素水平。对儿童病人，甘精胰岛素已在欧洲获得批准可用于 2 周岁以上儿童，在国内已获得批准可用于 6 岁以上的儿童。

2. **胰岛素的起始治疗**

（1）1 型糖尿病病人在发病时就需要胰岛素治疗，且需终身胰岛素替代治疗。

（2）新发病 2 型糖尿病病人如有明显的高血糖状态、发生酮症或酮症酸中毒，可首选胰岛素治疗。待血糖得到良好控制和症状得到显著缓解后再根据病情确定后续的治疗方案。

（3）新诊断糖尿病病人分型困难，与 1 型糖尿病难以鉴别时，可首选胰岛素治疗。待血糖得到良好控制、症状得到显著缓解、确定分型后再根据分型和具体病情制订后续的治疗方案。

（4）2型糖尿病病人在生活方式和口服降糖药治疗的基础上，若血糖仍未达到控制目标，即可开始口服降糖药和起始胰岛素的联合治疗。

（5）在糖尿病病程重（包括新诊断的2型糖尿病），出现无明显诱因的体重显著下降时，应该尽早使用胰岛素治疗。

（6）根据病人具体情况，可选用基础胰岛素或预混胰岛素起始胰岛素治疗。

（二）T1DM 胰岛素治疗

目前临床应用的胰岛素包括动物胰岛素、人胰岛素及胰岛素类似物。其中，人胰岛素具有免疫原性低、长期使用安全可靠、效价比高等优点，在临床中应用最广泛，胰岛素类似物通过改变人胰岛素结构从而改变其药动学特性，可分为超短效胰岛素类似物和长效胰岛素类似物，因作用时间不同，胰岛素类似物有其各自的特点，但使用和剂量调整原则与人胰岛素基本相同。

1. **T1DM 胰岛素治疗原则**

（1）T1DM病人因自身胰岛素分泌绝对缺乏，完全或部分需要外源性胰岛素替代以维持体内糖代谢平衡和生存。

（2）T1DM病人胰岛功能差，需要通过外源性胰岛素以模拟生理性胰岛素分泌方式进行胰岛素补充，基础加餐时胰岛素治疗是T1DM首选胰岛素治疗方案。

（3）应用基础加餐时胰岛素替代治疗，尽可能避免低血糖的前提下使血糖达标，能够降低T1DM远期并发症发生率。

（4）建议胰岛素治疗方案应个体化，方案的制订需兼顾胰岛功能状态、血糖控制目标、血糖波动幅度与低血糖发生风险。

（5）基础加餐时胰岛素替代治疗方法包括每日多次胰岛素注射（MDI）和持续皮下胰岛素输注（CSII）。

2. **T1DM 胰岛素治疗方案**

（1）MDI基础胰岛素可通过中效胰岛素、长效胰岛素或长效胰岛素类似物给予，餐时胰岛素可通过短效胰岛素，或速效胰岛素类似物给予。与中效胰岛素相比，长效胰岛素类似物空腹血糖控制更好，夜间低血糖发生风险更低。

（2）CSII采用人工智能控制的胰岛素输入装置，持续皮下胰岛素输注短效胰岛素或速效胰岛素类似物提供基础和餐时胰岛素，可模拟生理性胰岛素分泌模式。中效胰岛素、长效胰岛素、长效胰岛素类似物及预混胰岛素不能用于持续皮下胰岛素输注。速效胰岛素类似物吸收快、起效迅速，在持续皮下胰岛素输注中更具优势。

胰岛素泵使用适应证：① MDI方案血糖控制不理想者。②频发低血糖和（或）发生无症状低血糖者。③妊娠期糖尿病病人。④对胰岛素极度敏感者（胰岛素泵比皮下注射更精确）。⑤既往发生过黎明现象者（此类病人可通过提高基础胰岛素量来对抗清晨高血糖）。⑥因神经病变、肾病、视网膜病变等糖尿病并发症或根据病情需要加强血糖管理者。⑦实施MDI方案的病人有意愿且有良好的自我管理能力者，包括频繁的自我血糖监测、糖类计算、胰岛素剂量调整。

（3）初始MDI方案

①体重在成年理想体重正负 20% 以内的 T1DM，若无特殊情况每日胰岛素需要总量 0.4 ～ 0.8U/kg，每日总量也可以最小剂量 12 ～ 18U 起始；儿童根据年龄、体重及血糖情况酌情处理。

②每日胰岛素基础量 = 全天胰岛素总量 ×（40% ～ 60%），长效胰岛素一般 1 次注射，中效胰岛素可每日 1 次或每日 2 次注射。

③每日餐时量一般按餐时总量的 35%、30%、35% 分配在早、中、晚餐前。

④ CSII 方案改换 MDI 方案：1d 胰岛素总量（U）= 现用胰岛素剂量总和（U）（部分病人每日胰岛素总剂量需要增加 10% ～ 20%）。

⑤ CSII 方案：1d 胰岛素总量（U）= 体重（kg）×（0.4 ～ 0.5）U/kg。

⑥由 MDI 转换为 CSII 方案：1d 胰岛素总量（U）= 用泵前胰岛素用量（U）×（70% ～ 100%）；每日基础量 = 全天胰岛素总量 ×（40% ～ 60%）。

T1DM 常规分为 6 个或更多个时间段，以尽量减少或避免低血糖事件，或根据血糖情况分段设置基础输注率。

（4）餐时追加量 = 全天胰岛素总量 ×（40% ～ 60%），根据早、中、晚三餐比例一般按 1/3、1/3、1/3 或 1/5、2/5、2/5 分配，之后根据血糖监测结果调整。

3. 特殊情况下的胰岛素治疗 T1DM 自然病程中胰岛功能衰竭速度存在个体差异，胰岛素治疗根据病人胰岛功能的衰竭程度和对胰岛素的敏感性差异，遵循个体化原则。蜜月期和脆性糖尿病阶段的胰岛素治疗和血糖监测需要更加关注。

（1）蜜月期：初诊 T1DM 经胰岛素规范治疗后可出现受损胰岛功能的部分缓解现象（蜜月期），部分病人短期停用或每日 ≤ 3 次小剂量胰岛素（包括预混胰岛素）注射可维持血糖达标。

T1DM 蜜月期仍应进行血糖监测，对于出现血糖波动大、血糖不易控制，需频繁调整胰岛素用量者建议及时评估病人胰岛功能并及时改用胰岛素强化治疗方案。

（2）脆性糖尿病阶段：一定病程后 T1DM 可进入脆性糖尿病阶段，少数进展迅速的 T1DM 在确诊时即可进入脆性糖尿病阶段。

脆性糖尿病阶段的胰岛素治疗，建议使用 CSII 方案，或速效胰岛素类似物联合长效胰岛素类似物方案。联合应用非促泌剂类的口服药可能有助于减轻血糖波动，但尚缺少临床证据。

（3）儿童青少年 T1DM：儿童青少年 T1DM 可采用短效胰岛素、中效胰岛素或长效胰岛素进行方案组合。

因特殊情况无法坚持基础加餐时胰岛素治疗方案的儿童青少年病人，如短期使用预混胰岛素治疗，必须加强血糖监测、及时根据血糖情况重新调整胰岛素治疗方案，避免长期血糖不达标带来的各种急、慢性并发症。

青春期病人为维持正常生长发育，应保证足够能量摄入，此时可适当增加胰岛素用量。

（4）T1DM 合并妊娠：T1DM 合并妊娠可采用短效胰岛素、中效胰岛素或长效胰岛素进行方案组合，或使用胰岛泵治疗。

T1DM 女性病人无论在妊娠前、妊娠期及产后都应保证充足的营养和良好的血糖控制。

（5）其他特殊情况：T1DM 超重或肥胖者存在胰岛素抵抗，胰岛素需要量增加，必要时可联合二甲双胍（10 岁以下儿童禁用）。

T1DM 合并感染和处于应激状态时，胰岛素需要量增加。

T1DM 病人禁食时，仍然需要基础胰岛素补充，之后根据进食和血糖逐渐恢复并调整餐时胰岛素。

肾衰竭者根据血糖监测结果适当减少胰岛素用量。

4. T1DM 血糖监测与评估

（1）血糖监测方法：血糖监测对反映降糖治疗的效果及指导治疗方案的调整有重要的意义。血糖监测方法包括应用血糖仪进行的自我血糖监测（SMBG）、动态血糖监测（CGM）和 HbA_{1c} 的测定。

① SMBG：SMBG 频率需根据血糖控制水平决定，治疗开始阶段或血糖未达标者，每天监测 7 ～ 10 次；血糖达标者每天监测 4 次；特殊情况下可增加监测频率，并强调餐前血糖监测的重要性。

② HbA_{1c} 监测：血糖控制良好的情况下，成人 T1DM 病人每 3 ～ 6 个月、儿童和青少年 T1DM 病人每 3 个月检测 1 次 HbA_{1c}。

③ CGM 监测：对于因血糖波动大而采用可灵活调整胰岛素剂量的 MDI 或 CSII 方案者，建议使用 CGM。

（2）血糖评估方法：T1DM 病人血糖评估指标包括空腹血糖、餐后血糖、HbA_{1c} 及血糖波动幅度。HbA_{1c} 达标：综合考虑每日活动量、良好血糖控制的意愿、发生并发症的可能性、合并症、低血糖发生频率和低血糖史等因素，为每个 T1DM 病人制订个体化的糖化目标。

①一般成人 T1DM 合理的 HbA_{1c} 控制目标是 < 7.0%。无低血糖、病程较短、预期寿命较长和无明显心脑血管并发症者建议目标更严格（< 6.5%）。

②年龄 < 18 岁的青少年病人 HbA_{1c} 目标为 < 7.5%。

③老年病人如无并发症且预期寿命长者，HbA_{1c} 目标为 < 7.5%；合并轻中度并发症者 HbA_{1c} 目标为 < 8.0%；合并严重并发症、一般情况差者 HbA_{1c} 目标为 < 8.5%。

④计划妊娠者应尽可能将 HbA_{1c} 控制到接近 < 7.0%。

⑤定期评估和记录 T1DM 病人发生低血糖、严重低血糖、无症状性低血糖、症状性低血糖及相对低血糖事件的发生情况。对于出现无症状性低血糖、或出现过一次或多次严重低血糖的病人，应该重新评估其胰岛素治疗方案。如病人有无症状低血糖或严重低血糖事件，应该放宽血糖控制目标，严格避免近期再次发生无症状性低血糖或严重低血糖事件的风险。

（3）血糖波动的评估指标

①日内血糖波动的评估指标包括平均血糖波动幅度、血糖水平的标准差、血糖波动于某一范围的时间百分比、曲线下面积或频数分布、最大血糖波动幅度、M- 值。

②日间血糖波动的评估指标包括空腹血糖变异系数和日间血糖平均绝对差。

③餐后血糖波动的评估指标包括平均进餐波动指数和餐后血糖的时间与曲线下面积增值。

（三）T2DM 胰岛素治疗

T2DM 病人胰岛 B 细胞功能随病程进展逐渐恶化。因此，为取得血糖良好控制，大部分 T2DM 病人最终需胰岛素治疗。

1. 合理选择胰岛素治疗时机　对于 T2DM 病人而言，尽早启动胰岛素治疗能减轻胰岛 B 细胞的负荷，尽快纠正高血糖状态，迅速解除高糖毒性，改善胰岛素抵抗，保护甚至逆转残存 B 细胞功能。对于胰岛素起始治疗的时机，不同学术组织的推荐有所不同。

多项研究表明，亚裔人群不仅胰岛 B 细胞胰岛素分泌储备能力较西方白种人低，糖脂毒性及氧化应激等对 B 细胞毒害作用亦更显著。因此，中国 T2DM 病人更需适时启动胰岛素治疗。

对于 T2DM 病人，以下情况不考虑口服药，应给予胰岛素治疗：

①急性并发症或严重慢性并发症。

②应激情况（感染、外伤、中等大小以上手术等）。

③严重合并症，肝肾功能不全。

④妊娠期间。

以下情况可给予胰岛素单药治疗，亦可给予口服药和胰岛素联合应用：

①新诊断 T2DM 病人，$HbA_{1c} \geq 9.0\%$ 且糖尿病症状明显。

②在采用有效的生活方式干预及两种或两种以上口服降糖药次大剂量治疗 3 个月后血糖仍不达标（$HbA_{1c} \geq 7.0\%$）的病人。

③病程中出现无确切诱因的体重下降。

2. 初始胰岛素治疗方案的制订　临床医生在制订胰岛素方案、剂量调整和设定糖尿病血糖控制目标时，除考虑病理生理因素外，还必须考虑社会经济因素。因此，应根据病理生理和社会经济因素的差异，统筹考虑安全性、可行性和科学性，制订个体化的血糖控制目标和起始治疗方案。同时，在治疗过程中，应及时进行临床评价，调整治疗方案。

目前临床中常见的胰岛素治疗方案有每天 1 次或 2 次基础胰岛素联合口服药、每天 2 次或 3 次预混胰岛素方案、基础 + 餐时胰岛素方案。当仅使用基础胰岛素治疗时，保留原有各种口服降糖药物，不必停用胰岛素促泌剂，起始中长效胰岛素剂量为 0.1 ～ 0.3U/（kg·d）。根据病人空腹血糖水平调整胰岛素用量，通常每 3 ～ 5 天调整 1 次，根据血糖水平调整 1 ～ 4U 直至空腹血糖达标。起始每日 1 次预混胰岛素剂量一般为 0.2U/（kg·d），晚餐前注射，根据病人空腹血糖水平调整胰岛素用量，通常每 3 ～ 5 天调整 1 次，根据血糖水平每次调整 1 ～ 4U 直至空腹血糖达标；起始每日 2 次预混胰岛素剂量一般为 0.2 ～ 0.4U/（kg·d），按 1 : 1 的比例分配到早餐前和晚餐前，根据空腹血糖和晚餐前血糖分别调整早餐前和晚餐前的胰岛素用量，每 3 ～ 5 天调整 1 次，根据血糖水平每次调整 1 ～ 4U 直至空腹血糖达标。各种方案适用于不同的临床情况，根据病人的治疗意愿、能力、生活方式和血糖表现做出选择。目前尚无循证医学证据证实何种胰岛素起始治疗方案更优，各权威学术组织推荐的胰岛素起始治疗方案不尽相同。多数国家和地区推荐起始使用基础胰岛素。若血糖控制不达标，可加用餐时胰岛素。

总体而言，预混胰岛素治疗达标率更高，基础胰岛素治疗低血糖发生率相对较低。

每日 1 次基础胰岛素或每日 1 ～ 2 次预混胰岛素均可作为胰岛素起始治疗方案，如基础胰岛素或预混胰岛素与口服药联合治疗控制血糖不达标则应将治疗方案调整为多次胰岛素治疗。

3. **不同类别胰岛素的选择** 目前用于临床的胰岛素包括动物胰岛素、人胰岛素和胰岛素类似物。由于潜在免疫原性等问题，动物胰岛素在大多数地区使用逐渐减少，人胰岛素和胰岛素类似物使用逐渐增多。人胰岛素与人体自身分泌的胰岛素结构完全相同，胰岛素类似物通过改变胰岛素结构而改变胰岛素药代动力学特性。短期研究表明，胰岛素类似物与人胰岛素相比，控制 HbA_{1c} 的能力相似，但使用更方便，在减少低血糖发生的潜在危险方面胰岛素类似物优于人胰岛素，这一优势主要表现在 1 型糖尿病病人。

目前尚缺乏胰岛素类似物对病人长期终点事件如死亡率、糖尿病相关微血管和大血管并发症等方面的证据。多项荟萃分析及临床研究显示，在 T2DM 病人中，胰岛素类似物在 HbA_{1c} 达标率、胰岛素剂量、体重、日间低血糖、严重低血糖和副作用方面与人胰岛素相当，长效胰岛素类似物对夜间低血糖的改善优于中性鱼精蛋白锌（NPH）胰岛素。

药物经济学已经成为评价临床治疗方案的重要手段之一。在选择 T2DM 的治疗方案时，应当综合考虑控制医疗费用、病人病情及其支付能力等多方面因素。我国糖尿病病人人数众多、增长迅猛，在为 T2DM 病人制订胰岛素治疗方案时更应当考虑以上诸多因素。人胰岛素经济、安全、有效，在 T2DM 治疗中发挥重要的作用。

4. **胰岛素应用中应注意的问题**

（1）在积极使用胰岛素的同时，应合理使用胰岛素，避免过度应用。对于肥胖 [体质指数（BMI）＞ 28kg/m²] 的病人，应在口服药充分治疗的基础上起始胰岛素治疗。

（2）合理的联合用药，避免药物不良反应的产生和叠加。单独使用胰岛素的主要不良反应是低血糖和体重增加。推荐采用胰岛素 / 口服药联合方案，以增加降糖疗效，同时减少低血糖和体重增加的发生危险。二甲双胍与胰岛素联用可以减少体重增加，减少外源性胰岛素用量。α糖苷酶抑制剂与胰岛素联用在有效改善血糖的同时，减少胰岛素的使用剂量，降低体重增加的幅度和趋势。因此，在无禁忌证的 T2DM 病人中均可联用胰岛素。胰岛素促泌剂的主要不良反应与胰岛素一致，均为低血糖和体重增加，因此，除基础胰岛素之外，不建议其他种类胰岛素和促泌剂联合使用。

（3）对已合并心脑血管疾病或危险因素的 T2DM 病人，或者老年糖尿病病人，过于激进的降糖治疗策略可能产生潜在的风险，进而抵消或掩盖其潜在的心血管获益。由于脑组织代谢的特殊性，卒中病人对于低血糖的耐受性更低，在使用胰岛素时，应当采取相对宽松的降糖治疗策略与目标值，尽量避免低血糖的发生。

（4）肾功能不全和终末期肾病时肾脏对胰岛素的降解明显减少，同时胰岛素排出速率下降，胰岛素可能在体内蓄积，应根据血糖及时减少和调整胰岛素的用量，使血糖维持在适当的范围内。胰岛素应优先选择短效、速效剂型，也可选择中效或预混剂型。

（5）在治疗过程中，应加强病人教育，通过多学科的专业合作，提升病人的自我管理能力。

（6）对于注射胰岛素的病人，必须进行自我血糖监测。监测的频率取决于治疗的目标和方式。

推荐意见

1. 合理把握胰岛素启动治疗时机。新诊断 T2DM 病人 $HbA_{1c} \geqslant 9.0\%$ 同时合并明显临床症状，或合并严重并发症，或两种及两种以上口服降糖药次大剂量治疗 3 个月后仍不达标者（$HbA_{1c} \geqslant 7.0\%$），应启动胰岛素治疗。

2. 基础胰岛素或预混胰岛素均可作为胰岛素起始治疗方案。

3. 应结合病人病情、经济等各方面的因素综合考虑，选择对血糖控制的风险与益处、成本与效益和可行性方面进行科学评估，寻找较为合理的平衡。

五、胰岛素注射知识

胰岛素是控制血糖的"好药"，但是胰岛素的疗效如何不仅与治疗方案是否合理有关，胰岛素注射技术正确与否也是一个重要因素，它将直接影响胰岛素剂量的准确性和胰岛素作用的发挥，在某种程度上关乎血糖控制的成败。所以，正确注射胰岛素可以最大限度发挥胰岛素的最佳治疗效果。

（一）胰岛素注射部位

1. *腹部* 选脐周 5cm 以外（以脐部为中心，直径 5cm，肚脐两侧约一个手掌宽的部位。在 5cm 范围内注射的组织坚厚，容易引起胰岛素吸收不均匀，导致血糖忽高忽低，同时该区域血管比较丰富，因此应避免注射）。

腹部是胰岛素注射优先选择的部位，因为胰岛素在腹部吸收率最高，吸收率可达 100%，吸收速度快且速度恒定；皮下组织较肥厚，能减少注射至肌肉层的风险，短效胰岛素的注射首选腹部。

2. *上臂外侧* 上臂三角肌下外侧。上臂外侧皮下层较薄，皮下组织胰岛素吸收率为 85%，吸收速度较快。

3. *大腿前侧及外侧* 避开大腿内侧，大腿较适合自我注射，皮下组织胰岛素吸收率为 70%，吸收速度慢。

4. *臀部* 从髋骨上缘往下至少 10cm 处。臀部皮下层最厚，对于消瘦的成年人和儿童因为此处脂肪相对较多，经常以此处作为注射部位，由于臀部胰岛素吸收率低、吸收速度慢，较少使用，可注射中长效胰岛素，病人有早睡的习惯也应注射臀部，利于胰岛素的作用贯穿于整个晚上。

这些部位皮下脂肪组织有利于胰岛素的吸收，末梢神经分布的较少，注射的不舒适感觉也相对较少。不可在瘢痕组织和皮肤隆起处注射，以免胰岛素不易通过变厚组织扩散，影响治疗。

如果要参加锻炼，应该避免在上臂和大腿注射，以免因活动肢体，加速对胰岛素的吸收，导致运动后低血糖。腹部注射一般不受四肢运动影响。

（二）不同种类胰岛素注射部位的选择

为了更好、更平稳地控制血糖，根据胰岛素不同剂型及各部位的吸收特点，不同胰岛素注射部位选择不同。

短效胰岛素：腹部。

速效胰岛素类似物：任何部位。

中效胰岛素（NPH）或长效胰岛素类似物：大腿或臀部。

预混人胰岛素或预混胰岛素类似物：早晨注射腹部，傍晚注射大腿或臀部。

（三）胰岛素注射过程中的部位轮换

病人注射胰岛素是一个长期的过程，反复在同一部位注射胰岛素会导致该部位皮下脂肪萎缩或增生而产生硬结和脂肪肉瘤等，造成胰岛素吸收不良，所以在平时的注射中要注意注射部位的轮换。

将注射部位分为四个等分区域（大腿和臀部可等分为两个等分区域），每周使用一个等分区域并始终按顺时针方向进行轮换。

1. 不同部位的*左右轮换*　也叫大轮换，可以使用两种方法进行注射部位的左右轮换，一种是按照左边一次右边一次的方法；另一种是按照左边一周，右边一周的方法进行注射部位的左右轮换，见图 8-1。

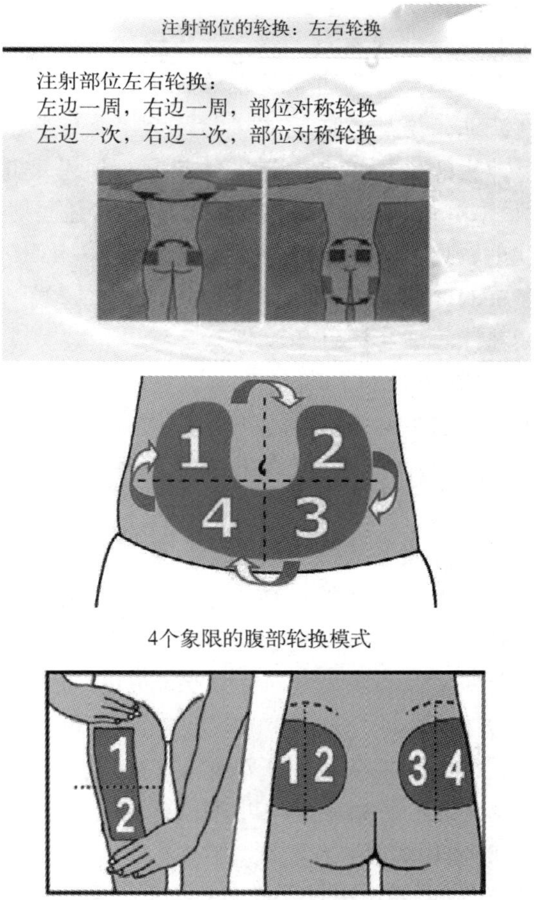

图 8-1　等分法的大腿和臀部轮换模式

[引自：中国糖尿病药物注射技术指南（2016 版）]

2. 同一注射部位的区域轮换　也叫小轮换，除了要在不同部位间进行轮换外，还要注意同一注射部位的区域内轮换。同一注射部位内的区域轮换要求从上次的注射点移开约1cm 的距离进行下一次注射。

3. 注意　注射时要避开有硬结和瘢痕的位置，为了避免同一部位反复注射，不可随意频繁轮换注射部位，尽量减少组织损伤、肿胀、皮下脂肪萎缩，给皮肤留有足够的时间自我修复。

（四）胰岛素注射过程中消毒剂的选择

由于胰岛素中的氨基酸遇到碘后，会发生变性，从而影响胰岛素的剂量和效果，应使用 75% 的乙醇消毒，消毒范围直径 5 ～ 6cm。

（五）安装针头后正确的排气方法

每次更换胰岛素针头时都要进行排气，将显示零单位的计量调节旋钮拨至 2U，针尖向上直立，手指轻弹笔芯架数次，使空气聚集在上部后，按压注射键，直到有一滴胰岛素从针头溢出，即表示驱动杆已与笔芯完全接触，且笔芯内气泡已排尽，否则需重复进行此操作。

（六）针头及注射角度的选择

胰岛素应确保皮下注射。若进针太浅，只扎到皮层，则胰岛素吸收减慢，不利于血糖控制；若进针过深，胰岛素可能会打到肌肉甚至静脉里，不仅增加疼痛感，而且加快胰岛素的吸收速度，导致血糖波动，增加低血糖的风险。为了确保胰岛素注射至皮下，需要根据病人身体胖瘦以及所用针头的长短，来决定进针角度。如果是儿童或者体型偏瘦的成人病人，最好选择较短针头（4mm，5mm）注射，此时可垂直注射，也无须捏起皮肤；但若使用长针头（8mm）注射，则必须捏起皮肤，以增加皮下组织的厚度，并以 45°进针，以降低胰岛素注射至肌肉层的风险。如果是体型肥胖的病人，可一律采用垂直注射。需要注意的是，注射过程中，进针角度与拔针角度保持一致。

（七）注射完毕后不能立刻拔针

为了确保胰岛素能得到充分吸收，注射完毕后不要立即拔出针头，至少停留 10s，从而确保药物剂量全部被注入体内，防止药液渗漏，然后顺着进针方向拔出针头。

（八）注射疼痛的原因

针头的重复使用：注射笔针头重复使用后卷边反刺，针头表面润滑层发生脱落，增加病人疼痛；酒精消毒未待干：消毒皮肤的酒精未干会从针眼带到皮下引起疼痛；毛发根部注射：体毛根部附近神经末梢丰富；针头的直径和长度：直径较小、长度较短的注射笔针头具有较好的安全性和耐受性；低温胰岛素：温度较低的胰岛素诱发疼痛和不适感。

（九）减轻疼痛的注射方法

每次注射使用新针头；使用酒精消毒应于酒精彻底挥发后进行注射；避免在体毛根部注射；选择直径较小、长度较短的注射笔针头；室温保存正在使用的胰岛素。

（十）减少胰岛素针头的使用次数

胰岛素针头应该一次一换;重复使用针头的危害有堵塞针头、红肿、疼痛、断针、感染、气泡产生、胰岛素漏出、皮下硬结、皮下脂肪增生、出血和淤血等。

六、使用胰岛素的不良反应

（一）低血糖反应

最重要、最常见早期表现——饥饿感、出汗、心跳加快、焦虑、震颤。防治方法：饮用糖水或进食。

严重者可有昏迷、休克、脑损伤、死亡。防治方法：立即静脉注射 50% 葡萄糖。

（二）体重增加

最初使用胰岛素的病人大多都有体重增加。这可能同胰岛素有水钠潴留的不良反应及血糖得到控制有关。而体重增加却不利于糖尿病控制，配合饮食控制及积极的体育锻炼，加用双胍类及糖苷酶抑制剂有助于降低体重。

（三）水肿

糖尿病病人在初次使用胰岛素时，部分病人在 4 ～ 6d 可能出现水肿，一般 1 ～ 2 周自行缓解，其机制可能与胰岛素能促进肾脏水钠重吸收有关。

（四）过敏反应

一般胰岛素制剂多为生物制品，且过去的胰岛素纯度较低，因而具有弱抗原性和致敏性，所以个别病人应用后出现过敏反应，表现为荨麻疹、过敏性紫癜，极少数病人出现过敏性休克。近年来随着高纯度胰岛素的应用，过敏反应较少见。

（五）皮下脂肪增生

胰岛素注射部位皮下脂肪组织的肿胀、肥大，该处组织质地硬实或呈橡胶质感。与针头更换不及时、不规范进行注射部位轮换和胰岛素的注射时间有关。

七、妊娠期糖尿病病人胰岛素使用注意事项

1. 妊娠期可以使用的胰岛素　包括人胰岛素 R（诺和灵 R）、中效胰岛素（NPH）、预混人胰岛素 30R、预混人胰岛素 50R、速效人胰岛素类似物 - 门冬胰岛素。

2. 整个妊娠期的注射部位　上臂外侧、大腿前侧及外侧、臀部（腹部只适合于前 7 个月注射，而且需要捏起皮肤，妊娠后 3 个月避免在腹部注射）。

八、漏打胰岛素补救措施

见表 8-3。

表 8-3　漏打胰岛素补救措施

胰岛素种类	漏打补救措施
速效胰岛素、含速效的预混胰岛素	如果是餐中或餐后 0.5h 内想起来漏打，立即按照原来的药量补打
	如果是餐后 0.5h 以上想起来漏打，需要注意：
	保持原来的运动强度
	将漏打的胰岛素剂量减半补打
	如果已接近下一餐前，而此餐也要注射胰岛素，不要补打
	测量餐前血糖：餐前血糖＞10mmol/L 时，下一餐主食减量 1/4 ～ 1/3

续表

胰岛素种类	漏打补救措施
短效胰岛素、含短效的预混胰岛素	如果是餐中或餐后15min内想起来漏打，立即按照原来的药量补打
	如果是餐后15min以上想起来漏打，需要注意：
	保持原来的运动强度
	将漏打的胰岛素剂量减半补打
	如已接近下一餐餐前，而此餐也要注射胰岛素，不要补打
	测量餐前血糖：餐前血糖 > 10mmol/L 时，下一餐主食减量 1/4 ～ 1/3
中效胰岛素、长效胰岛素	如果发现漏打，当天可随时补打，但下一次的注射最好在 24h 后进行

有些使用胰岛素治疗的糖尿病病人到外地出差时，因嫌注射胰岛素不方便或是担心外出时胰岛素因无法冷藏而失效，于是就口服降糖药物来临时代替胰岛素，这样是切不可的，因为胰岛素和降糖药物的作用机制完全不同，治疗效果也不同，代替的结果会打乱已经稳定的血糖水平，引起血糖波动或升高。再者，不是在任何情况下两者都能互相替代，比如1型糖尿病以及用磺脲类降糖药物无效的2型糖尿病人，药物治疗基本无效。

附 A：中国糖尿病药物注射技术指南解读（2016 年版）

一、医护人员职责

1. 指导医护人员如何正确注射，解决病人在注射时的心理障碍。

2. 对于所有新诊断的病人，应了解其营养和心理需求并进行评估。

3. 对于新发并发症的病人，应帮助其认识健康状况的改变、新出现的并发症等，帮助病人识别可能影响自我管理的因素。

二、注射前的心理准备

通常，糖尿病病人会对胰岛素注射存在一定程度的心理障碍，如焦虑、恐惧等。因此，在注射胰岛素前，应进行适当的心理疏导，帮助病人克服心理障碍。

1. 儿童　在开始胰岛素治疗时，通常会产生焦虑。

推荐：

（1）对于年幼患儿，可通过分散其注意力或采用游戏疗法（如打针时给毛绒玩具）等来帮助其消除心理障碍。

（2）儿童对于疼痛的阈值较成人低，因此医护人员应主动询问其注射时是否感到疼痛。

（3）在注射治疗初期，采用留置导管及注射端口可减少患儿对注射的恐惧和注射相关疼痛，也有利于改善其对每日多次注射方案的依从性。

（4）通常让父母和患儿给他们自己进行一次模拟注射会显著减低他们的恐惧及焦虑。

（5）儿童在强烈身体抵抗的情况下，最好不要注射，以免发生断针等风险，等情绪稳定后再注射。

2. 青少年　许多从青春期开始到 18 岁的青少年病人对胰岛素注射有抵触，他们大多不愿意在同龄人面前注射。在青少年病人中，遗漏注射的现象较为严重。

推荐：

（1）告知青少年病人，糖尿病病人很难做到始终完美地控制血糖，偶尔的遗漏并不代表治疗失败。

（2）当出现胰岛素注射剂量与血糖控制水平不一致或病人体重无故下降时，应考虑是否遗漏注射。

（3）为青少年病人制订治疗方案时，应尽可能地适应其生活方式。包括基础胰岛素治疗，糖类的计算，胰岛素注射笔和胰岛素泵的使用。

3. 成人　成年病人中，真正存在注射笔用针头恐惧症（晕针）的人非常少，但在胰岛素注射初期，多数病人会对注射产生焦虑。

推荐：病人被确诊糖尿病时，医护人员可先给病人演示生理盐水或胰岛素稀释液的自我注射方法，然后再让病人自行注射，这样可缓解其对注射治疗的恐惧感。

4. 老年人　一些老年病人由于对胰岛素注射有误解，不想依赖胰岛素而惧怕注射。部分病人也反映在自我注射时感到焦虑。而在他们学会正确的胰岛素注射方法后，便会意识到注射痛实际远小于测血糖时的疼痛。

推荐：

（1）对于 1 型糖尿病病人，首选胰岛素治疗。对于新诊断 2 型糖尿病病人，应就糖尿病的疾病进展向病人详细讲解，说明使用胰岛素来辅助口服降糖药物改善血糖控制是血糖管理的一部分。

（2）医护人员需要经常向病人强调良好的血糖管理能带来短期和长期益处并举例说明。

（3）医护人员可通过病人教育，使病人确信胰岛素不仅可提高生活质量，还能延长生命。

（4）相对于注射器和药瓶，带有短针头的胰岛素注射笔可能更容易被病人所接受。

三、注射治疗的教育

基本的教育主题包括：病人必需的心理调节、注射治疗的方案、注射装置的选择及管理、注射部位的选择、护理及自我检查、正确的注射技术（包括注射部位的轮换、注射角度及捏皮的合理运用、胰岛素储存、胰岛素混悬液的混匀等）、注射相关并发症及其预防、选择合适的针头长度、针头使用后的安全处置。

推荐：

1. 医护人员的主要任务包括教育病人（和其他护理者）如何正确注射，处理病人注射或输注时可能遇到的心理障碍，尤其是开始治疗时。

2. 医护人员必须了解胰岛素给药部位的解剖学，以便帮助病人避免肌内注射或输注，确保注射与输注到达皮下组织，无并发症。

3. 医护人员必须了解注射或输注药物在不同组织吸收的情况。

4. 医护人员应充分了解病人对于胰岛素注射治疗的担忧。

5. 自注射治疗开始（此后至少每年 1 次），医护人员应与病人就各项教育主题进行讨论，确保病人能够充分掌握上述内容。

6. 在每次就诊时（若做不到，应至少每年 1 次），应就病人目前的注射操作情况进行询问和观察，视诊并触诊检查注射部位。

四、注射药物

根据药物动力学的特点，临床上胰岛素制剂可被分为超短效（速效）胰岛素类似物、短效（常规）胰岛素、中效胰岛素、长效胰岛素制剂（包括长效胰岛素和长效胰岛素类似物）和预混胰岛素制剂（包括预混胰岛素和预混胰岛素类似物）。

推荐：

1. 超短效（速效）胰岛素类似物的吸收速率不受注射部位的影响，可在任何注射部位皮下注射。

2. 短效胰岛素在腹部皮下的吸收速度较快，因此其注射部位首选腹部。

3. 考虑到低血糖的风险，必须严格避免中效胰岛素和长效胰岛素的肌内注射。

4. 胰岛素在大腿和臀部的吸收速度较慢，因此基础胰岛素的首选注射部位是大腿和臀部。

5. 为降低夜间低血糖风险，单独使用中效胰岛素应尽量在睡前给药，避免在晚餐时给药。

6. 对于接受长效胰岛素皮下注射后进行运动的病人，必须给予低血糖警告。

7. 病人可在常见注射部位注射长效胰岛素类似物，并采用适当的技术防止肌内注射以避免严重低血糖的发生。

8. 早餐前注射常规的预混胰岛素制剂时，首选注射部位是腹部皮下，以加快常规（短效）胰岛素的吸收，便于控制早餐后血糖波动。

9. 晚餐前注射预混胰岛素制剂时，首选注射部位是臀部或大腿皮下，以延缓中效胰岛素的吸收，减少夜间低血糖的发生。

五、注射装置

1. 糖尿病药物注射工具

（1）糖尿病药物注射笔：胰岛素注射笔可分为胰岛素预充注射笔和笔芯可更换的胰岛素注射笔。

推荐：

①注射前，为保证药液通畅并消除针头死腔，确保至少一滴药液挂在针尖上。

②为了防止传染性疾病的传播，不能共用胰岛素笔、笔芯及药瓶，一人一笔。

③为防止空气或其他污染物进入笔芯和药液渗漏，影响剂量准确性，注射笔的针头在使用后应废弃，不得留在注射笔上。

④在完全按下拇指摁钮后，应在拔出针头前至少停留10s，从而确保药物全部被注入体内，同时防止药液渗漏。剂量较大时，有必要超过10s。

⑤注射笔用针头垂直完全刺入皮肤后，才能触碰拇指按钮。之后，应当沿注射笔轴心按压拇指按钮，不能倾斜按压。

（2）胰岛素专用注射器：严禁用胰岛素专用注射器抽取胰岛素笔芯。胰岛素专用注射器只能抽取瓶装胰岛素，绝对不可以抽取胰岛素笔芯。如果用胰岛素专用注射器抽取胰岛素笔芯内的胰岛素，有可能因为注射胰岛素剂量过大而发生严重的低血糖反应，是非常危险的。所以，瓶装胰岛素与笔芯胰岛素严禁混用。

（3）胰岛素专用注射器

推荐：

①抽取胰岛素前，先用注射器吸入体积与胰岛素剂量相当的空气，然后将空气注入胰岛素瓶内，从而使胰岛素更易抽取。

②若注射器内有气泡，可轻轻敲打注射器针筒使气泡积聚到注射器上部的药液表面，然后推动内塞排出气泡。

③与胰岛素注射笔不同，注射器内塞推压到位即可拔出，无须在皮下停留10s。

④注射器只能一次性使用。

（4）胰岛素泵：胰岛素泵是采用人工智能控制的胰岛素输入装置，模拟人体胰岛素的生理分泌。胰岛素泵在有效降低血糖的同时，能够精细调节夜间基础输注量，减少夜间低血糖的发生。此外，胰岛素泵能减少多次皮下注射给病人带来的痛苦，增加生活自由度，提高病人的依从性。

（5）无针注射器：目前临床可供选择的无针注射器有2种：一种是利用高压气流喷射原理，以喷雾的形式将胰岛素通过注射器的微孔快速注入皮下；另一种则是利用超声波作用于人体皮肤表面的角质层，从而形成一个可逆的"微通道"，从而将药液导入皮下。无针注射器注入的药液吸收较快，并且不需要针头，可消除针头注射引起的疼痛和恐惧感。其缺点是价格较高，拆洗安装过程较为复杂，且瘦弱的病人常可造成皮肤青肿。

2. 胰岛素笔用针头及其注射方法　选择针头长度需个体化，需考虑接受胰岛素笔注射病人的体型、胰岛素类型和生理特点。针头越短，安全性越高，通常耐受性更好。

临床可供选择的针头推荐：

（1）4mm针头应垂直刺入皮肤，进入皮下组织，肌内（或皮内）注射风险极小，是成人和儿童最安全的注射笔用针头，不分年龄、性别和体质指数（BMI）。

（2）注射时应避免按压皮肤出现凹陷，以防止针头刺入过深而达到肌肉组织。

（3）若使用6mm及以上的针头在上臂注射，必须捏皮。

（4）在四肢或脂肪较少的腹部注射时，为防止肌内注射，甚至在使用4mm和5mm针头时，可捏皮注射。使用6mm针头时，可采用捏皮或45°注射。

（5）儿童青少年和较瘦病人应使用4mm针头，需捏皮垂直进针。其他人群使用4mm针头注射，无须捏皮。

六、注射技术

注射技术在糖尿病药物注射治疗中扮演重要角色，涉及注射部位的选择和轮换、捏皮手法、注射角度的选择和注射器具的丢弃等多个方面。

1. 注射部位的选择　根据可操作性、神经及主要血管之间的距离、皮下组织的状况等，人体适合注射胰岛素的部位是腹部、大腿外侧、上臂外侧和臀部外上侧。

推荐：

（1）病人应于注射前检查注射部位。

（2）病人不可在皮下脂肪增生、炎症、水肿、溃疡或感染的部位注射。

（3）注射时，应保持注射部位的清洁。注射前应消毒注射部位。

（4）病人不可隔衣注射。

2. 捏皮　注射前，应逐一检查相应的注射部位，根据病人的体型、注射部位皮肤厚度及针头长度，以确定是否需要采用捏皮注射及注射角度。

推荐：

（1）所有病人在起始胰岛素治疗时就应掌握捏皮的正确方法。

（2）应当分别检查每个注射部位，并结合所用的针头长度，以决定是否需要捏皮。

（3）捏皮时力度不得过大导致皮肤发白或疼痛。

（4）不能用整只手来提捏皮肤，以避免将肌肉及皮下组织一同提起，见附图 A-1。

3. 进针角度　为保证将胰岛素注射至皮下组织，在不捏皮的情况下也可以 45°注射，以增加皮下组织的厚度，降低注射至肌肉的危险，见附图 A-2。不同长度针头进针角度及是否捏皮见附图 A-3。

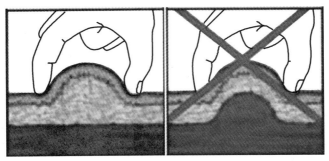

附图 A-1　正确（左）和错误（右）的捏皮方式

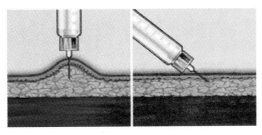

附图 A-2　捏皮注射时正确的注射角度（左），
不捏皮的情况下以 45°注射（右）

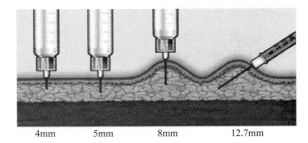

附图 A-3　不同长度针头进针角度及是否捏皮

4. 针头留置时间　在临床操作中发现，使用胰岛素笔注射拔针后，针头可能会发生漏液，使胰岛素利用度降低，从而影响血糖控制。注射后针尖所在的原部位药液吸收的速度会随着剂量的增加而减缓。延长针头留置时间可减少胰岛素漏液的现象。

推荐：

（1）使用胰岛素笔注射在完全按下拇指按钮后，应在拔出针头前至少停留 10s，从而确保药物全部被注入体内，同时防止药液渗漏。药物剂量较大时，有必要超过 10s。

（2）胰岛素专用注射器与胰岛素注射笔不同，注射完毕无须在皮下停留 10s 即可拔出。

5. 注射器材的规范废弃 使用后的注射器或注射笔用针头属于医疗锐器，处理废弃针头或注射器的最佳方法是将注射器或注射笔用针头套上外针帽后放入专用废弃容器内再丢弃。

6. 针头重复使用的危害 所有型号一次性注射笔用针头仅限一次性使用，在完成注射后应立即卸下，当病人自我注射时，套上外针帽后废弃，而不应留置在胰岛素笔上。

推荐：

（1）注射笔用针头应一次性使用。

（2）应告知病人针头重复使用和脂肪增生之间及重复使用与疼痛及出血之间的相关性。

七、胰岛素注射相关问题

1. 胰岛素的储存 未开封的胰岛素（包括瓶装胰岛素、胰岛素笔芯和胰岛素预充注射笔）应储藏在 2 ~ 8℃的环境中，避免冷冻和阳光直射，防止反复振荡。研究表明，已开封的胰岛素可室温保存，在28d内使用是无菌的，但随存放时间延长，药物效价下降，因此应减少药液开启后的存放时间。

推荐：

（1）已开封的瓶装胰岛素或胰岛素笔芯可在室温下保存期为开启后1个月内或按照生产厂家说明书储存，且不可超过保质期。

（2）未开封的瓶装胰岛素或胰岛素笔芯应储存在 2 ~ 8℃的环境中，切勿冷冻。

（3）避免受热或阳光照射，防止振荡。

（4）培训病人，在抽取胰岛素之前，先确认是否存在结晶体、浮游物或颜色变化等异常现象。

2. 胰岛素的混匀 预混胰岛素为云雾状的混悬液，在注射前须摇晃混匀，若混匀不充分易造成胰岛素注射浓度不稳定，不利于血糖的平稳控制。

推荐：

（1）翻转是指将注射笔或笔芯上下充分颠倒，滚动是指在手掌之间的水平旋转。在室温下5s内双手水平滚动胰岛素笔芯10次，然后10s内上下翻转10次。

（2）每次滚动和翻转后，肉眼检查确认胰岛素混悬液是否充分混匀，如果笔芯中仍然有晶状物存在，则重复操作。

（3）应当避免剧烈摇晃，这会产生气泡，降低给药剂量的准确性。胰岛素应避免高温、光照或剧烈晃动。

（4）请检查笔芯中至少剩余12个单位的胰岛素，以保证充分混匀。如果剩余量少于12个单位，请更换新笔芯。

3. 胰岛素漏液 因注射胰岛素而导致的漏液有三种类型：

（1）由于针头和胰岛素笔芯之间密封不良导致药液从注射笔漏出。

（2）针尖漏液：因为未正确按压拇指按钮或因为针头过快从注射部位拔出。

（3）皮肤漏液（反流或逆流出注射部位)：因过快拔出针头或某些其他原因（肥胖病人)。

八、注射部位规范检查三要素

1. 根据使用的胰岛素种类选择相应的注射部位推荐 使用短效胰岛素或与中效混合的胰岛素时，优先考虑的注射部位是腹部。对于中长效胰岛素，例如睡前注射的中效胰岛素，最合适的注射部位是臀部或大腿。

2. 定期检查注射部位

推荐：每次注射前检查注射部位，判断并避开出现疼痛、皮肤凹陷、皮肤硬结、出血、瘀斑、感染的部位。如果发现皮肤硬结，应确认硬结部位及大小，避开硬结注射。

3. 定期轮换注射部位

推荐：每天同一时间注射同一部位。每周左右轮换注射部位。每次注射点应与上次注射点至少相距 1cm。避免在 1 个月内重复使用同一注射点。

第三节　糖尿病与中医药

古人所述消渴病，多以"三多一少"为主要表现，以阴虚为本，燥热为标主论，采用上、中、下三消辨证。而现代，糖尿病多以肥胖为特征。

糖尿病中医称为糖络病，分为脾瘅（肥胖型）和消瘅（消瘦型）两大类型，脾瘅多以过食肥甘、久坐少动为始动因素，以中满内热为核心病机，包括大部分的 2 型糖尿病；消瘅多以脏腑柔弱、情志怫郁或卫分郁热为始动因素，以气分热盛为核心病机，包括 1 型糖尿病及部分 2 型糖尿病转为消渴者。糖尿病全程分为郁、热、虚、损四个自然演变分期。郁阶段多见于糖尿病前期，热阶段多见于糖尿病的早期，虚阶段多见于糖尿病的中期，损阶段多见于糖尿病晚期。在分类分期基础上，根据不同阶段的核心病机进行分型论治，具体可参照《糖尿病中医防治标准（草案）》及《糖尿病中医药临床循证实践指南》，见图 8-2。

近 10 余年来中医、中药在糖尿病的研究方面逐渐规范化、系统化，研究者分别针对糖尿病前期、糖尿病期以及糖尿病并发症开展了系列循证研究，获得了一些临床证据，为 2 型糖尿病的防治提供更多的选择。但中医药的长期治疗是否可减少糖尿病慢性并发症发生的风险和中医药的长期应用的安全性有待于进一步研究及评估。

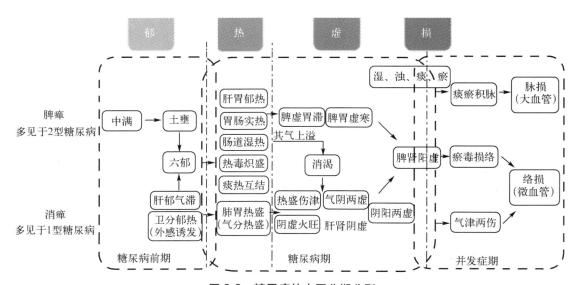

图 8-2　糖尿病的中医分期分型

一、治疗建议

1.2 型糖尿病前期气阴两虚证，建议在生活方式干预的基础上，联合口服天芪降糖胶囊。

2.2 型糖尿病气阴两虚证，在单独应用二甲双胍疗效不佳的基础上，建议加用口服津力达颗粒。

3.2 型糖尿病早中期肠道湿热证，建议口服葛根芩连汤。

4.2 型糖尿病早中期肝胃郁热证，建议口服大柴胡汤加减。

二、糖尿病前期治疗的循证证据

随机、双盲、多中心、安慰剂平行对照的 REDUCES 研究，纳入 IGT 病人 420 例，在生活方式干预基础上，联合服用天芪降糖胶囊 12 个月，可降低糖尿病发生风险 32.1%。

三、糖尿病治疗的循证证据

在针对 192 例 2 型糖尿病，稳定服用二甲双胍血糖仍不达标病人的多中心、随机双盲、平行对照临床研究中，二甲双胍联合应用津力达颗粒使用 3 个月可使 HbA_{1c} 降低 0.92%，空腹血糖降低 1.34mmol/L，改善胰岛素抵抗，提高胰岛素敏感性及 B 细胞功能指数，并明显改善口渴乏力等症状。

在针对 224 例初发 2 型糖尿病病人的多中心、随机、双盲、剂量平行对照临床研究中，中医经典名方葛根芩连汤高中剂量组治疗 3 个月可显著降低病人血糖，并能够改善病人菌群结构及数量，增加肠道有益菌，降低有害菌。

在针对 480 例初发 2 型糖尿病（肝胃郁热证）病人的多中心、随机双盲、安慰剂平行对照临床研究中，大柴胡汤加减方（糖敏灵丸）干预 12 周后，HbA_{1c} 可降低 1.03%，空腹血糖降低 0.8mmol/L、餐后 2h 血糖降低 2.70mmol/L，显著降低病人体重、BMI 及腰围，明显改善病人口苦、咽干、便秘、胸腹满闷症状。

此外，在糖尿病视网膜病变治疗的研究中见到：①在 223 例多中心、随机、双盲、剂量平行对照临床研究中，复方丹参滴丸使用 24 周可显著改善早期糖尿病视网膜病变病人的眼底荧光血管造影结果和眼底改变。②在 360 例早期糖尿病视网膜病变多中心随机对照研究中，应用中药芪明颗粒干预 12 周能够改善视网膜血循环，减轻视网膜缺血损伤。

第 9 章

糖尿病急性并发症诊断与治疗

第一节　糖尿病酮症酸中毒

一、基本概念

糖尿病酮症酸中毒（diabeticketoacidosis，DKA）：是由于胰岛素严重缺乏和升糖激素不适当升高引起的糖、脂肪和蛋白代谢严重紊乱综合征，临床以高血糖、高血清酮体和代谢性酸中毒为主要表现。

二、诱因

1 型糖尿病病人有自发 DKA 倾向；2 型糖尿病病人亦可发生 DKA。常见诱因有以下几种。

1. **胰岛素剂量不足或中断治疗**　如突然中断胰岛素治疗、胰岛素不适当减量、胰岛素失效等。

2. **各种感染**　尤其是 2 型糖尿病伴急性严重感染如败血症、肺炎、化脓性皮肤感染、胃肠道感染、急性胰腺炎、胆囊胆管炎、腹膜炎等，且以冬春季发病率较高。

3. **饮食失控**　饮食不当、暴饮暴食、进食大量高糖、高脂饮食，酗酒或呕吐、腹泻等，均可加重代谢紊乱而诱发糖尿病酮症酸中毒。

4. **肠道疾病**　尤其是伴有严重呕吐、腹泻、厌食、高热等导致严重失水或进食不足时，如果胰岛素应用不当更容易发生。

5. **精神因素**　如精神创伤，过度激动或劳累。

6. **应激**　如外伤、手术、麻醉、急性心肌梗死、心力衰竭、甲状腺功能亢进症、肾上腺皮质激素治疗。

7. **其他**　妊娠和分娩。

三、临床表现

DKA 分为轻度、中度和重度。仅有酮症而无酸中毒称为糖尿病酮症；轻、中度除酮症外，还有轻至中度酸中毒；重度是指酸中毒伴意识障碍（DKA 昏迷），或虽无意识障碍，但血清碳酸氢根低于 10mmol/L。

DKA 常呈急性发病。在 DKA 发病前数天可有多尿、烦渴多饮和乏力症状的加重，失代偿阶段出现食欲缺乏、恶心、呕吐、腹痛，常伴头痛、烦躁、嗜睡等症状，呼吸深快，呼气中有烂苹果味（丙酮气味）；病情进一步发展，出现严重失水现象，尿量减少、皮肤黏膜干燥、眼球下陷、脉快而弱，血压下降、四肢厥冷；到晚期，各种反射迟钝甚至消失，终至昏迷。

四、化验检查

1. 血糖　DKA 时血糖多为 16.7 ～ 33.3mmol/L。

2. 尿酮　呈阳性、尿糖呈强阳性。

3. 血清酮体　阳性。

4. 血气分析　血浆 CO_2 结合力降低，CO_2 分压降低，血浆 pH 轻度 7.25 ～ 7.30、中度 7.00 ～ 7.25、重度 < 7.00。若怀疑合并感染还应进行血、尿和咽部的细菌培养。

五、诊断

如血清酮体升高或尿糖和酮体阳性伴血糖增高，血 pH 和（或）二氧化碳结合力降低，无论有无糖尿病病史，都可诊断为 DKA。

六、治疗

DKA 的治疗原则为尽快补液以恢复血容量、纠正失水状态，降低血糖，纠正电解质及酸碱平衡失调，同时积极寻找和消除诱因，防治并发症，降低病死率。对单有酮症者，需适当补充液体和胰岛素治疗，直到酮体消失。DKA 应按以下方法积极治疗。

1. 补液　输液是抢救 DKA 的首要和关键措施。只有在组织灌注得到改善后，胰岛素的生物效应才能充分发挥。补液基本原则为"先快后慢，先盐后糖"。第 1 个小时输入生理盐水，速度为 15 ～ 20ml/（kg·h）（一般成人 1.0 ～ 1.5L）。随后补液速度取决于脱水程度、电解质水平、尿量等。要在第 1 个 24h 内补足预估的液体丢失量，补液治疗是否奏效，要看血流动力学（如血压）、出入量、实验室指标及临床表现。对有心、肾功能不全者，在补液过程中要监测血浆渗透压，并经常对病人心脏、肾脏、神经系统状况进行评估以防止补液过多。如治疗前已有低血压或休克，应输入胶体溶液并进行抗体克处理。鼓励病人喝水，昏迷病人可分次少量管饲温开水。

2. 小剂量胰岛素治疗　即每小时每千克体重 0.1U 的短效胰岛素加入生理盐水中持续静脉滴注或静脉泵入，以达到血糖快速、稳定下降而又不易发生低血糖反应的效果，同时还能抑制脂肪分解和酮体产生。每 1 ～ 2 小时复查血糖，根据血糖情况调节胰岛素剂量。当血糖降至 13.9mmol/L 时，改输 5% 葡萄糖液并加入短效胰岛素，调整胰岛素输入量至 0.05 ～ 0.10U/（kg·h），此时仍需 4 ～ 6h 复查血糖。尿酮体消失后，根据病人尿糖、血糖及进食情况调节胰岛素剂量或改为每 4 ～ 6 小时皮下注射胰岛素 1 次，待病情稳定后再恢复平时的治疗。

3. 纠正电解质及酸碱平衡失调　根据治疗前血钾水平及尿量决定补钾时机、补钾量及速度。

（1）治疗前已有严重低钾血症应立即补钾，当血钾升至 3.5mmol/L 时再开始胰岛素治疗；在开始治疗后，病人每小时尿量在 40ml 以上，血钾低于 5.2mmol/L 即可静脉补钾，在整个过程中需定时监测血钾水平，并结合心电图、尿量，调整补钾量和速度。病情恢复后，仍需继续口服补钾数天。

（2）轻、中度酸中毒经充分静脉补液及胰岛素治疗后可纠正，无须补碱。但严重的代谢性酸中毒容易引起心肌受损、脑血管扩张、胃肠道症状以及昏迷等严重并发症。pH ＜ 7.0 的病人考虑适当补碱治疗。每 2 小时测定一次血 pH，使其维持在 7.0 以上。治疗中应加强复查动脉血气情况，防止补碱过量。

4. 防治诱因和处理并发症　包括休克、严重感染、心力衰竭、心律失常、肾衰竭、脑水肿、急性胃扩张等。

5. 预防　我国研究指出当随机血糖超过 19.05mmol/L（血清酮体 ≥ 3mmol/L）时，可预警 DKA。

七、护理要点

1. 确诊为糖尿病酮症酸中毒后，病人需要绝对卧床休息，护士应立即配合医生进行抢救。

2. 快速建立双静脉通路，准确执行医嘱，按时巡视输液速度及通畅与否，保证输液按时按量输入。一般输液速度应先快后慢，在输液时注意观察病人血压、心率、每小时尿量和周围循环状况。

3. 遵医嘱给予短效胰岛素静脉滴注。小剂量胰岛素应用时注意抽吸剂量要准确，每 1 ～ 2 小时监测血糖，以减少低血糖的发生。

4. 观察病情，严密观察病人的生命体征、神志、瞳孔、皮肤弹性；多饮多尿、恶心、呕吐及腹痛情况的改善情况；准确记录 24h 出入量。

5. 护士常巡视，保证输液按时按量准确输入，是抢救成功的关键，避免翻身等动作造成液体阻塞。

6. 协助做好血糖、尿糖、尿酮体、电解质、血酮体及血气分析的测定。

7. 饮食护理：昏迷期禁食，待病人清醒后改糖尿病半流质或糖尿病饮食，鼓励其多饮水。

8. 预防感染：做好口腔、会阴及皮肤护理，保持皮肤清洁，预防压疮及继发感染。

9. 安全防护：对于伴有意识障碍的病人，要加床挡、约束带予以保护，还应避免抓伤，自行拔出各种管道及坠床等意外不良事件的发生。

10. 做好健康指导，防止不良诱因，如休克、严重感染、心力衰竭、心律失常、脑水肿和肾衰竭。

第二节　高血糖高渗状态

一、基本概念

高血糖高渗状态是糖尿病的严重急性并发症之一，临床以严重高血糖而无明显酮症酸中毒、血浆渗透压显著升高、脱水和意识障碍为特征。

二、诱因

常见诱因有：感染、急性胃肠炎、胰腺炎、脑卒中、严重肾脏疾病、血液或腹膜透析、静脉内高营养、不合理限制水分以及某些药物如糖皮质激素、免疫抑制剂，噻嗪类利尿药物的应用等；少数因病程早期未确诊糖尿病而输入葡萄糖液，或因口渴而大量饮用含糖饮料等诱发。

三、临床表现

HHS 起病隐匿，一般从开始发病到出现意识障碍需要 1～2 周偶尔急性起病，30%～40% 发病前无糖尿病病史。常先有多尿、多饮，但多食不明显，或反而食欲缺乏；失水随病程进展逐渐加重。主要表现为脱水和神经系统两组症状和体征。通常病人血浆渗透压＞320mOsm/L 时，即可出现神经症状，如淡漠、嗜睡等；当血浆渗透压＞350mOsm/L 时，可出现定向力障碍、幻觉、上肢拍击样粗震颤、癫痫样发作、偏瘫、偏盲、失语、视觉障碍、昏迷和阳性病理征。

四、化验检查

1. *血糖*　明显升高，多在 33.3mmol/L 以上。
2. *血钠*　多升高，可达 155mmol/L 以上。
3. *血浆渗透压*　显著增高是 HHS 的重要特征和诊断依据，一般在 320mOsm/L 以上。
4. *尿*　尿比重较高，尿糖呈强阳性，尿酮体阴性或弱阳性，常伴有蛋白尿和管型尿。
5. *血酮体*　正常或略高。

五、诊断

1. HHS 的实验室诊断参考标准是：血糖 ≥ 33.3mmol/L。
2. 有效血浆渗透压 ≥ 320mOsm/L。
3. 血清 HCO_3^- ≥ 18mmol/L 或动脉血 pH ≥ 7.3。
4. 尿糖呈强阳性，而血清酮体及尿酮体阴性或弱阳性。
5. 阴离子间隙 ＜ 12mmol/L。

六、治疗

1. *补液*　治疗基本同 DKA。严重失水时，24h 补液量可达到 100～200ml/kg。病情许可时，建议配合管饲或口服温开水，每 2 小时 1 次，每次 200ml。当血糖降至 16.7mmol/L 时，即可改用 5% 葡萄糖溶液直到血糖得到控制。

2. *胰岛素治疗*　当单纯补液后血糖仍大于 16.7mmol/L 时，开始应用胰岛素治疗。使用原则与治疗 DKA 大致相同，以 0.1U/（kg·h）持续静脉输注。当血糖降至 16.7mmol/L 时，应减慢胰岛素的滴注速度至 0.02～0.05U/（kg·h），同时续以葡萄糖溶液治疗，并不断调整胰岛素用量和葡萄糖浓度，使血糖维持在 13.9～16.7mmol/L，直至 HHS 高血糖危象的表现消失。

3. 补钾　HHS 病人总体钾是缺失的，补钾原则与 DKA 相同。

4. 抗凝治疗　HHS 病人发生静脉血栓的风险显著高于 DKA 病人，高钠血症及抗利尿激素分泌的增多可促进血栓形成。除非有禁忌证，建议病人住院期间接受低分子肝素的预防性抗凝治疗。

5. 连续性肾脏代替治疗（CRRT）　早期给予 CRRT 治疗，能有效减少并发症的出现，减少住院时间，降低病人病死率，其机制为 CRRT 可以平稳有效地补充水分和降低血浆渗透压。另外，CRRT 可清除循环中的炎性介质、内毒素，减少多器官功能性障碍综合征（MODS）等严重并发症的发生。但 CRRT 治疗 HHS 仍是相对较新的治疗方案，还需要更多的研究以明确 CRRT 的治疗预后。

6. 其他治疗　包括去除诱因，纠正休克，防治低血糖和脑水肿、预防足部压疮等。

七、护理要点

1. 快速建立双静脉通路，由于大多数为老年病人，静脉补液速度和量会影响病人的心功能，而严重影响预后，因此要根据病人的年龄、心血管情况、血压、血糖、电解质、血浆渗透压、尿量随时调整补液速度和量。

2. 生命体征观察：本病病情危重，多数病人入院时处于昏迷或嗜睡状态，应密切观察神志、瞳孔、体温、脉搏、呼吸、血压变化，并做记录。

3. 尿量和皮肤的观察：脱水是此病的主要表现，病人由于脱水尿量减少、色深，甚至短期内无尿，皮肤由于干燥缺乏弹性，因此要准确记录为每小时补液量提供可靠依据。

4. 安全防护：对于伴有意识障碍的病人，要加床挡、约束带予以保护，还应避免抓伤，自行拔出各种管道及坠床等意外不良事件的发生。

5. 做好基础护理，防止并发症的发生。

6. 做好健康指导，防止不良诱因。

第三节　低血糖识别和预防

几乎所有的糖尿病病人均有低血糖的经历。低血糖可致不适甚至生命危险，也是血糖达标的主要障碍，应引起特别注意。

低血糖不仅给糖尿病病人带来一种痛苦的经历，还阻碍了糖尿病病人血糖的良好控制，而且反复发作的低血糖还会损伤脑组织。因此，如何预防低血糖以及发生低血糖后应该如何处理应该是每一位医务人员应具备的知识。

一、低血糖诊断标准、原因、分层、症状

（一）低血糖诊断标准

低血糖的诊断标准：中国 2 型糖尿病防治指南 2017 年版中对于非糖尿病病人来说，低血糖的诊断标准为血糖＜ 2.8mmol/L，而接受药物治疗的糖尿病病人只要血糖水平

≤ 3.9mmol/L 就已经属于低血糖的范畴，婴儿和儿童诊断标准为 < 2.22mmol/L（40mg/dl）。为什么糖尿病病人的低血糖诊断标准高于非糖尿病病人？糖尿病病人常伴有自主神经功能障碍，影响机体对低血糖的反馈调节能力，增加了发生严重低血糖的风险。同时，低血糖也可能诱发或加重病人自主神经功能障碍，形成恶性循环。所以对于使用降糖药物的病人而言，低血糖的诊断标准要高于正常人，以便及时发现和处理低血糖。

（二）低血糖的原因

1. 降糖药物应用过量或未根据血糖变化及时调整。

2. 因各种原因导致未及时进餐或进食量减少时未相应调整降糖方案。

3. 活动量明显增加未相应加餐或减少降糖药物用量。

4. 注射预混胰岛素未充分摇匀，导致注射比例不当，导致血糖波动大。

5. 在胰岛素作用达到高峰之前没有按时进餐或加餐。

6. 情绪变化，情绪从紧张转为轻松愉快时测得血糖数值也会由高到低发生变化。

7. 出现酮症后，胰岛素量增加，而进食量减少。

（三）低血糖的分层

1. 血糖警惕值　血糖 ≤ 3.9mmol/L，需要服用速效糖类和调整降糖方案剂量。

2. 临床显著低血糖　血糖 < 3.0mmol/L，提示有严重的、临床上有重要意义的低血糖。

3. 严重低血糖　没有特定血糖界限，伴有严重认知功能障碍且需要其他措施帮助恢复的低血糖。

（四）低血糖的症状

按临床症状和对人体危害的程度分级，低血糖反应可分为轻、中、重三个等级。

1. 轻度　仅有饥饿感，有时可伴一过性出汗、略感心悸，无须处理，可自行缓解。

2. 中度　心悸、出汗、饥饿感明显，有时可发生手抖、头晕，需补充含糖食物方可纠正。

3. 重度　是在中度低血糖症状的基础上出现中枢神经表现，如嗜睡、意识（认人、认方向）障碍、谵妄、甚至昏迷，如有自主神经功能受损者，可无任何心悸、饥饿等前趋症状，直接发生意识障碍。

出现上述类似症状的糖尿病病人应及时检测血糖水平，确认低血糖是否存在。

二、低血糖的危害

低血糖的症状表现多种多样，当病人出现饥饿感、心慌、手抖、出虚汗、面色苍白、头晕、软弱无力等低血糖的典型症状时，很容易被识别。当病人出现性格改变、行为异常等低血糖不典型症状或发生无症状低血糖时不易被察觉，有些病人因此而错过了最佳的抢救时机，甚至危及生命。一次严重低血糖带来的危害，可能会抵消一生维持血糖在正常范围内带来的益处。

一旦发生低血糖，而又不及时处理将会导致严重的后果，低血糖可能带来的危害包括以下几方面。

1. 造成脑细胞的损害　由于脑组织的能量代谢全部依靠血液中的葡萄糖供能，脑组织储存的葡萄糖非常有限，仅够维持 5 ～ 10min 脑细胞功能，因此，当发生低血糖时，血液中的葡萄糖减少，当然进入脑组织的葡萄糖也就减少了，这种情况下脑组织非常容易受伤害，而如果低血糖昏迷持续 6h 以上的话，脑细胞将受到严重的伤害，可导致痴呆，甚至死亡，即使在治疗后也脑组织也不能恢复到正常了。

不管机制和过程如何，低血糖可以诱发脑血管事件是不争的事实。从横向来看，低血糖时间越长神经系统的损伤越不可逆，虽然与脑梗死的机制并不尽相同，但结局都是神经元的水肿坏死。从纵向来看，低血糖反复的次数越多，脑梗死的可能性就越高。这两者既有时间上的关联又有从量变到质变的属性。

2. 影响心脏的功能　出现心律失常、心绞痛或发生急性心肌梗死等。低血糖可造成脑细胞损害。可导致痴呆，甚至死亡。

3. 其他方面　低血糖显著减少玻璃体中的葡萄糖水平加剧缺血视网膜的损伤。严重低血糖可出现眼压突然下降，引起动脉破裂、出血。

急性低血糖减少约 22% 的肾血流，降低 19% 肾小球滤过率，加剧肾脏损害，低血糖的程度和危险因素的多少还影响慢性肾衰竭病人的死亡率。

低血糖的负面情绪是指对低血糖的恐惧，焦虑，以及应激反应。可以说它几乎影响了生活中的各个方面，其结果就是进一步加重自主神经衰竭。

三、低血糖的处理

如有低血糖症状，应及时测定血糖，以确认是否为低血糖，常用快速血糖测定仪检测，只要操作正确，误差不会很大。发生低血糖后需处理的问题包括两个方面：

1. 尽快终止低血糖反应，终止低血糖反应的有效措施是使血糖尽快恢复正常，即补充含糖食品。如经口补充，此时需进食的是吸收快的含糖食品，如含糖（蔗糖、葡萄糖、果糖）饮料 50 ～ 100ml/ 糖果 2 ～ 3 块 / 饼干 2 ～ 3 块 / 点心、馒头 25 ～ 50g 等。注意口服拜糖平类药物的病人发生低血糖时要直接用葡萄糖纠正低血糖，而不宜食用饼干、馒头等。

有意识障碍者或口服食品受限者应尽快静脉输入葡萄糖液体，如为低血糖所致意识障碍，可在静脉推注葡萄糖液后清醒。再严重者还需要使用胰高糖素、糖皮质激素等。监测随后的血糖变化，15 ～ 30min 复查血糖。

2. 纠正低血糖状态后，查明低血糖发生的原因，以便确认是否需要调整降糖药或胰岛素用量，防止复发。药物过量引起的低血糖（尤其在肾功能不全、注射长效胰岛素或优降糖等长效口服糖药物时）应当监测血糖 2 ～ 3d，以防低血糖反复发生低血糖后也不可过多的食用糖类食物和糖，以免低血糖后的高血糖发生。

熟练掌握低血糖急救流程图 [中国 2 型糖尿病防治指南（2017 年版）]，见图 9-1。

四、低血糖预防的健康教育

（一）低血糖的预防

如果频繁发生低血糖，要跟医生沟通，及时调整治疗方案；指导病人定时定量进餐，如果进餐量减少应遵医嘱相应减少药物剂量，有可能误餐时提前做好准备；限制酒精摄入，

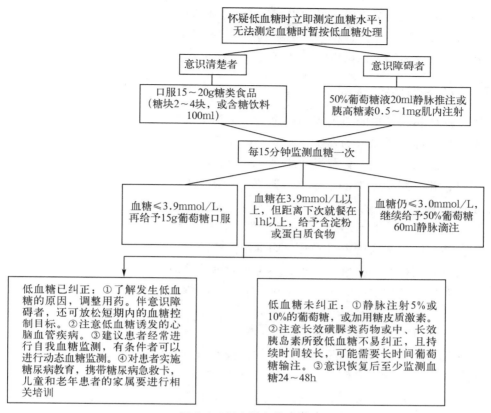

图 9-1　低血糖急救流程

杜绝空腹饮酒。

（二）运动中低血糖的预防

运动会促进血糖下降，糖尿病病人要合理安排运动量。尽可能在饭后 1 ～ 2h 后进行运动，因为这时血糖较高，不易发生低血糖，不要在空腹时运动。

1. 有条件的，可在运动前用血糖仪测血糖，以便了解不同的运动形式和运动量可降低血糖以及降糖的程度。

2. 外出运动时，应随身携带"低血糖急救卡"和高糖食物。

3. 从容应对于运动时出现的低血糖：立即停止运动；镇静、放松，坐下或躺下休息，以减少能量的消耗；尽快在短时间内补充含糖的食物或饮料，如没有带含糖的食物，应及时向他人求助，请其按"急救卡"上的联系方式帮您联系家人。

（三）夜间低血糖的家庭急救

1. 糖尿病病人夜间低血糖多发生于熟睡时，一般凌晨 1 ～ 3 时多见病人主要症状头晕、出汗多、全身发抖，甚至手足抽搐或昏迷，如未及时发现就会危及生命。

2. 家属一旦碰到这种情况，首先要冷静，如果病人还没有昏迷，给病人吃些糖果或葡萄糖水适量，同时给予快速检测血糖，做到"心中有数"。如果已经昏迷，请马上送医院。

3. 经过处理，多数病人低血糖症状可自行缓解，有条件者也可在床边静脉注射 50%

葡萄糖 20 ～ 30ml，以快速纠正低血糖严重症状，然后急送附近医院进一步治疗。低血糖是糖尿病病人长期维持正常血糖水平的制约因素，严重低血糖发作会给病人带来巨大危害。预防和及时治疗低血糖可以帮助病人达到最适血糖水平，延缓并减少并发症的发生。

五、与药物相关的诱因

口服降糖药和胰岛素的使用不当或过量使用都会诱发低血糖；进食较少，降糖药物没有及时调整也会导致低血糖的发生；有些药物与降糖药物有协同作用，一旦同服用时降低血糖的作用会加强，如果没有考虑到这一点时，低血糖就有可能悄悄的发生了。

1. **阿司匹林** 阿司匹林的羟基具有降低血糖的作用，与降糖药物可能产生协同作用，容易导致低血糖。

2. **β 受体阻滞剂（普萘洛尔）、血管紧张素转化酶抑制剂** 糖尿病合并高血压病人经常使用 β 受体拮抗剂和血管紧张素转化酶抑制剂类药物。美托洛尔（倍他乐克）等 β 受体拮抗剂通过抑制肝糖原的分解，促进外周组织对糖的摄取导致病人出现低血糖症状，卡托普利等血管紧张素转化酶抑制剂类药物可以通过影响糖的代谢过程进而使病人容易出现低血糖。

3. **抗凝血药（双香豆素）** 如病人在服用磺脲类降糖药同时服用双香豆素类抗凝血药，双香豆素类抗凝血药具有抑制药物代谢酶从而抑制磺脲类药物代谢的作用，导致其在病人血液中大量聚积，加强降血糖作用，最终可能使病人出现低血糖症状，所以糖尿病病人同时服用抗凝血药物时一定要严格监测血糖水平，以防低血糖症状出现。

4. **复方磺胺甲噁唑** 同时服用磺胺类抗菌药物磺胺类抗菌药物是临床上常用的一类抗菌药，其结构与磺脲类降糖药非常相似，所以磺胺类抗菌药物很容易促进胰岛素的分泌，进而起到降低血糖的作用，同时该类药物又可以抑制磺脲类降糖药物的代谢，可导致低血糖，所以糖尿病病人在服用磺脲类降糖药物时一定要注意监测血糖水平。

5. **雌激素、黄体酮和口服避孕药** 育龄妇女在应用雌激素、黄体酮和口服避孕药时，会导致降糖药物疗效降低。如在降糖治疗的同时，还同时服用上述药物，应密切监测血糖。

第 10 章

糖尿病慢性并发症诊断与治疗

第一节 糖尿病肾病防治

糖尿病肾病是指由糖尿病所致的 CKD。我国有 20%～40% 的糖尿病患者合并糖尿病肾病，现已成为 CKD 和终末期肾病的主要原因。糖尿病肾病的危险因素包括年龄、病程、血压、肥胖（尤其是腹型肥胖）、血脂、尿酸、环境污染物等。诊断主要依赖于尿白蛋白和 eGFR 水平，治疗强调以降糖和降压为基础的综合治疗，规律随访和适时转诊可改善糖尿病肾病预后。

一、筛查

确诊 2 型糖尿病后每年应至少进行一次肾脏病变筛查，包括尿常规、尿白蛋白 / 肌酐比值（UACR）和血肌酐（计算 eGFR）。这种筛查方式有助于发现早期肾脏损伤，并鉴别其他一些常见的非糖尿病性肾病。1 型糖尿病患者一般 5 年后才会发生糖尿病肾病，2 型糖尿病患者在诊断时即可伴有糖尿病肾病。成本效益分析显示在我国新诊断的 2 型糖尿病中进行糖尿病肾病筛查可节省医疗费用。有研究显示我国早发 2 型糖尿病（即 40 岁之前诊断）患糖尿病肾病的风险显著高于晚发 2 型糖尿病。

二、诊断

糖尿病肾病通常是根据 UACR 增高或 eGFR 下降、同时排除其他 CKD 而做出的临床诊断。以下情况应考虑非糖尿病肾病并及时转诊至肾脏专科：活动性尿沉渣异常（血尿、蛋白尿伴血尿、管型尿）、短期内 eGFR 迅速下降、不伴视网膜病变（特别是 1 型糖尿病）、短期内 UACR 迅速增高或肾病综合征。值得注意的是，视网膜病变并非诊断 2 型糖尿病患者糖尿病肾病的必备条件。病理诊断为糖尿病肾病的金标准，病因难以鉴别时可行肾穿刺病理检查，但不推荐糖尿病患者常规行肾脏穿刺活检。

推荐采用随机尿测定 UACR。24h 尿白蛋白定量与 UACR 诊断价值相当，但前者操作较为烦琐。随机尿 UACR ≥ 30mg/g 为尿白蛋白排泄增加。在 3～6 个月重复检查 UACR，3 次中有 2 次尿蛋白排泄增加，排除感染等其他因素即可诊断白蛋白尿。临床上常将 UACR 30～300mg/g 称为微量白蛋白尿，UACR > 300mg/g 称为大量白蛋白尿。UACR 升高与 eGFR 下降、心血管事件、死亡风险增加密切相关。UACR 测定存在较多影响因素，如感染、发热、显著高血糖、显著高血压、24h 内运动、心力衰竭、月经等，结果分析时应考虑这些因素。

推荐检测血清肌酐，使用 MDRD 或 CKD-EPI 公式计算 eGFR。当患者 eGFR < 60ml/（min • 1.73m²）时，可诊断为 GFR 下降。eGFR 下降与心血管疾病、死亡风险增加密切相关。近期来自中国的研究显示轻度的 eGFR 下降即可增加心血管疾病风险。糖尿病肾病诊断确定后，应根据 eGFR 进一步判断 CKD 严重程度，见表 10-1。

表 10-1　慢性肾脏病（CKD）分期 [中国 2 型糖尿病防治指南（2017 年版）]

CKD 分期	肾脏损害程度	eGFR[ml/（min • 1.73m²）]
1 期（G1）	肾脏损伤伴 eGFR 正常 [a]	≥ 90
2 期（G2）	肾脏损伤伴 eGFR 轻度下降 [a]	60 ～ 89
3a 期（G3a）	eGFR 轻中度下降	45 ～ 59
3b 期（G3b）	eGFR 中重度下降	30 ～ 44
4 期（G4）	eGFR 重度下降	15 ～ 29
5 期（G5）	肾衰竭	< 15 或透析

注：eGFR. 预估肾小球滤过率；[a] 肾脏损伤定义：白蛋白尿（UACR ≥ 30mg/g），或病理、尿液、血液或影像学检查异常

三、治疗

（一）改变不良生活方式

如合理控制体重、糖尿病饮食、戒烟及适当运动等。

（二）营养

推荐蛋白摄入量约 0.8g/(kg•d)，过高的蛋白摄入 [如 > 1.3g/(kg•d)] 与蛋白尿升高、肾功能下降、心血管及死亡风险增加有关，低于 0.8g/（kg • d）的蛋白摄入并不能延缓糖尿病肾病进展，已开始透析患者蛋白摄入量可适当增加。我国 2 型糖尿病伴白蛋白尿患者维生素 D 水平较低，补充维生素 D 或激活维生素 D 受体可降低 UACR，但能否延缓糖尿病肾病进展尚有争议。蛋白质来源应以优质动物蛋白为主，必要时可补充复方 α-酮酸制剂。

（三）控制血糖

有效的降糖治疗可延缓糖尿病肾病的发生和进展，推荐所有糖尿病肾病患者进行合理的降糖治疗。有研究显示，SGLT2 抑制剂有降糖之外的肾脏保护作用，GLP-1 受体激动剂亦可能延缓糖尿病肾病进展。部分口服降糖药物需要根据肾脏损害程度相应调整剂量。肾功能不全的患者可优选从肾脏排泄较少的降糖药，严重肾功能不全患者宜采用胰岛素治疗。

（四）控制血压

合理的降压治疗可延缓糖尿病肾病的发生和进展，推荐 > 18 岁的非妊娠糖尿病患者血压应控制在 140/90mmHg 以下。对伴有白蛋白尿的患者，血压控制在 130/80mmHg 以下可能获益更多。舒张压不宜低于 70mmHg，老年患者舒张压不宜低于 60mmHg。

对糖尿病伴高血压且 UACR > 300mg/g 或 eGFR < 60ml/（min • 1.73m²）的患者，强

烈推荐 ACEI 或 ARB 类药物治疗。对于这类患者, ACEI/ARB 类药物不仅减少心血管事件,而且延缓肾病进展,包括终末期肾病的发生。

对伴高血压且 UACR30 ～ 300mg/g 的糖尿病患者,推荐首选 ACEI 或 ARB 类药物治疗。对于这些患者, ACEI/ARB 类药物可延缓蛋白尿进展和减少心血管事件,但减少终末期肾病发生的证据不足。

对不伴高血压但 UACR ≥ 30mg/g 的糖尿病患者,使用 ACEI 或 ARB 类药物可延缓蛋白尿进展,但尚无证据显示 ACEI/ARB 可带来肾脏终点事件(如终末期肾病)获益。

有研究显示双倍剂量 ACEI/ARB 类药物,可能获益更多。治疗期间应定期随访 UACR、血清肌酐、血钾水平,调整治疗方案。用药 2 个月内血清肌酐升高幅度 > 30% 常提示肾缺血,应停用 ACEI/ARB 类药物。临床研究显示在血清肌酐 ≤ 265 μ mol/L (3.0mg/dl)的患者应用 ACEI/ARB 类药物是安全的。血清肌酐 > 265 μ mol/L 时应用 ACEI/ARB 类药物是否有肾脏获益尚存争议。

对不伴高血压、尿 UACR 和 eGFR 正常的糖尿病患者, ACEI/ARB 不能延缓肾病进展,且可能增加心血管风险,不推荐使用 ACEI 或 ARB 类药物进行糖尿病肾病预防。ACEI 和 ARB 对糖尿病肾病的作用类似,考虑到高钾血症和 eGFR 迅速下降风险,不推荐联合使用 ACEI 和 ARB 类药物。

醛固酮受体拮抗剂可降低尿蛋白、延缓 eGFR 下降,但其存在升高血钾风险,且是否有肾脏终点事件获益尚需进一步验证。微循环扩张剂、抗纤维化类药物、中药抽提物对糖尿病肾病的长期作用有待验证。

(五)透析治疗和移植

当 eGFR < 60ml/(min・1.73m^2)时,应评估并治疗潜在的 CKD 并发症 ;< 30ml/(min・1.73m^2)时,应积极咨询肾脏专科,评估是否应当接受肾脏替代治疗。透析方式包括腹膜透析和血液透析,有条件的患者可行肾移植。

(六)纠正血脂异常

见调脂治疗章节。

四、随访与转诊

(一)随访

所有患者需每年检查 UACR、血清肌酐、血钾水平。3 ～ 4 期的患者需密切随访 CKD 相关的代谢紊乱,如维生素 D、血红蛋白、碳酸氢盐、钙磷代谢、甲状旁腺激素等。应根据病情的严重程度确定患者的随访频率。

(二)转诊

出现下述情况的糖尿病患者应转诊至肾脏专科 :糖尿病肾病进展至 4 ～ 5 期,考虑肾脏替代治疗;出现 CKD 相关的代谢紊乱,如贫血、继发性甲状旁腺功能亢进、代谢性骨病、难治性高血压等 ;临床考虑非糖尿病肾病,如 eGFR 短期内迅速下降、蛋白尿短期内迅速增加、肾脏影像学异常、合并难治性高血压等。有研究显示糖尿病肾病 4 期即开始咨询肾脏专科可以显著降低诊疗费用、提升医疗质量、延缓透析时间。

第二节　糖尿病眼病防治

糖尿病视网膜病变是糖尿病最常见的微血管并发症之一，也是处于工作年龄人群第一位的不可逆性致盲性疾病。糖尿病视网膜病变尤其是增殖期视网膜病变，是糖尿病特有的并发症，罕见于其他疾病。糖尿病视网膜病变的主要危险因素包括糖尿病病程、高血糖、高血压和血脂紊乱，其他相关危险因素还包括糖尿病合并妊娠（不包括 GDM 和妊娠期显性糖尿病）。另外，缺乏及时的眼底筛查、吸烟、青春期发育和亚临床甲状腺功能减退也是糖尿病视网膜病变的相关危险因素，常被忽略。而遗传是糖尿病视网膜病变不可干预的危险因素。2 型糖尿病患者也是其他眼部疾病早发的高危人群，这些眼病包括白内障、青光眼、视网膜血管阻塞及缺血性视神经病变等。

存在微动脉瘤可作为鉴别糖尿病视网膜病变与糖尿病合并其他眼底病变的指标。糖尿病视网膜病变常与糖尿病肾病同时伴发。糖尿病视网膜病变合并微量白蛋白尿可作为糖尿病肾病的辅助诊断指标用。

一、诊断与分级

在内分泌科筛查发现威胁视力的视网膜病变，特别是从防盲的角度考虑，推荐使用 2002 年国际眼病学会制定的糖尿病视网膜病变分级标准，该标准将糖尿病黄斑水肿纳入到糖尿病视网膜病变中进行管理。

1. 糖尿病视网膜病变的临床分级标准　见表 10-2。

表 10-2　糖尿病视网膜病变的国际临床分级标准（2002 年）

病变严重程度	散瞳眼底检查所见
无明显视网膜病变	无异常
非增殖期视网膜病变（NPDR）	
轻度	仅有微动脉瘤
中度	微动脉瘤，存在轻于重度 NPDR 的表现
重度	出现下列任何一个改变，但无 PDR 表现： （1）在 4 个象限中都有多于 20 处视网膜内出血 （2）在 2 个以上象限中有静脉串珠样改变 （3）在 1 个以上象限中有显著的视网膜内微血管异常
增殖期视网膜病变（PDR）	出现以下一种或多种改变：新生血管形成、玻璃体积血或视网膜前出血

2. 糖尿病黄斑水肿的分级标准　见表 10-3。

表 10-3　糖尿病黄斑水肿分级（2002 年）

病变严重程度	眼底检查所见
无明显糖尿病黄斑水肿	后极部无明显视网膜增厚或硬性渗出
有明显糖尿病黄斑水肿	后极部有明显视网膜增厚或硬性渗出
轻度	后极部存在部分视网膜增厚或硬性渗出，但远离黄斑中心
中度	视网膜增厚或硬性渗出接近黄斑但未涉及黄斑中心
重度	视网膜增厚或硬性渗出涉及黄斑中心

二、筛查

糖尿病视网膜病变（包括糖尿病黄斑水肿）的患者可能无明显临床症状，因此，从防盲角度来说，定期做眼底检查尤为重要。2 型糖尿病在诊断前常已存在一段时间，诊断时视网膜病变的发生率较高，因此，2 型糖尿病患者在确诊后应尽快进行首次眼底检查和其他方面的眼科检查。

在没有条件全面开展由眼科医师进行眼部筛查的情况下，由内分泌科经培训的技术人员使用免散瞳眼底照相机，拍摄至少两张以黄斑及视盘为中心的 45° 的眼底后极部彩色照片，进行分级诊断，是可行的糖尿病视网膜病变筛查方法。

对于筛查中发现的中度及中度以上的非增殖期视网膜病变患者应由眼科医师进行进一步分级诊断。

初筛：2 型糖尿病患者应在明确诊断后短期内由经培训的专业人员进行首次散瞳后的眼底筛查。而 1 型糖尿病患者，在诊断后的 5 年内应进行筛查。

三、随访

无糖尿病视网膜病变患者推荐每 1 ～ 2 年行一次检查；轻度非增殖期视网膜病变患者每年 1 次，中度非增殖期病变患者每 3 ～ 6 个月 1 次；重度非增殖期病变患者每 3 个月 1 次。

患有糖尿病的女性如果准备妊娠，应做详细的眼科检查，应告知妊娠可增加糖尿病视网膜病变的发生危险和（或）使其进展。怀孕的糖尿病患者应在妊娠前或第一次产检、妊娠后每 3 个月及产后 1 年内进行眼科检查。指南不适用于 GDM 和妊娠期显性糖尿病患者，因为这两类患者的视网膜病变危险并不增高。

对于有临床意义的黄斑水肿应每 3 个月进行复查。

推荐采用光学相干断层成像评估视网膜厚度和视网膜病理变化发现糖尿病黄斑水肿。

关于远程医疗在糖尿病视网膜病变筛查和管理中的作用目前仍有争议，多项研究得出的结论并不一致。

四、治疗

1. 良好地控制血糖、血压和血脂可预防或延缓糖尿病视网膜病变的进展。

2. 突发失明或视网膜脱离者需立即转诊眼科；伴有任何程度的黄斑水肿，重度非增殖性糖尿病视网膜病变及增殖性糖尿病视网膜病变的糖尿病患者，应转诊到对糖尿病视网膜病变诊治有丰富经验的眼科医师。

3. 激光光凝术仍是高危增殖性糖尿病视网膜病变患者及某些严重非增殖性视网膜病变患者的主要治疗。

4. 玻璃体腔内注射抗血管内皮生长因子（VEGF）适用于威胁视力的糖尿病性黄斑水肿。

5. 皮质激素局部应用也可用于威胁视力的糖尿病视网膜病变和黄斑水肿。

6. 对于糖尿病性黄斑水肿，抗 VEGF 注射治疗比单纯激光治疗更具成本效益；但在增殖性糖尿病视网膜病变治疗中，抗 VEGF 治疗结果并不理想。

7. 视网膜病变不是使用阿司匹林治疗的禁忌证，阿司匹林对视网膜病变没有疗效，但也不会增加视网膜出血的风险。

8. 非诺贝特可减缓糖尿病视网膜病变进展、减少激光治疗需求。

9. 轻中度的非增殖期糖尿病视网膜病变患者在控制代谢异常和干预危险因素的基础上，可进行内科辅助治疗和随访。这些辅助治疗的循证医学证据尚不多。目前常用的辅助治疗包括：抗氧化、改善微循环类药物，如羟苯磺酸钙。活血化瘀类中成药复方丹参、芪明颗粒和血栓通胶囊等也有糖尿病视网膜病变辅助治疗的相关报道。

第三节　糖尿病神经病变防治

糖尿病神经病变是糖尿病最常见的慢性并发症之一，病变可累及中枢神经及周围神经，以后者多见。糖尿病神经病变的发生与糖尿病病程、血糖控制等因素相关，病程达 10 年以上者，易出现明显的神经病变临床表现。

糖尿病中枢神经病变是指大脑、小脑、脑干、脊髓 1 级运动神经元及其神经纤维的损伤，另外还包括在脊髓内上行的感觉神经纤维的损伤。糖尿病周围神经病变（DPN）是指周围神经功能障碍，包含脊神经、脑神经及自主神经病变，其中以糖尿病远端对称性多发性神经病变（DSPN）最具代表性。

一、糖尿病周围神经病变（DPN）的分型及临床表现

1. 糖尿病远端对称性多发性神经病变（DSPN）　双侧肢体疼痛、麻木、感觉异常等。

2. 近端运动神经病变　一侧下肢近端严重疼痛为多见，可与双侧远端运动神经同时受累，伴迅速进展的肌无力和肌萎缩。

3. 局灶性单神经病变（或称为单神经病变）　可累及单脑神经或脊神经。脑神经损伤以上睑下垂（动眼神经）最常见，其次为面瘫（面神经）、眼球固定（展神经）、面部疼痛（三叉神经）及听力损害（听神经）。

4. 非对称性的多发局灶性神经病变　同时累及多个单神经的神经病变称为多灶性单神经病变或非对称性多神经病变。可出现麻木或疼痛。

5. 多发神经根病变　最常见为腰段多发神经根病变，主要为 L_2、L_3 和 L_4 等高腰段的神经根病变引起的一系列单侧下肢近端麻木、疼痛等症状。

6. 自主神经病变　可累及心血管、消化、呼吸、泌尿生殖等系统，还可出现体温调节、泌汗异常及神经内分泌障碍。

二、糖尿病周围神经病变（DPN）的筛查与诊断

（一）糖尿病远端对称性多发性神经病变（DSPN）的筛查与诊断

1. 筛查　DSPN 是 DPN 的最常见类型，2 型糖尿病确诊时，1 型糖尿病在诊断后 5 年，至少每年筛查一次。

有典型症状者易于发现和诊断，无症状者需要通过体格检查或神经电生理检查做出诊

断。在临床工作中联合应用踝反射、针刺痛觉、震动觉、压力觉、温度觉 5 项检查来筛查 DPN。最常用的方法为用 128Hz 音叉评估震动觉（大纤维功能）以及 10g 尼龙丝评估压力觉以明确足溃疡和截肢的风险，故更适用于基层医疗单位或大规模人群筛查。

2. 诊断

（1）诊断标准：①明确的糖尿病病史。②诊断糖尿病时或之后出现的神经病变。③临床症状和体征与 DPN 的表现相符。④有临床症状（疼痛、麻木、感觉异常等）者，5 项检查（踝反射、针刺痛觉、震动觉、压力觉、温度觉）中任 1 项异常；无临床症状者，5 项检查中任 2 项异常，临床诊断为 DPN。⑤排除以下情况：其他病因引起的神经病变，如颈腰椎病变（神经根压迫、椎管狭窄、颈腰椎退行性变）、脑梗死、吉兰 - 巴雷综合征；严重动静脉血管性病变（静脉栓塞、淋巴管炎）等；药物尤其是化疗药物引起的神经毒性作用以及肾功能不全引起的代谢毒物对神经的损伤。如根据以上检查仍不能确诊，需要进行鉴别诊断，可以做神经肌电图检查。

（2）临床诊断流程：主要根据临床症状和体征，临床诊断有疑问时，可以做神经传导功能检查等。DPSN 的诊断流程图见图 10-1。

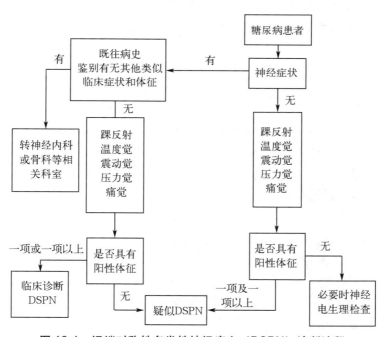

图 10-1　远端对称性多发性神经病变（DSPN）诊断流程

（3）诊断分层：①确诊：有糖尿病 DSPN 的症状或体征，同时存在神经传导功能异常。②临床诊断：有糖尿病 DSPN 的症状及 1 项体征为阳性，或无症状但有 2 项以上（含 2 项）体征为阳性。③疑似：有糖尿病 DSPN 的症状但无体征或无症状但有 1 项体征阳性。④亚临床：无症状和体征，仅存在神经传导功能异常。

（二）糖尿病自主神经病变的诊断

1. 心血管自主神经病变　表现为直立性低血压、晕厥、冠状动脉舒缩功能异常、无痛性心肌梗死、心搏骤停或猝死。可以采用心率变异性及体位性血压变化测定、24h动态血压监测等辅助诊断。

2. 消化系统自主神经病变　表现为吞咽困难、呃逆、上腹饱胀、胃部不适、便秘、腹泻及排便障碍等。胃电图、胃排空的闪烁图扫描（测定固体和液体食物排空的时间）等有助于诊断。

3. 泌尿生殖系统自主神经病变　性功能障碍，在男性表现为勃起功能障碍和（或）逆向射精。在女性，表现为性欲减退，性交疼痛。对于勃起功能障碍应考虑进行性激素水平评估来排除性腺功能减退。此外，还应排除药物及其他原因导致的病变。膀胱功能障碍表现为排尿障碍、尿失禁、尿潴留、尿路感染等。超声检查可判定膀胱容量、残余尿量等确定糖尿病神经膀胱。

4. 其他自主神经病变　表现为出汗减少或不出汗，从而导致手足干燥开裂，容易继发感染。由于毛细血管缺乏自身张力，致静脉扩张，易在局部形成微血管瘤而继发感染。对低血糖感知异常，当支配内分泌腺体的自主神经发生病变时，糖尿病患者在低血糖时应激激素如儿茶酚胺、生长激素等分泌常延迟或减少，造成患者对低血糖感知减退或无反应，低血糖恢复的过程延长。

三、治疗

（一）一般治疗

1. 血糖控制　积极严格地控制高血糖并保持血糖稳定是预防和治疗DPN的最重要措施。

2. 神经修复　常用药物有甲钴胺、神经生长因子等。

3. 其他　神经营养因子、肌醇、神经节苷脂和亚麻酸等。

（二）营养改善神经代谢治疗

1. 抗氧化应激　通过抑制脂质过氧化，增加神经营养血管的血流量，增加神经 Na^+-K^+-ATP酶活性，保护血管内皮功能。常用药物为硫辛酸。

2. 改善微循环　周围神经血流减少是导致DPN发生的一个重要因素。通过扩张血管、改善血液高凝状态和微循环，提高神经细胞的血氧供应，可有效改善DPN的临床症状。常用药物为前列腺素 E_1、贝前列素钠、西洛他唑、己酮可可碱、胰激肽原酶、钙拮抗剂和活血化瘀类中药等。

3. 改善代谢紊乱　通过抑制醛糖还原酶、糖基化产物、蛋白激酶C、氨基己糖通路、血管紧张素转化酶而发挥作用。常用药物为醛糖还原酶抑制剂，如依帕司他。

4. 自主神经病变的治疗

（1）考虑短期使用胃复安等治疗糖尿病性胃轻瘫。

（2）勃起功能障碍的治疗：除了控制其他危险因素如高血压和血脂异常外，主要治疗药物为磷酸二酯酶5型抑制剂，可以作为一线治疗，经尿道前列腺素海绵体内注射、真空装置和阴茎假体可以改善患者的生活质量。

（三）疼痛管理

治疗痛性糖尿病神经病变的药物如下。

1. **抗惊厥药** 包括普瑞巴林、加巴喷丁、丙戊酸钠和卡马西平等。普瑞巴林可以作为初始治疗药物，改善症状。

2. **抗忧郁药物** 包括度洛西汀、阿米替林、丙米嗪和西肽普兰等。度洛西汀可以作为疼痛的初始治疗药物。

3. **阿片类药物** 如曲马朵和羟考酮，由于具有成瘾性和发生其他并发症的风险较高，阿片类药物曲马朵不推荐作为治疗 DSPN 疼痛的一、二线药物。

四、预防

良好的代谢控制，包括血糖、血压、血脂管理等是预防糖尿病神经病变发生的重要措施，尤其是血糖控制至关重要。定期进行神经病变的筛查及评估，重视足部护理，降低足部溃疡的发生风险。

第四节　糖尿病下肢血管病变及足病防治

一、糖尿病下肢血管病变

下肢动脉病变是外周动脉疾病的一个组成成分，表现为下肢动脉的狭窄或闭塞。与非糖尿病患者相比，糖尿病患者更常累及股深动脉及胫前动脉等中小动脉。其主要病因是动脉粥样硬化，但动脉炎和栓塞等也可导致下肢动脉病变，因此糖尿病患者下肢动脉病变通常是指下肢动脉粥样硬化性病变（LEAD）。LEAD 的患病率随年龄的增长而增加，糖尿病患者与非糖尿病患者相比，发生 LEAD 的危险性增加 2 倍。依据调查方法和调查对象的不同，LEAD 的患病率报道不一。在我国，多次大样本的调查显示，根据踝肱指数（ABI）检查结果判断，50 岁以上合并至少一种心血管危险因素的糖尿病患者中，20% 左右患者合并 LEAD。

LEAD 与冠状动脉疾病和脑血管疾病等动脉血栓性疾病常同时存在，故 LEAD 对冠状动脉疾病和脑血管疾病有提示价值。LEAD 对机体的危害除了导致下肢缺血性溃疡和截肢外，更重要的是这些患者的心血管事件的风险性明显增加，死亡率更高。LEAD 患者的主要死亡原因是心血管事件，在确诊 1 年后心血管事件发生率达 21.1%，与已发生心脑血管病变者再次发作风险相当。ABI 越低，预后越差，下肢多支血管受累者较单支血管受累者预后更差。

（一）LEAD 的筛查

对于 50 岁以上的糖尿病患者，应该常规进行 LEAD 的筛查。伴有 LEAD 发病危险因素（如合并心脑血管病变、血脂异常、高血压、吸烟或糖尿病病程 5 年以上）的糖尿病患者应该每年至少筛查一次。

对于有足溃疡、坏疽的糖尿病患者，不论其年龄，应该进行全面的动脉病变检查及评估。具体筛查路径见图 10-2。

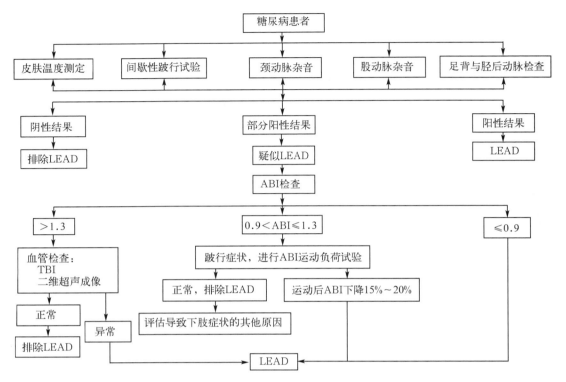

图 10-2　糖尿病患者通过全面动脉体格检查及踝肱指数筛查下肢动脉粥样硬化性病变（LEAD）的流程

注：TBI. 趾肱指数；ABI. 踝肱指数

（二）LEAD 的诊断

1. 如果患者静息 ABI ≤ 0.90，无论患者有无下肢不适的症状，应该诊断 LEAD。

2. 运动时出现下肢不适且静息 ABI ≥ 0.90 的患者，如踏车平板试验后 ABI 下降 15% ～ 20%，应该诊断 LEAD。

3. 如果患者静息 ABI < 0.40 或踝动脉压 < 50mmHg 或趾动脉压 < 30mmHg，应该诊断严重肢体缺血（CLI）。

LEAD 一旦诊断，临床上应该进行 Fontaine's 分期，见表 10-4。

表 10-4　下肢动脉粥样硬化性病变（LEAD）的 Fontaine's 分期

分期	临床评估
Ⅰ	无症状
Ⅱ a	轻度间歇性跛行
Ⅱ b	中到重度间歇性跛行
Ⅲ	缺血性静息痛
Ⅳ	缺血性溃疡或坏疽

（三）LEAD 的预防及治疗

1. LEAD 的治疗目的　包括预防全身动脉粥样硬化疾病的进展，预防心血管事件，预防缺血导致的溃疡和肢端坏疽，预防截肢或降低截肢平面，改善间歇性跛行患者的功能状态。需要强调的是，由于多数有 LEAD 的糖尿病患者往往合并周围神经病变，这些患者常缺乏 LEAD 的临床症状，因此，医务人员对糖尿病患者常规进行 LEAD 筛查至关重要。

2. 糖尿病性 LEAD 的预防

（1）糖尿病患者教育：可以预防 LEAD 发生；对于 LEAD 患者，可以改善患者的下肢运动功能，改善患者的身体状况；简要的心理干预可以改善患者的步行行为，增加无痛性行走距离，提高患者的生活质量。

（2）糖尿病性 LEAD 的一级预防：筛查糖尿病性 LEAD 的高危因素，早期干预，即纠正不良生活方式，如戒烟、限酒、控制体重、严格控制血糖、血压、血脂。有助于防止或延缓 LEAD 的发生。年龄 50 岁以上的糖尿病患者，尤其是合并多种心血管危险因素者，都应该口服阿司匹林以预防心血管事件。对于阿司匹林过敏者或合并有溃疡者，可服用氯吡格雷。

（3）糖尿病性 LEAD 的二级预防：对于有症状的 LEAD 患者，在一级预防的基础上，指导患者运动康复锻炼，时间至少持续 3 ～ 6 个月以及给予相应的抗血小板药物、他汀类调脂药、ACEI 及血管扩张药物治疗，可以改善患者的下肢运动功能。

对于间歇性跛行患者尚需使用血管扩张药物。目前所用的血管扩张药主要有脂微球包裹前列地尔、贝前列素钠、西洛他唑、盐酸沙格雷酯、萘呋胺、丁咯地尔和己酮可可碱等。

（4）糖尿病性 LEAD 的三级预防：主要针对慢性严重肢体缺血患者，即临床上表现为静息痛或缺血性溃疡，Fontaine's 分期在 3 期以上与 Rutherford's 分类在 Ⅱ 级 3 类以上者。由于严重肢体缺血患者血管重建术后 3 年累积截肢或死亡率高达 48.8%，远高于间歇性跛行患者（12.9%），因此其治疗的最终目的是减轻缺血引起的疼痛、促进溃疡愈合、避免因肢体坏死而导致的截肢、提高生活质量。

在内科非手术治疗无效时，需行各种血管重建手术，包括外科手术治疗和血管腔内治疗，可大大降低截肢率，改善生活质量。外科手术治疗包括动脉内膜剥脱术、人造血管和（或）自体血管旁路术等。血管腔内治疗具有微创、高效、可同时治疗多平面病变、可重复性强等优点，是目前 LEAD 的首选治疗方法。特别适用于高龄、一般情况差、没有合适的可供移植的自体血管以及流出道条件不好的 LEAD 患者。当出现不能耐受的疼痛、肢体坏死或感染播散，则考虑行截肢手术。

LEAD 的三级预防要求临床多学科协作，即首先由糖尿病专科医师评估患者全身状况，做到尽可能地降低心血管并发症的发生；同时评估其血管条件，创造经皮血管腔内介入治疗或外科手术治疗条件，血管外科和血管腔内介入治疗医师一起讨论手术方式，做出术中和术后发生心血管事件的抢救预案，并且在手术成功后给予随访及药物调整。只有这样，才能最大限度地改善糖尿病性 LEAD 患者的血液循环重建，减少截肢和死亡。

LEAD 三级预防的治疗流程见图 10-3。

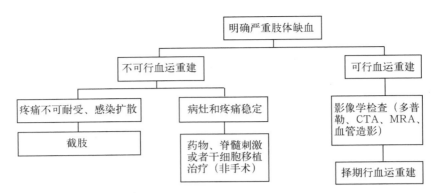

图 10-3　下肢动脉粥样硬化性病变三级预防流程

注：CTA. CT 血管成像；MRA. 磁共振血管成像

二、糖尿病足

糖尿病足是糖尿病最严重和治疗费用最高的慢性并发症之一，重者可以导致截肢和死亡。我国 14 省市 17 家三甲医院调查显示，2007 ～ 2008 年住院慢性溃疡患者中糖尿病患者占 33%，而 1996 年调查时仅为 4.9%，提示目前我国慢性皮肤溃疡的病因与发达国家相似。新近调查研究发现，我国 50 岁以上糖尿病患者 1 年内新发足溃疡的发生率为 8.1%，治愈后糖尿病足溃疡患者 1 年内新发足溃疡的发生率为 31.6%。2010 年的调查显示，我国三甲医院中，由于糖尿病所致截肢占全部截肢的 27.3%，占非创伤性截肢的 56.5%。2012 ～ 2013 年的调查发现，我国糖尿病足溃疡患者的总截肢（趾）率降至 19.03%，其中大截肢率 2.14%，小截肢（趾）率 16.88%；糖尿病足溃疡患者的年死亡率为 14.4%，而截肢（包括大截肢和小截肢）后的 5 年死亡率高达 40%。因此，预防和治疗足溃疡可以明显降低截肢率及死亡率。

（一）糖尿病足的诊断及分级

糖尿病足是糖尿病患者因下肢远端神经异常和不同程度的血管病变导致的足部感染、溃疡和（或）深层组织破坏。因此，所有糖尿病慢性并发症中，糖尿病足病是相对容易识别、预防比较有效的并发症。

糖尿病足一旦诊断，临床上应该进行分级评估，目前临床上广为接受的分级方法主要是 Wagner 分级和 Texas 分级。

1.Wagner 分级　此分级方法首先由 Meggitt 于 1976 年提出，Wagner 后来加以推广的，是目前临床及科研中应用最为广泛应用的分级方法，见表 10-5。

表 10-5　糖尿病足的 Wagner 分级中国 2 型糖尿病防治指南（2017 年版）

分级	临床表现
0 级	有发生足溃疡的危险因素，但目前无溃疡
1 级	足部表浅溃疡，无感染征象，突出表现为神经性溃疡
2 级	较深溃疡，常合并软组织感染，无骨髓炎或深部脓肿
3 级	深部溃疡，有脓肿或骨髓炎
4 级	局限性坏疽（趾、足跟或前足背），其特征为缺血性坏疽，通常合并神经病变
5 级	全足坏疽

2. Texas 分级法　Texas 分级法是由美国 Texas San Antonio 大学 Lavery 等提出的，此分级方法从病变程度和病因两个方面对糖尿病足溃疡及坏疽进行评估，更好地体现了创面感染和缺血的情况，相对于 Wagner 分级在评价创面的严重性和预测肢体预后方面更好，见表 10-6。

表 10-6　糖尿病足的 Texas 分级

分级	特点	分期	特点
0 级	足部溃疡史	A 期	无感染和缺血
1 级	表浅溃疡	B 期	合并感染
2 级	溃疡累及肌腱	C 期	合并缺血
3 级	溃疡累及骨和关节	D 期	感染和缺血并存

（二）糖尿病足的预防

糖尿病足强调"预防重于治疗"。

糖尿病足治疗困难，但预防则比较有效。应对所有的糖尿病患者的足部进行定期检查，包括足有否畸形、胼胝、溃疡、皮肤颜色变化；足背动脉和胫后动脉搏动、皮肤温度及有否感觉异常等。如果患者足部动脉搏动正常，尼龙丝触觉正常，没有足畸形以及没有明显的糖尿病慢性并发症，这类患者属于无足病危险因素的患者，可进行一般的糖尿病足病预防教育。

糖尿病足相关知识教育可以减少糖尿病足高危患者足溃疡的发生，降低糖尿病足溃疡的复发率和增加无溃疡事件的生存率，降低糖尿病足溃疡的截肢率；降低医疗费用和提高患者的生活质量。但是绝大多数糖尿病患者缺乏糖尿病足病相关知识，且未接受过糖尿病足相关知识的教育，而临床医师的态度决定了患者对于糖尿病足相关知识的掌握以及正确进行日常足部护理实践，强化教育可以提高糖尿病患者足病相关知识及改善正确的日常足部护理行为，提高患者的满意度。最好由糖尿病足护士而不是普通的护士对糖尿病及糖尿病足患者进行教育，才能达到更佳的效果。

预防糖尿病足的关键点在于：定期检查患者是否存在糖尿病足的危险因素；识别这些危险因素；教育患者及其家属和有关医务人员进行足的保护；穿着合适的鞋袜；去除和纠正容易引起溃疡的因素。

糖尿病患者及其家属的教育内容包括：每天检查双足，特别是足趾间；有时需要有经验的他人来帮助检查足；定期洗脚，用干布擦干，尤其是擦干足趾间；洗脚时的水温要合适，低于 37℃；不宜用热水袋、电热器等物品直接保暖足部；避免赤足行走；避免自行修剪胼胝或用化学制剂来处理胼胝或趾甲；穿鞋前先检查鞋内有否异物或异常；不穿过紧的或毛边的袜子或鞋；足部皮肤干燥可以使用油膏类护肤品；每天换袜子；不穿高过膝盖的袜子；水平地剪趾甲；由专业人员修除胼胝或过度角化的组织；一旦有问题，及时找到专科医师或护士诊治。

（三）糖尿病足的治疗

1. 在进行足溃疡治疗之前，首先要评估溃疡性质　神经性溃疡常见于反复受压部位，如跖骨头足底面、胼胝中央，常伴有感觉缺失或异常，而局部供血良好。缺血性溃疡多见于足背外侧、足趾尖部或足跟部，局部感觉正常，但皮肤温度低、足背动脉和（或）胫后动脉搏动明显减弱或消失。对于缺血性溃疡，则要重视解决下肢缺血，轻 - 中度缺血的患者可以实行内科治疗；病变严重的患者可以接受介入治疗或血管外科成形手术，待足部血供改善后再进行溃疡局部处理。对于神经性溃疡，主要是制动减压（减压鞋垫、糖尿病足鞋），特别要注意患者的鞋袜是否合适。

2. 足溃疡感染的处理　糖尿病足感染必须通过临床诊断，以局部或全身的体征或炎症的症状为基础。在选择抗生素控制感染之前，应进行溃疡创面细菌培养和药敏试验，细菌培养方法可选择严格清创后的棉拭子及病理组织培养。在细菌培养和药敏试验结果未出来之前，可经验性地选择抗生素。抗生素的替换根据治疗后的临床效果判断，若临床效果明显，即使药敏试验结果对该抗生素耐药，也应该持续使用该抗生素，若临床效果不明显或无效，且药敏试验结果对该抗生素耐药，则根据药敏试验结果替换抗生素。对于未合并骨髓炎的足溃疡感染，抗生素治疗疗程 1 ～ 2 周，合并骨髓炎的感染，抗生素治疗疗程至少 4 ～ 6 周。如同时合并严重缺血，抗生素使用时间还需要适当延长 1 ～ 2 周。但是，如果及时手术去除感染的骨组织，抗生素使用可以减少到 2 周。

（1）足溃疡创面的处理：彻底的糖尿病足溃疡的清创，有利于溃疡愈合。目前研究证据表明，采用水凝胶清创较纱布敷料、外科清创或蛆虫清创更有利于溃疡愈合。当清创到一定程度后，可选择溃疡局部负压吸引治疗（NPWT，包括真空辅助闭合及真空封闭引流），可促进肉芽生长和足溃疡的愈合。新近的研究发现改良负压吸引治疗（缓慢滴注的负压吸引治疗，NPWTi）是更有希望的一种治疗慢性创面的辅助治疗手段，已有学者推荐其作为在糖尿病足溃疡标准治疗方法基础上的一种辅助治疗方法。当溃疡创面有新鲜肉芽组织，感染基本控制，可以选择生长因子和（或）自体富血小板凝胶治疗，可加速肉芽生长和足溃疡的愈合。当溃疡肉芽生长到一定程度且周边有上皮爬行时，可选择适当的敷料和（或）脱细胞真皮基质、皮肤替代物以及脱细胞生物羊膜治疗，促进溃疡愈合。

（2）物理治疗：足溃疡创面高压氧治疗，有助于改善创面的炎症和微循环状况，促进创面愈合。

（3）转诊或会诊：非糖尿病足专业的医务人员，应掌握何种情况下糖尿病足需要及时转诊或会诊。一旦出现以下情况，应该及时转诊给糖尿病足专科或请血管外科、骨科、创面外科等相关专科会诊：皮肤颜色的急剧变化、局部疼痛加剧并有红肿等炎症表现、新发生的溃疡、原有的浅表溃疡恶化并累及软组织和（或）骨组织、播散性的蜂窝织炎、全身感染征象、骨髓炎等。及时转诊或多学科协作诊治有助于提高溃疡愈合率，降低截肢率和减少医疗费用。

第五节　糖尿病的特殊情况

一、围术期糖尿病管理

糖尿病患者因其他原因需要进行手术治疗时应给予特别的关注。因为糖尿病患者常合并大血管和微血管并发症，这将增加手术风险。手术应激尚可使血糖急剧升高，增加术后管理的难度，亦是术后病死率增加的原因之一。此外，高血糖可造成感染发生率增加及伤口愈合延迟。因此围术期的正确处理需要外科医师、糖尿病专科医师及麻醉医师之间良好的沟通与协作。围术期糖尿病的管理主要包括以下几个方面。

（一）术前准备及评估

择期手术，应对血糖控制以及可能影响手术预后的糖尿病并发症进行全面评估，包括心血管疾病、自主神经病变和肾病。对多数住院患者推荐血糖控制目标为 7.8～10.0mmol/L，对少数患者如低血糖风险低、拟行心脏手术者及其他精细手术者可建议更为严格的血糖控制目标 6.1～7.8mmol/L，而对重症及低血糖风险高危患者可制订个体化血糖控制目标。口服降糖药治疗的患者在手术前 24h 应停用二甲双胍，在接受小手术的术前当晚及手术当天应停用所有口服降糖药。对于口服降糖药血糖控制不佳及接受大、中手术的患者，应及时改为胰岛素治疗，基础胰岛素联合餐时胰岛素可以有效改善血糖控制。

急诊手术，主要评估血糖水平，有无酸碱、水、电解质平衡紊乱。如果存在，应及时纠正。如手术有利于减轻或缓解危急病情，无须在术前严格设定血糖控制目标，应尽快做术前准备，并同时给予胰岛素降低高血糖，推荐予胰岛素静脉输注治疗。

（二）术中处理

对于仅需单纯饮食治疗或小剂量口服降糖药即可使血糖控制达标的 2 型糖尿病患者，在接受小手术时，术中不需要使用胰岛素。

在大中型手术术中，需静脉应用胰岛素，并加强血糖监测，血糖控制的目标为 7.8～10.0mmol/L。术中可输注 5% 葡萄糖液，100～125ml/h，以防止低血糖。葡萄糖-胰岛素-钾联合输入是代替分别输入胰岛素和葡萄糖的简单方法，需根据血糖变化及时调整葡萄糖与胰岛素的比例。

（三）术后处理

在患者恢复正常饮食以前仍予胰岛素静脉输注，恢复正常饮食后可给予胰岛素皮下注射。对不能进食的患者可仅给予基础胰岛素，可正常进餐者推荐给予基础胰岛素联合餐时胰岛素的治疗方案。

对于术后需要重症监护或机械通气的患者，如血浆葡萄糖＞10.0mmol/L，通过持续静脉胰岛素输注将血糖控制在 7.8～10.0mmol/L 范围内比较安全。

中、小手术后一般的血糖控制目标为空腹血糖＜7.8mmol/L，随机血糖＜10.0mmol/L。在既往血糖控制良好的患者可考虑更严格的血糖控制，同样应注意防止低血糖的发生。

二、危重症糖尿病患者血糖的管理

血糖监测与控制是危重症患者重要的诊疗内容，控制血糖可以使危重患者获益，但临床研究显示对危重患者强化降糖并未明显降低死亡率，甚至部分研究显示增加死亡风险，因此对危重糖尿病患者的血糖管理推荐遵循以下原则。

（一）血糖控制目标

对多数危重症糖尿病患者推荐血糖控制目标为 7.8～10.0mmol/L，对低血糖易感者可以根据患者的临床状态及合并症状况给予个体化血糖控制目标。

（二）治疗方案

对于危重症糖尿病患者强烈建议给予静脉胰岛素输注治疗，胰岛素剂量应依据每小时血糖监测结果进行调整，并应避免发生严重低血糖。

三、妊娠期糖尿病管理

（一）计划妊娠的糖尿病患者妊娠前管理

1. 妊娠前咨询

（1）计划妊娠之前回顾如下病史：①糖尿病的病程；②急性并发症；③慢性并发症；④糖尿病治疗情况；⑤其他伴随疾病和治疗情况；⑥月经史、生育史、节育史；⑦家庭和工作单位的支持情况。

（2）了解糖尿病与妊娠之间的相互影响，评价血糖、HbA_{1c}、血压、心电图、眼底、肝肾功能等指标；血压控制在 130/80mmHg 以下；加强糖尿病相关知识教育；戒烟。

（3）慢性并发症评价：妊娠前最有可能出现并发症的是病史＞5 年、血糖控制欠佳的 1 型糖尿病。视网膜病变：妊娠可加重糖尿病视网膜病变。未经治疗的增殖期视网膜病变不建议妊娠。糖尿病肾病：妊娠可加重已有的肾脏损害。妊娠可对部分患者的肾功能造成永久性损害。肾功能不全对胎儿的发育有不良影响。糖尿病大血管病尤其心血管病变：有怀孕意愿的糖尿病妇女心功能应该达到能够耐受平板运动试验的水平。

2. 关于妊娠前药物应用　对二甲双胍无法控制的高血糖及时加用或改用胰岛素控制血糖，停用二甲双胍以外的其他类别口服降糖药；停用 ACEI、ARB、β 受体阻滞剂和利尿剂降压药，改为拉贝洛尔或二氢吡啶类钙拮抗剂控制血压；停用他汀类及贝特类调脂药物。鼓励孕前服用叶酸。

3. 孕前血糖目标　在不出现低血糖的前提下，空腹和餐后血糖尽可能接近正常，建议 HbA_{1c}＜6.5% 时妊娠。应用胰岛素治疗者可 HbA_{1c}＜7.0%，餐前血糖控制在 3.9～6.5mmol/L，餐后血糖在 8.5mmol/L 以下。

（二）妊娠期糖尿病与诊断标准

1. 妊娠期糖尿病　妊娠期糖尿病是指妊娠期间发生的不同程度的糖代谢异常，但血糖未达到显性糖尿病的水平，占妊娠期糖尿病的 80%～90%。根据 2008 年高血糖与不良妊娠结局研究，以围生期不良结局增加 75% 的界值作为切点，国际妊娠合并糖尿病共识小组制定了新的 GDM 诊断切点，并于全球普遍应用。本指南采用此标准：妊娠期任何时间行 75gOGTT，5.1mmol/L ≤空腹血糖＜7.0mmol/L，OGTT1h 血糖≥10.0mmol/L，8.5mmol/L ≤ OGTT2h 血糖＜11.1mmol/L，上述血糖值之一达标即诊断 GDM。但妊娠早期单纯空腹血糖＞5.1mmol/L 不能诊断 GDM，需要随访。

2. 妊娠期显性糖尿病　也称妊娠期间的糖尿病，指妊娠期任何时间被发现且达到非妊娠人群糖尿病诊断标准：空腹血糖≥7.0mmol/L 或糖负荷后 2h 血糖≥11.1mmol/L，或随机血糖≥11.1mmol/L。

3. 妊娠前糖尿病　指妊娠前确诊的 1 型、2 型或特殊类型糖尿病。

（三）妊娠期糖尿病的筛查

1. 高危人群筛查　妊娠期高血糖危险人群包括：有 GDM 史、巨大儿分娩史、肥胖、PCOS、一级亲属糖尿病家族史、早孕期空腹尿糖阳性者和无明显原因的多次自然流产史、胎儿畸形史及死胎史、新生儿呼吸窘迫综合征分娩史者等。第一次产检即应筛查血糖，如果空腹血糖 ≥ 7.0mmol/L 和（或）随机血糖 ≥ 11.1mmol/L，或 75gOGTT2h 血糖 ≥ 11.1mmol/L，无三多一少症状者不同日（应在 2 周内）重复测定，可诊断妊娠期显性糖尿病。具有 GDM 高危因素，如第一次产检评价血糖正常，则于妊娠 24 ~ 28 周行 75gOGTT，必要时妊娠晚期再次评价。

2. 非高危人群筛查　建议所有未曾评价血糖的孕妇于妊娠 24 ~ 28 周进行 75gOGTT 评价糖代谢状态。

（四）妊娠期糖尿病的危害

1. 短期危害　可造成母亲先兆子痫、早产、手术产、羊水过多、产后出血、感染等。胎儿及新生儿可发生呼吸窘迫综合征、黄疸、低钙血症、低血糖、血细胞增多。巨大儿可引发的肩难产、新生儿缺血缺氧性脑病、骨折甚至死亡等。

2. 长期危害　母亲再次妊娠时糖尿病风险明显增加；代谢综合征及心血管疾病风险增加；子代发生肥胖、2 型糖尿病等代谢相关疾病风险明显增加。

（五）妊娠期糖尿病健康指导

1. 饮食和运动的指导　妊娠期间的饮食原则为既能保证孕妇和胎儿能量需要，又能维持血糖在正常范围，而且不发生饥饿性酮症。尽可能选择低生糖指数的糖类。应实行少食多餐制，每日分 5 ~ 6 餐。鼓励妊娠期运动，包括有氧运动及阻力运动。每次运动时间小于 45min。

2. 血糖监测　SMBG：血糖控制稳定或不需要胰岛素治疗的 GDM 妇女，每周至少测定一次全天 4 点（空腹和三餐后 2h）血糖。其他患者酌情增加测定次数。持续葡萄糖监测适用于血糖欠佳的 PGDM，尤其是 1 型糖尿病患者。HbA_{1c} 因妊娠中、晚期红细胞转换速度加快，以及受妊娠期贫血影响，HbA_{1c} 常常被低估，GDM 应用价值有限。PGDM 患者的 HbA_{1c}，结果判定时需考虑影响因素。

3. 血压监测　妊娠期高血压疾病包括妊娠期高血压及慢性高血压合并妊娠，当收缩压 ≥ 140mmHg 和（或）舒张压 ≥ 90mmHg 时，可考虑降压药物治疗；收缩压 ≥ 160mmHg 和（或）舒张压 ≥ 110mmHg，必须降压药物治疗。常用口服降压药包括拉贝洛尔（每次 50 ~ 150mg，3 ~ 4 次 / 日）、二氢吡啶类钙离子拮抗剂、α 受体阻滞剂酚妥拉明。但 ACEI 和 ARB 类均不推荐妊娠期使用。降压过程中需与产科医师密切合作，判断有无子痫前期或更重的妊娠期高血压疾病状态。

4. 体重管理　妊娠前肥胖及孕期体重增加过多均是 GDM 高危因素。需从妊娠早期即制订妊娠期增重计划，结合基础 BMI，了解妊娠期允许增加的体重。妊娠期规律产检，监测体重变化，保证合理的体重增长，见表 10-7。

表 10-7　根据妊娠前体质指数（BMI）制订孕期体重增长计划 [中国 2 型糖尿病防治指南（2017 年版）]

孕前 BMI（kg/m^2）	妊娠期体重增加总量（kg）	妊娠中、晚期体重增加平均速率(kg/ 周)
低体重（< 18.5）	12.5 ～ 18.0	0.51（0.44 ～ 0.58）
正常体重（18.5 ～ 24.9）	11.5 ～ 16.0	0.42（0.35 ～ 0.50）
超重（25.0 ～ 29.9）	7.0 ～ 11.5	0.28（0.23 ～ 0.33）
肥胖（> 30.0）	5.0 ～ 9.0	0.22（0.17 ～ 0.27）

5. 妊娠期降糖药物

（1）胰岛素：①可应用于妊娠期的胰岛素类型：包括所有的人胰岛素（短效、NPH 及预混的人胰岛素）。胰岛素类似物有：门冬胰岛素和赖脯胰岛素。②妊娠期胰岛素应用方案：对于空腹及餐后血糖均升高，推荐三餐前短效 / 速效胰岛素 + 睡前 NPH。由于妊娠期胎盘胰岛素抵抗导致的餐后血糖升高更为显著的特点，预混胰岛素应用存在局限性，不作为常规推荐。

（2）口服降糖药物：多项二甲双胍与胰岛素妊娠期应用的头对头研究证实了二甲双胍妊娠期应用的疗效及安全性，国内外针对二甲双胍的多个 Meta 分析提示，使用二甲双胍在控制餐后血糖、减少孕妇体重增加以及新生儿严重低血糖的发生方面都有益处。但由于我国尚无二甲双胍孕期应用的适应证，且口服降糖药物用于孕期糖尿病仍缺乏长期安全性的数据，本指南建议妊娠期不推荐使用口服降糖药。

生活方式干预 + 二甲双胍即可控制血糖的育龄期 2 型糖尿病患者以及胰岛素抵抗严重应用二甲双胍诱导排卵的 PCOS 患者，可在服用二甲双胍的基础上妊娠，妊娠后停用二甲双胍。如妊娠期有特殊原因需要继续服用二甲双胍的患者，应在充分告知妊娠期使用二甲双胍利弊的前提下，在胰岛素基础上加用二甲双胍。

6. 妊娠期血糖控制目标与低血糖

（1）所有类型的孕期糖尿病妊娠期血糖目标：空腹血糖 < 5.3mmol/L、餐后 1h 血糖 < 7.8mmol/L；餐后 2h 血糖 < 6.7mmol/L。

（2）妊娠期血糖控制必须避免低血糖：1 型糖尿病低血糖风险最高，其次为 2 型糖尿病和妊娠期显性糖尿病，GDM 低血糖最少。妊娠期血糖 < 4.0mmol/L 为血糖偏低，需调整治疗方案，血糖 < 3.0mmol/L 必须给予即刻处理。

7. 分娩方式　糖尿病本身不是剖宫产指征。无产科指征可阴道试产。择期剖宫产：有糖尿病伴严重微血管病变、合并重度子痫前期、胎儿窘迫、胎位异常、既往死胎、死产史或其他产科指征时可选择剖宫产。妊娠期血糖控制不好、胎儿偏大（尤其估计胎儿体重 ≥ 4000g 的孕妇），适当放宽剖宫产指征。

8. 妊娠期糖尿病产后管理

（1）妊娠期高血糖对母儿两代人的影响不因妊娠终止而结束。

（2）后 GDM 停用胰岛素，PGDM 和妊娠期显性糖尿病胰岛素剂量至少减少 1/3。

（3）鼓励母乳喂养。

（4）PGDM 产后管理同普通人群，妊娠期显性糖尿病产后需要重新评估糖尿病类型及糖代谢状态，GDM 需进行短期及长期随访，母儿两代人代谢相关疾病风险均明显增加。

（5）GDM 随访：产后 6 ～ 12 周行 75gOGTT 评估糖代谢状态。长期随访：GDM 产后 1 年再行 75g OGTT 评价糖代谢状态。之后的随访间期：无高危因素者 2 ～ 3 年 OGTT 筛查一次。

（六）妊娠期糖尿病病人运动指导

运动治疗是妊娠期糖尿病的综合治疗措施之一，但是在开展运动前，应根据病人自身的身体状况进行全面评估，从而制订适当的运动方式及运动量，运动方式多以有氧运动为主，运动量以身体微微出汗，略感疲劳为准。

1. 运动的益处　增加胰岛素的敏感性、延迟使用胰岛素的时间、控制体重改善血糖水平、有助于分娩、婴儿喂养和产后生活方式的改变。

2. 运动时间　孕妇三餐前先休息，监测胎动正常，进餐 30min 后开始运动，避免清晨空腹运动；运动时间可自 10min 开始，逐步延长至 30min，其中可穿插必要的间歇，适宜的频率为 3 ～ 4 次／周；运动后休息 30min，同时计数胎动，注意有无宫缩，并监测血糖。

3. 运动方式的选择　中等强度的有氧运动，如步行、打太极、健身操等。妊娠晚期要为分娩做准备，所以练习伸展运动、屈伸双腿、轻轻扭动骨盆、身体向膝盖靠等简单的动作。

4. 运动注意事项

（1）运动前行心电图检查以排除心脏疾病，并需确认是否存在大血管和微血管的并发症。

（2）运动疗法的禁忌证：1 型糖尿病合并妊娠、心脏病、视网膜病变、多胎妊娠、宫颈功能不全、先兆早产或流产、胎儿生长受限、前置胎盘、妊娠期高血压疾病等。

（3）防止低血糖反应和延迟性低血糖：进食 30min 后再运动，每次运动时间控制在 20 ～ 30min，运动后休息 30min。血糖水平 < 3.3mmol/L 或 > 13.9mmol/L 者停止运动。运动时应随身携带饼干或糖果，有低血糖征兆时可及时食用。

（4）运动期间出现以下情况应及时就医：腹痛、阴道出血或流水、憋气、头晕眼花、严重头痛、胸痛、肌无力等。

（5）避免清晨空腹未注射胰岛素之前进行运动。

四、儿童和青少年 2 型糖尿病

近年来，我国儿童及青少年糖尿病发病率明显上升，尤其是低龄儿童。儿童及青少年糖尿病的类型仍以 1 型为主，约占儿童糖尿病的 90%。我国儿童青少年 1 型糖尿病的年发病率约为 0.6/10 万，属低发病区，但由于中国人口基数大，故 1 型糖尿病患者的绝对数不少于 100 万。目前认为 1 型糖尿病的病因是在遗传易感性的基础上，外界环境因素 [化学和（或）病毒] 引发机体自身免疫功能紊乱，导致胰岛 B 细胞的损伤和破坏，引起胰岛素分泌绝对不足。

随着生活方式的改变，儿童肥胖亦显著增加，伴随着 2 型糖尿病呈上升趋势。全国 14 个中心的调查显示 2005 ～ 2010 年 2 型糖尿病患病率 10.0/10 万，浙江地区 2007 ～ 2013

年 5～19 岁 2 型糖尿病平均年龄标化发病率为 1.96/10 万，北京地区儿童 6～18 岁 2 型糖尿病患病率 0.6/1000。因肥胖在 1 型糖尿病患儿中不少见，有时儿童和青少年糖尿病的 1 型和 2 型糖尿病难于鉴别，另外还有可能与 MODY 等特殊类型糖尿病混淆。

儿童 2 型糖尿病的发病机制亦与胰岛素抵抗及 B 细胞功能减退有关。但与成人 2 型糖尿病不同的是，儿童的胰岛 B 细胞功能衰减的速度更快，更早出现糖尿病并发症，且许多患儿起病时即合并其他代谢异常，如血脂异常、高血压、尿白蛋白、PCOS 等。

（一）儿童和青少年 2 型糖尿病的诊断

糖尿病的诊断标准与成人标准一致。2 型糖尿病的患儿一般有家族史、体型肥胖、起病隐匿、症状不明显、多无须使用胰岛素治疗，或同时伴发黑棘皮病、高血压、血脂异常、PCOS、脂肪肝等。儿童及青少年 2 型糖尿病与 1 型糖尿病主要通过临床特征进行鉴别。此外，在该人群中，还应关注单基因突变糖尿病中的 MODY。

（二）治疗

总体目标是通过饮食控制和体育锻炼取得和维持标准体重，使血糖处于正常水平，同时改善高血压、高血脂、非酒精性脂肪肝等代谢紊乱，防止及延缓慢性并发症的发生。血糖控制目标是空腹血糖 < 7.0mmol/L，HbA_{1c} 尽可能控制在 6.5% 以下。

1. 健康教育　不仅针对 2 型糖尿病患儿个体进行健康和心理教育，同时更要对患儿家庭成员进行糖尿病相关知识的普及。合理的生活方式对病情的控制尤为重要。

2. 饮食治疗　饮食控制以维持标准体重、纠正已发生的代谢紊乱和减轻胰岛 B 细胞的负担为原则。6～12 岁儿童为 900～1200kcal/d，13～18 岁则 1200kcal/d 以上。推荐每日糖类供能比为 45%～60%。脂肪的摄入为 25%～30% 为宜。蛋白质摄入量占总能量的 15%～20%。

3. 运动治疗　运动方式和运动量的选择应该个体化，根据性别、年龄、体型、体力、运动习惯和爱好制订适当的运动方案。运动方式可以是有氧运动、力量锻炼或柔韧性训练，包括快走、慢跑、跳绳、游泳、杠铃、沙袋等。每天坚持锻炼至少 30min，每周至少 150min。

4. 药物治疗

（1）在生活方式干预不能很好控制血糖时，需起始药物治疗，可以单用二甲双胍或胰岛素，也可两者联合使用，根据血糖控制情况，采用基础胰岛素或餐时胰岛素治疗。

（2）二甲双胍剂量从 500 mg/d 开始，每周增加 500mg，3～4 周增加到每次 1000mg，每天 2 次。

（3）胰岛素治疗可采用每天 1 次 NPH 或基础胰岛素（开始剂量 0.25～0.50U/kg）。

（4）如果出现严重高血糖，酮症 / 酮症酸中毒则采用胰岛素治疗。

（5）目前还没有足够的研究证明其他的口服降糖药可以用于儿童。

5. 血糖监测　2 型糖尿病患儿也应进行 SMBG。频率应根据血糖控制状况个体化，主要测量空腹和餐后血糖。一旦血糖达标可根据治疗方案及代谢控制水平调整监测次数。每年至少测 2 次 HbA_{1c}，如果使用胰岛素治疗或血糖控制未达标，则每 3 个月测定 1 次。

五、老年糖尿病

（一）老年糖尿病定义及流行病学

老年糖尿病是指年龄≥ 60 岁（WHO 界定≥ 65 岁），包括 60 岁以前诊断和 60 岁以后诊断的糖尿病患者，具有患病率高、起病隐匿、异质性大、危害大等特点。根据《2016 年国民经济和社会发展统计公报》的数据，我国 60 岁及以上老年人口有 2.3 亿，占总人口的 16.7%；65 周岁以上人口 1.5 亿，占 10.8%。老年人糖尿病的患病率更高。2007 ～ 2008 年我国流行病学调查数据显示，老年糖尿病的患病率为 20.4%；2010 年为 22.86%；另有数量相近的糖耐量减低人群。老年是糖尿病防治的重点人群，老年糖尿病的治疗目标是减少急慢性并发症导致的伤残和早亡，改善生存质量，提高预期寿命。

（二）老年糖尿病的特点

1. 2 型糖尿病是老年糖尿病的主要类型。

2. 老年糖尿病患者异质性大，其患病年龄、病程、身体基础健康状态、各脏器和系统功能、并发症与合并症、合并用药情况、经济状况及医疗支持、治疗意愿、预期寿命等差异较大。

3. 60 岁前诊断的老年糖尿病患者糖尿病病程较长，合并糖尿病慢性并发症及合并症的比例高。60 岁以后新发糖尿病患者症状多不典型，血糖相对易于控制，存在糖尿病并发症的比例相对较低，但合并多代谢异常及脏器功能受损情况多见。因此，应重视对老年糖尿病患者的全面综合评估及对并发症与合并症的筛查。

4. 随着年龄的增长，老年糖尿病患者日常生活能力下降，听力、视力、认知能力、自我管理能力降低，运动能力及耐力下降，加之肌少症及平衡能力下降，更容易出现运动伤及跌倒。

5. 老年糖尿病患者急性并发症症状不典型，易于误诊或漏诊。

6. 老年糖尿病患者发生低血糖的风险增加且对低血糖的耐受性差，更容易发生无意识低血糖、夜间低血糖和严重低血糖，出现严重不良后果。

7. 老年糖尿病患者常伴有 ASCVD 的危险因素聚集，如肥胖、血脂异常、高血压、高尿酸血症、高凝状态、高同型半胱氨酸血症等，心、脑、下肢血管等大血管病变的患病率高。

8. 老年糖尿病患者易于合并存在肿瘤、呼吸、消化系统等伴随疾病。

9. 老年糖尿病患者常为多病共存，需要服用多种治疗药物，需要关注和了解药物间的相互作用和影响，避免不合理用药。

（三）老年糖尿病的并发症

1. **急性并发症**　包括 HHS、DKA 及乳酸酸中毒。部分老年糖尿病患者以 HHS 为首发症状。DKA 多因停用胰岛素或出现感染、外伤等应激情况时诱发。乳酸酸中毒常见于严重缺氧及肾功能不全的患者。血糖、渗透压、酮体、血气及乳酸检测有助于鉴别诊断。老年糖尿病急性并发症死亡率较高，需要及时启用胰岛素治疗。

2. **慢性并发症**　糖尿病大血管病变以动脉粥样硬化为基本病理改变，主要包括心、脑及下肢血管病变，具有症状相对较轻或缺如，但病变范围广泛且严重，治疗困难，预后差等特点，是老年糖尿病伤残和死亡的主要原因。随着增龄及糖尿病病程增加，微血管病变患病率增高。糖尿病视网膜病变常见，但因多伴有白内障致使实际诊断率下降。老年糖尿病肾损害是多种危险因素共同作用的结果，血肌酐水平不能准确反映肾功能状态，需要计算肌酐清除率。老年糖尿病患者神经系统损害常见，包括中枢神经系统病变、周围神经病变、自主神经病变等。

3. 低血糖　年龄是发生严重低血糖的独立危险因素。老年糖尿病患者发生低血糖的风险增加，加之感知低血糖的能力和低血糖后的自我调节和应对能力减弱，更容易发生无意识低血糖、夜间低血糖和严重低血糖，出现临床不良后果如诱发心脑血管事件、加重认知障碍甚至死亡。伴有认知功能障碍、自主神经病变、或服用 β 受体阻滞剂，或有反复低血糖发作史的患者尤其需要警惕严重低血糖的发生，应适当放宽血糖的控制目标，尽量选用低血糖风险低的降糖药物，并严密监测血糖变化。

4. 老年综合征　老年糖尿病患者易于出现包括跌倒、痴呆、尿失禁、谵妄、晕厥、抑郁症、疼痛、睡眠障碍、药物滥用、帕金森综合征、压疮、便秘、营养不良、听力障碍和衰弱综合征等在内的老年综合征，严重影响患者的生活质量和预期寿命，增加了糖尿病管理的难度。对此类患者更需要全面评估后慎重考虑治疗获益与风险的平衡，确定以改善生活质量为主的安全治疗策略。

5. 老年糖尿病患者骨折　风险升高，大幅度增加了医疗费用。

6. 老年糖尿病患者抑郁症　发生率明显增加，建议对 65 岁以上的糖尿病患者每年进行一次筛查，并予以相应处理。

7. 老年糖尿病患者痴呆　发生率明显增加，建议对 65 岁以上的糖尿病患者每年进行一次认知功能的筛查。

（四）老年糖尿病的治疗

综合评估老年糖尿病患者的健康状况是确定个体化血糖控制目标和治疗策略的基础，血脂、血压也是如此。对相对健康的老年糖尿病患者，如果仅使用低血糖风险低的口服降糖药物治疗，可以考虑将 HbA_{1c} 控制到接近正常水平；对健康中度受损或健康状态差的老年糖尿病患者，可以酌情放宽血糖的控制目标，但应避免高血糖引发的症状及可能出现的急性并发症。

老年糖尿病患者的降糖治疗应该是在安全前提下的有效治疗。健康教育、合理饮食、安全有效的运动应该贯穿老年糖尿病治疗的全程。根据患者的降糖目标、现有血糖情况、重要脏器功能和经济承受能力等选择合理、便利、可行的降糖药物。可以考虑首选不易出现低血糖的口服降糖药物如二甲双胍、α- 糖苷酶抑制剂、DPP-4 抑制剂等。年龄不是使用二甲双胍的禁忌证。对使用上述药物血糖难以控制达标，且患者自我管理能力较强，低血糖风险可控的患者，可酌情选用胰岛素促泌剂包括磺脲类药物和餐时血糖调节剂，但应尽量避免使用降糖效果很强、作用时间很长、低血糖纠正困难，可能给患者带来严重不良后果的药物如格列本脲。要根据患者特定的身体状况避免使用可能对患者有潜在不良影响的药物。肾功能不全的患者要慎用主要从肾脏排泄的药物；心力衰竭的患者要慎加重心脏负荷的药物；骨质疏松的患者要慎用影响骨代谢的药物；严重缺氧状态下要慎用可能导致乳酸增高的药物等。此外，在必须使用对比剂前后，要鼓励患者多饮水，并短期停用二甲双胍。对胰岛素的使用，要充分考虑到患者胰岛素治疗的获益、使用的便利性和可能出现的问题，以及患者的视力、双手精细配合操作的能力、出现低血糖时的自我应对能力等因素。对空腹血糖升高的患者应首选基础胰岛素治疗。在使用短效或预混胰岛素及其类似物时要注意空腹血糖和餐后血糖的正常生理曲线。老年糖尿病的治疗复杂，涉及多方面的因素，需要更多一些人文关怀，全面评估后慎重考虑治疗获益与风险的平衡，见表 10-8。

表 10-8　根据患者健康状况分层的老年糖尿病患者血糖、血压、血脂的治疗建议

患者临床特点 / 健康状况	评估	合理的 HbA_{1c} 目标（%）[a]	空腹或餐前血糖（mmol/L）	睡前血糖（mmol/L）	血压（mmHg）	血脂
健康（合并较少的慢性疾病，完整的认知和功能状态）	较长的预期寿命	< 7.5	5.0 ～ 7.2	5.0 ～ 8.3	< 140/90	使用他汀类药物，除非有禁忌证或不能耐受
复杂 / 中等程度的健康（多种并存的慢性疾病[b]，或 2 项以上的日常活动能力受损，或轻到中度的认知功能障碍）	中等长度的预期寿命，高治疗负担，低血糖风险较高，跌倒风险高	< 8.0	5.0 ～ 8.3	5.6 ～ 10.0	< 140/90	使用他汀类药物，除非有禁忌证或不能耐受
非常复杂 / 健康状况较差（需要长期护理，慢性疾病终末期[c]，或 2 项以上的日常活动能力受损，或轻到中度的认知功能障碍）	有限的预期寿命，治疗获益不确定	< 8.5	5.6 ～ 10.0	6.1 ～ 11.1	< 150/90	评估使用他汀类药物的获益（二级预防为主）

注：此表为老年糖尿病患者的血糖、血压、血脂的控制目标的共识框架。患者的临床特点分类是公认的概念，但并不是所有患者都可以进行精确的分类。患者和照顾者的意愿也是制订治疗个体化方案的重要考虑因素。需要注意的是，患者的健康状态和意愿是可以随时间而改变的；[a]HbA_{1c}：糖化血红蛋白；[a] 更低的 HbA_{1c} 治疗目标仅适用于没有反复或严重低血糖，或没有治疗负担的个体。[b] 并存的慢性疾病需要达到药物或生活方式干预的程度，包括关节炎、肿瘤、充血性心力衰竭、抑郁、肺气肿、跌倒、高血压、失禁、3 期以上慢性肾病、心肌梗死、脑卒中。多种，指至少 3 种以上，实际上许多患者有 5 种以上的慢性疾病。[c] 单一的终末期慢性疾病，如 3 ～ 4 期充血性心力衰竭、氧依赖性肺疾病、需要透析的慢性肾病、不能控制的转移癌，可导致明显的症状或功能受损，明显减少预期寿命。HbA_{1c}8.5% 相当于平均血糖水平 11.1mmol/L。不推荐更宽松的超过 8.5% 的 HbA_{1c} 控制目标，因为患者会更频繁地暴露于高血糖的状态，导致急性并发症，如尿糖、脱水、高血糖高渗状态、伤口不愈合的发生风险增加；1mmHg=0.133kPa

（五）护理措施

1. 评估　评估健康史，询问病人受伤史、既往史、手术史、饮食、睡眠、过敏史、用药情况等。评估病人的血糖控制情况；评估病人的生命体征、意识、皮肤情况；评估心理-社会状况，了解病人对疾病的认识及心理活动。重点为病人焦虑及抑郁程度、社会支持系统及对有关糖尿病的自我护理知识的掌握情况。老年人因退休等情况导致无法适应角色转变时，如果再患糖尿病，容易产生忧虑情绪。故应重视老年糖尿病病人的心理状况评估。

2. 饮食护理　老年糖尿病病人饮食营养指南同普通人，但制订计划前应考虑老龄病人特点，如活动量减少、味觉减退、合并多种疾病、牙齿等口腔问题、胃肠功能的改变、认知和情绪改变等。老年人群的饮食个体差异很大，营养不足与营养过剩两种极端现象同时存在，此类人群不主张控制饮食降糖。应对病人营养需求进行评估，固定糖类的摄入量和进餐时间，避免血糖大幅度波动。但应限制脂肪摄入，保证富含维生素、蛋白质和纤维素的食物。除向其讲解饮食治疗的目的、重要性之外，饮食治疗计划尽量简单，同时鼓励配偶和家庭成员的加入。合并多种疾病者还需要兼顾其他疾病，如下肢坏疽，要增加含优质蛋白质的食物比例。适当补充微量元素，补充适量的水分（老年人口渴中枢敏感性降低）。

3. 运动护理　在运动前应指导病人做必要的医学检查以全面了解其病情，根据病人具体情况决定运动方式、时间及所采用的运动量。

适合老年人的运动形式有散步、太极、瑜伽、平地慢跑、交谊舞、庭院维护、做家务等舒缓运动形式，运动时应注意循序渐进、量力而行、持之以恒。在血脂、血压、血糖稳定或身体情况允许的条件下适度运动，目标运动心率 =（170 - 年龄）次/分。

运动时需要注意的问题包括健康状况、交通问题、跌倒的风险及对其产生的恐惧、运动环境的安全舒适、低血糖或发生其他疾病的可能等。有下列情况应指导病人暂不宜运动：血压高，收缩压 ≥ 180mmHg；血糖不稳定；有严重心脏病；大量蛋白尿；下肢有坏疽；急性感染、发热等。学会预防和处理运动的不良反应，运动中最好有家属及同伴陪同。

4. 用药护理　在治疗老年糖尿病病人过程中特别注意防止低血糖反应，口服降糖药引起的低血糖容易反复、持久、难以纠正，因此注意老年人低血糖发生。老年糖尿病病人常因已有动脉粥样硬化或糖尿病性血管病变，低血糖时肾上腺素分泌增多使血压上升，因此老年糖尿病病人低血糖发作时常被误诊为心肌梗死或脑血管意外，如忽视对低血糖的治疗，将造成严重的不良后果，故在治疗过程中要密切观察血糖、尿糖变化。

5. 心理护理　老年病人突出的要求是被重视、受尊敬，因此，对老年病人一定要用尊敬的语言及称呼。多用肯定、赞扬和鼓励的语气，消除其思想顾虑，激励、指导病人，增强其战胜疾病的信心。帮助病人学会自我情绪的调节，鼓励倾诉和面对情绪问题，遇到不良刺激时要通过自我安慰的方式转移注意力，达到一个新的心理平衡。

（六）老年糖尿病健康教育

1. 老年病人理解及接受能力差，记忆力下降，应注意语速放慢，不断重复，运用记忆辅助措施，必要时安排护理者或家访护士。

2. 强调自我血糖监控（SMBG）的重要性，强调预防无症状性低血糖的发生，教会病人如何预防和处理低血糖。

3. 建立良好的护患关系，得到病人的信任，此方法教育效果大于普通成人。

4. 鼓励家属陪同接受教育及相关培训，协助病人建立良好的社会支持系统。

5. 强调治疗的依从性。

六、阻塞性睡眠呼吸暂停低通气综合征（OSAHS）与高血糖

OSAHS 是指在睡眠中因上气道阻塞引起呼吸暂停，其特征表现为口鼻腔气流停止而胸腹呼吸尚存，是一种累及多系统并造成多器官损害的睡眠呼吸疾病，是 2 型糖尿病常见的共病之一。在校正肥胖等因素后，OSAHS 与胰岛素抵抗、IGT 和 2 型糖尿病的发生仍密切相关。

（一）糖尿病合并 OSAHS 患病率

两种疾病常在同一个体存在，属于共同罹患疾病（共病），糖尿病患者中 OSAHS 的患病率显著高于一般人群。国外报道 2 型糖尿病患者合并 OSAHS[睡眠呼吸暂停低通气指数（AHI）≥ 5] 的患病率约是 70%（54% ～ 87%），国内研究显示住院 2 型糖尿病患者 OSAHS 的患病率在 60% 以上，诊断率小于 1%。而 OSAHS 患者中糖尿病患病率亦明显高于正常人，肥胖的 2 型糖尿病患者 OSAHS 的患病率高达 86%。

（二）OSAHS 的诊断

1. OSAHS 诊断标准　每夜 7h 睡眠过程中呼吸暂停及低通气反复发作 30 次以上，或 AHI ≥ 5 次 / 小时，如有条件以呼吸紊乱指数（RDI）为准。呼吸暂停事件以阻塞性为主，伴打鼾、睡眠呼吸暂停、白天嗜睡等症状。睡眠呼吸暂停是指睡眠过程中口鼻呼吸气流消失或明显减弱（较基线幅度下降时间 > 90%），持续时间 ≥ 10s。低通气定义为睡眠过程中口鼻气流较基线水平降低 ≥ 30% 并伴动脉血氧饱和度（SaO_2）下降 ≥ 4%，持续时间 ≥ 10s；或是口鼻气流较基线水平降低 ≥ 50% 并伴 SaO_2 下降 ≥ 3%，持续时间 ≥ 10s。AHI 指平均每小时呼吸暂停与低通气的次数之和。RDI 是平均每小时呼吸暂停、低通气和呼吸努力相关微觉醒（RERA）事件的次数之和。RERA 指未达到呼吸暂停或低通气标准，但有时间 ≥ 10s 的异常呼吸努力并伴有相关微觉醒。

2. OSAHS 的诊断方法

（1）多导睡眠图仪：是目前诊断 OSAHS 的"金标准"，可判断严重程度、定量评估睡眠结构、睡眠中呼吸紊乱及低氧情况、心电、血压的变化。

（2）睡眠呼吸初筛仪：简单、易于操作，可在门诊、病房由内分泌科医技人员进行测定。对于中重度 OSAHS 应用初筛仪结果与多导睡眠图仪一致性高。

糖尿病患者出现下列情况应想到共患 OSAHS 的可能性：包括打鼾、白日嗜睡、肥胖、严重胰岛素抵抗、糖尿病控制困难、顽固难治性高血压（以晨起高血压为突出表现）、夜间心绞痛、难以纠正的心律失常、顽固性充血性心力衰竭、反复发生脑血管疾病、癫痫、痴呆、遗尿、夜尿增多、性功能障碍、性格改变、不明原因的慢性咳嗽、不明原因的红细胞增多症等。建议进行相关检查。

3. 糖尿病合并 OSAHS 的治疗

（1）生活方式干预：减重对于 OSAHS 以及糖尿病的治疗都有正向作用，同时能够使

其他治疗方式发挥更好的效果。戒烟酒，戒辛辣刺激食物以免气道水肿，通气不畅加剧。避免服用镇静药物以减轻上气道的塌陷。白天适当运动避免过度劳累。许多 OSAHS 是体位依赖性的，体位改变或减少仰卧睡眠时间可降低 AHI。

（2）降糖药物治疗：对于 OSAHS 伴发 2 型糖尿病的患者，常用降糖药物均可选用，但应尽可能使用不增加体重的药物。由于 OSAHS 易发生夜间缺氧，对于低氧血症严重者慎用或禁用双胍类药物。

（3）改善 OSAHS 的治疗：排查及治疗其他原因所致的 OSAHS。如对甲状腺功能减退症所致 OSAHS 进行甲状腺激素补充治疗。手术治疗上气道阻塞，包括摘除肥大的扁桃体和腺样体、切除鼻息肉、正畸术和颌面部手术等。

持续气道正压通气治疗（CPAP）是 OSAHS 患者的首选治疗方式。国内外研究均显示，CPAP 治疗显著改善 OSAHS 合并 2 型糖尿病患者的胰岛素抵抗，显著降低空腹及餐后血糖，改善血糖波动降低 HbA_{1c}，在血糖控制方面效果明显。

双水平气道正压通气及自动或智能化 CPAP 对合适患者也可考虑选用。口腔矫正器相对经济，对轻度 OSAHS 患者有一定使用价值。目前药物治疗 OSAHS 效果不确切。

应加强医务人员对两病共存的认识，在确诊其中一种疾病时应想到伴发另一种疾病的可能，进而进行相应的筛查。对 OSAHS 的治疗有利于改善糖尿病患者的血糖控制，而治疗糖尿病及其并发症（如自主神经病变）也有利于改善 OSAHS 的病情。

七、糖尿病与感染

糖尿病容易并发各种感染，细菌感染最为常见，在血糖控制较差的患者中真菌的感染亦较常见。糖尿病并发感染可形成一个恶性循环，即感染导致难以控制的高血糖，而高血糖进一步加重感染。糖尿病患者手术部位的感染概率大。感染可诱发糖尿病急性并发症，感染也是糖尿病的重要死因。

（一）糖尿病患者常见感染类型

1. 泌尿系感染 常见，有时可导致严重并发症，如肾盂肾炎、肾及肾周脓肿、肾乳头坏死和败血症。常见的致病菌是大肠埃希菌及克雷伯杆菌；其次为革兰阳性球菌和真菌。

2. 呼吸道感染 肺炎常见的致病菌包括葡萄球菌、链球菌及革兰阴性菌。糖尿病是肺炎球菌感染的菌血症高风险人群。毛霉菌病及曲霉病等呼吸道真菌感染亦多见于糖尿病患者。糖尿病患者发生院内菌血症的风险很高，病死率高达 50%。

3. 结核 糖尿病患者结核的发生率显著高于非糖尿病患者，并且多见非典型的影像学表现。

4. 其他感染 皮肤葡萄球菌感染是糖尿病患者的常见感染之一，多见于下肢。足部溃疡的常见致病菌包括葡萄糖球菌、链球菌、革兰阴性菌及厌氧菌。糖尿病患者牙周炎的发生率增加，易导致牙齿松动。外耳炎常见，但常被忽略。糖尿病也增加了慢性骨髓炎的感染风险。

（二）糖尿病合并感染的防治

1. 预防 良好的血糖控制，加强自身卫生及必要的免疫接种在一定程度上可有效预防严重感染的发生。建议所有 2 岁以上的糖尿病患者须接种肺炎球菌多糖疫苗。65 岁以上的患者如果以前曾经接种过疫苗，而接种时间超过 5 年者需再接种一次。年龄≥ 6 个月的糖尿病患者每年都要接种流感疫苗。

2. 治疗　严格控制血糖为首要措施，胰岛素治疗为首选；进行有效的抗感染治疗，并根据药物敏感试验结果，及时调整抗生素的种类；必要时行外科手术治疗，特别是在糖尿病足病的治疗过程中更为重要。

八、糖尿病与口腔疾病

糖尿病与口腔疾病存在密切关系。糖尿病患者的唾液量减少、流率减慢，唾液内葡萄糖浓度升高，唾液 pH 下降，使口腔的自洁力下降，口腔内环境改变，易引起各种病原微生物的滋生和繁殖，导致口腔发生多种疾病如舌炎、口腔黏膜炎、龋病等。另外，糖尿病患者有着特异性的血管病变，血糖升高，血小板黏附、聚集增强，抗凝血因子减少，红细胞脆性增加，造成牙龈等口腔组织缺血缺氧，血管内皮损伤，容易受到细菌及其产物如内毒素的侵袭。同时糖尿病患者伤口愈合障碍，导致口腔病变迁延难愈。急性感染如颌面部间隙感染若不及时治疗可能危及生命，因此，要关注糖尿病患者的口腔健康。

（一）糖尿病口腔疾病的种类

1. 牙龈炎和牙周炎　糖尿病患者牙周组织易发生感染，临床表现为牙龈肿胀充血、水肿、疼痛，牙周部位可发生牙周脓肿、牙周袋形成，并有脓性渗出。

2. 口腔黏膜病变　糖尿病患者唾液减少，表现为口腔黏膜干燥，失去透明度，有触痛和烧灼痛，味觉障碍。由于口腔黏膜干燥，自洁能力下降，易受到微生物侵入，临床多见感染性口炎、口腔白念珠菌病。

3. 龋齿　糖尿病患者唾液质和量发生改变，自洁能力下降，助长菌斑形成和黏附在牙齿表面上。龋齿在糖尿病患者中普遍存在。

4. 牙槽骨吸收和牙齿松动脱落　糖尿病患者龋缘出现肉芽肿及牙周袋形成，牙周袋内可有积脓，随之牙齿周围齿槽骨吸收，导致牙齿松动、脱落。随患者年龄增长，牙槽骨吸收和牙齿松动脱落现象更为普遍。

5. 颌骨及颌周感染　口腔颌面部有互相连通的筋膜间隙，上至颅底，下达纵隔，内含疏松结缔组织，抗感染能力低，在发生化脓性炎症时可以迅速蔓延。进展的龋齿根尖炎及齿龈炎极易波及颌骨及颌周软组织。糖尿病患者免疫功能下降致炎症扩展更加严重，出现皮肤红肿、局部剧烈疼痛、张口受限、高热、白细胞计数升高，可诱发 DKA。

（二）糖尿病口腔疾病的防治

1. 一般治疗：保持口腔环境清洁，去除局部刺激因素，如牙石、不良修复体、用口呼吸、食物嵌塞等。保持口腔卫生有助于减少感染。提倡患者养成良好的卫生习惯，定期进行口腔检查。

2. 控制血糖：加强血糖控制，有助于口腔病变的治疗，建议患者进行 SMBG。

3. 控制感染：因口腔颌面部感染极易扩散，因此对牙龈炎、颌面部感染等应积极控制，防止炎症进一步蔓延导致病情恶化，可在病原微生物检查的基础上选择合适的抗生素。

4. 对症、支持治疗。

九、糖皮质激素与糖尿病

（一）糖皮质激素与糖尿病风险

内源性（库欣综合征）和外源性（激素治疗）糖皮质激素增多与高血糖关系十分密切。20%～60%的库欣综合征患者出现葡萄糖耐量受损或糖尿病。长期使用糖皮质激素治疗的患者，发生糖尿病的风险增加36%～131%。随着糖皮质激素在疾病治疗与移植抗排异领域的广泛应用，目前全球范围内2%～3%的人群在使用糖皮质激素，类固醇糖尿病的发病率与日俱增，并且与糖皮质激素使用剂量和时间呈显著的正相关关系。

（二）糖皮质激素导致血糖升高的机制

糖皮质激素一方面促进肝脏糖异生与糖原分解，增加肝糖输出以及减少骨骼肌和脂肪组织对葡萄糖的利用，因此降低胰岛素敏感性；另一方面，糖皮质激素通过直接作用，使胰岛 B 细胞功能受损，导致代偿胰岛素抵抗分泌足够量的胰岛素能力受损，因而出现高血糖。

（三）糖皮质激素所致高血糖特点及临床筛查策略

临床观察发现，糖皮质激素所致的高血糖，常以午餐后至睡前血糖升高为主，空腹血糖可以正常。对类固醇糖尿病患者动态血糖分析亦显示类固醇糖尿病患者均以中餐后至睡前血糖升高为主，且容易出现空腹低血糖。因此，采用测定空腹血糖方法可能会低估糖皮质激素导致的血糖升高，尤其是采用每日早晨一次中效糖皮质激素应用者。对于长期服用（超过 2 个月）糖皮质激素者，HbA_{1c} 可更准确反映糖皮质激素引起的高血糖。而对于短期应用糖皮质激素者，监测午餐后及晚餐前血糖随机血糖则显得十分重要。当然，随着疾病进展或糖皮质激素持续应用空腹血糖也随之增高。库欣综合征经过有效治疗或使用外源性糖皮质激素的患者停用糖皮质激素后，也有部分患者出现永久性高血糖。这与长期糖皮质激素增多引起的腹型肥胖和胰岛素抵抗有关。

1. *内源性糖皮质激素增多（库欣综合征）引起糖尿病的治疗策略* 治疗库欣综合征继发糖尿病的最有效策略是治疗原发病，纠正皮质醇增多的病理生理改变。

2. *外源性糖皮质激素所致糖尿病的治疗策略选择* 对于所有外源性糖皮质激素应用者，应尽量采用最小有效剂量，并推荐进行生活方式干预（低热量饮食和充足的中等强度以下运动）。对于空腹血糖 ≥ 11.1mmol/L 的糖皮质激素应用者，胰岛素治疗为首选治疗；而对于既往无糖尿病史服用低剂量糖皮质或空腹血糖 < 11.1mmol/L 的糖皮质激素应用者，可考虑使用口服降糖药物。

建议根据糖皮质激素剂型特点和使用方案制订胰岛素治疗方案。对于早上一次顿服糖皮质激素的患者，可以给予早餐前 NPH。NPH 的起效时间和达峰时间正好与糖皮质激素血药浓度变化一致。一日多次服用糖皮质激素的患者可使用预混胰岛素或一日多次注射短效胰岛素加基础胰岛素。对于应用长效糖皮质激素或关节腔内应用糖皮质激素者，可以选择长效胰岛素控制血糖。对于正在使用胰岛素降糖治疗的糖尿病患者，口服糖皮质激素同时可在原方案基础上加用 NPH。其每日胰岛素使用剂量可根据糖皮质激素总量进行计算（表10-9）。

表 10-9　根据糖皮质激素用量估算每日胰岛素剂量

泼尼松用量（mg/d）	胰岛素剂量（U/kg）
≥ 40	0.4
30	0.3
20	0.2
10	0.1

对于血糖轻度或中度升高（随机血糖 11.1mmol/L 以下）的患者，可使用非胰岛素降糖药。对于短期应用糖皮质激素引起血糖轻度升高者，其口服降糖药物宜选择起效迅速和降低餐后血糖为主的药物。

十、糖尿病伴抑郁焦虑障碍

（一）临床特点

约 1/4 的 2 型或 1 型糖尿病患者存在抑郁症状或抑郁障碍，妊娠糖尿病患者或产后糖尿病患者也是抑郁发生的高危人群，女性抑郁的发生率都显著高于男性。有证据表明，焦虑、抑郁等负性情绪可加重糖尿病的病情。

糖尿病患者中常见的焦虑症状和可诊断的障碍：广泛性焦虑障碍、躯体变形障碍、强迫障碍、特定恐惧症和创伤后应激障碍；引起糖尿病患者焦虑的常见因素是对高血糖、未达降糖目标、胰岛素注射或输液，以及对发生并发症的担忧。

除抑郁、焦虑外，一些其他心理行为障碍（如认知、人格、饮食、睡眠、性功能等）也常见于糖尿病患者。

（二）治疗及管理

心理健康是糖尿病管理中的一部分，改善糖尿病患者的抑郁、焦虑情绪，帮助患者及早摆脱不良心理、恢复自信，不但有助于提高患者的生活质量，也有助于糖尿病的控制。主要包括心理状态的评估和心理治疗部分：

1. 心理状态的评估应始终贯穿糖尿病的治疗。尤其是对有抑郁、焦虑史的糖尿患者，在病情变化（如出现并发症）或存在其他心理社会因素时，应特别注意情绪评估。

2. 心理治疗尤其是认知行为疗法对抑郁、焦虑等情绪障碍有效。糖尿病管理团队成员应能提供必要的心理咨询，最好有专业的心理治疗师或有经验的精神科医师加盟，以便提供更为专业的心理治疗服务。

3. 当患者有以下表现时应将其转至具备糖尿病知识的精神科医师就诊：抑郁症、焦虑症、人格障碍、药物成瘾、认知功能障碍等。

伴有抑郁、焦虑的糖尿病患者血糖不易得到满意控制，微血管和大血管并发症发生的风险可能高于普通糖尿病患者。抗抑郁治疗可改善糖尿病抑郁症患者的抑郁。但某些抗抑郁药物可能对血糖控制和体重造成不良影响。

十一、重性精神障碍及人类免疫缺陷病毒 / 艾滋病药物治疗

（一）重性精神障碍

Meta 分析表明，所有的重性精神障碍（包括精神分裂症、双向情感障碍等）罹患 2

型糖尿病的危险均较普通人群高，女性高于男性。约 1/10 的重性精神障碍患者罹患 2 型糖尿病，反复发作者患 2 型糖尿病的概率几乎是普通人群的 2 倍。精神药物治疗时间越长患糖尿病的危险性越高。

精神药物（包括抗精神病药、抗抑郁药、锂盐。阿立哌唑和氨磺必利例外）有诱发或加重糖尿病的不良后果，并且有增加心血管疾病的危险。抗精神病药物（尤其是第二代药物）可增加肥胖、2 型糖尿病和血脂异常的危险。

（二）人类免疫缺陷病毒 / 艾滋病

研究表明，治疗人类免疫缺陷病毒 / 艾滋病的高活性抗逆转录酶病毒药物也可导致血脂异常和胰岛素抵抗，导致或加重糖尿病，尤其是使用蛋白酶抑制剂时。

建议在制订抗精神病和抗人类免疫缺陷病毒感染的治疗方案时要考虑这些不良反应，并加强患者或照护者教育。开始上述药物治疗前，应检查患者的血糖和血脂，询问是否存在其他危险因素，如高血压、肥胖、吸烟史和特殊疾病家族史。使用抗精神病药物的患者每月检测一次血糖和体重，治疗过程中体重增加者应进行常规血液生化检查。

第六节 糖尿病与代谢综合征及防治

一、代谢综合征

代谢综合征是一组以肥胖、高血糖（糖尿病或糖调节受损）、血脂异常 [高 TG 血症和（或）低 HDL-C 血症] 以及高血压等聚集发病、严重影响机体健康的临床症候群，是一组在代谢上相互关联的危险因素的组合，这些因素直接促 ASCVD 的发生，也增加了发生 2 型糖尿病的风险。代谢综合征病人是发生心脑血管疾病的高危人群，与非代谢综合征者相比，其罹患心血管疾病和 2 型糖尿病的风险均显著增加。

（一）代谢综合征的诊断标准

我国关于代谢综合征的诊断标准如下：

1. 腹型肥胖（即中心型肥胖）：腰围男性 ≥ 90cm，女性 ≥ 85cm。

2. 高血糖：空腹血糖 ≥ 6.1mmol/L 或糖负荷后 2h 血糖 ≥ 7.8mmol/L 和（或）已确诊为糖尿病并治疗者。

3. 高血压：血压 ≥ 130/85mmHg 和（或）已确认为高血压并治疗者。

4. 空腹 TG ≥ 1.70mmol/L。

5. 空腹 HDL-C < 1.04mmol/L。

以上具备三项或更多项即可诊断。

（二）代谢综合征的防治

目前代谢综合征防治的主要目标是预防临床心血管疾病以及 2 型糖尿病的发生，对已有心血管疾病者则要预防心血管事件再发。积极且持久的生活方式治疗是达到上述目标的重要措施。原则上应先启动生活方式治疗，如果不能达到目标，则应针对各个组分采取相应药物治疗。

1. 生活方式干预。保持理想的体重、适当运动、改变饮食结构以减少热量摄入、戒烟和不过量饮酒等，不仅能减轻胰岛素抵抗和高胰岛素血症，也能改善糖耐量和其他心血管疾病危险因素。

2. 针对各个组分如糖尿病或糖调节受损、高血压、血脂紊乱以及肥胖等的药物治疗目标如下：体重在一年内减轻 7% ～ 10%，争取达到正常 BMI 和腰围；血压：糖尿病病人 < 130/80mmHg，非糖尿病病人 < 140/90mmHg；LDL-C < 2.60mmol/L、TG < 1.70mmol/L、HDL-C > 1.04mmol/L（男）或 > 1.30mmol/L（女）；空腹血糖 < 6.1mmol/L、负荷后 2h 血糖 < 7.8mmol/L 及 HbA_{1c} < 7.0%。

二、糖尿病与代谢综合征

糖尿病是代谢综合征（metabolic syndrome，MS）的基本特征之一。代谢综合征的主要组成成分是肥胖病尤其是腹型肥胖、糖尿病或糖调节受损、以高三酰甘油（TG）血症及低高密度脂蛋白胆固醇（HDL-C）血症为特点的血脂紊乱以及高血压。此外，代谢综合征尚包括组织胰岛素抵抗(IR)、高尿酸血症及反映血管内皮细胞功能缺陷的微量白蛋白尿。代谢综合征病人心血管病事件的患病率、发病率及死亡率明显高于非代谢综合征者。有代谢综合征的非糖尿病人群中发生 2 型糖尿病的危险高于无代谢综合征的非糖尿病人群。

三、肥胖者减轻体重对血糖控制的益处

肥胖病尤其是腹型肥胖也是代谢综合征的基本特征之一。研究表明，缺乏体力活动和不健康饮食是超重和肥胖的重要危险因素。运动和生活方式干预，包括饮食和中等程度的体力活动，能够减少多达 60% 的患 2 型糖尿病的危险。也就是说，如果在成年时保持正常体重，可明显降低罹患糖尿病的概率。对于肥胖的糖尿病病人，肥胖可以加重胰岛素抵抗，不利于糖尿病及其并发症的防治。减轻 2 型糖尿病病人的体重能改善血糖和血脂水平，降低血压，从而有助于病情的控制。因此，对于超重、肥胖的糖尿病病人，减轻体重也是重要的治疗目标。保持正常体重和适当的体力活动是预防糖尿病和很多慢性疾病的最有效途径。另外，在糖尿病发病早期，单纯的体重减轻常常收到显著疗效乃至临床治愈。有研究表明，10 年内减少 5kg 体重可以使糖尿病的危险性降低 50% 或更多。

四、代谢综合征的治疗

（一）治疗措施

代谢综合征的治疗包括以下三种。

1. 识别和诊断处于危险中的病人。

2. 推荐合适的生活方式改变。降低体重、锻炼、改变饮食结构即生活方式的改善应作为治疗代谢综合征的关键措施，即使仅仅具有代谢综合征中的某一个特征，降低体重、锻炼也非常重要。生活方式干预是降低代谢综合征病人危险的一线干预。

3. 必要时进行药物干预。对代谢综合征各个成分的处理主要借用单一疾病的治疗指南；代谢综合征的临床干预主要目标是减少心血管疾病的危险性，相关目标是减少代谢综合征病人发生 2 型糖尿病的风险。因此及时识别、诊断和干预代谢综合征可阻止严重并发症包

括 2 型糖尿病和主要冠状动脉事件的发生和发展。

（二）代谢手术治疗

1. **代谢手术的适应证**　年龄在 18～60 岁，一般状况较好，手术风险较低，经生活方式干预和各种药物治疗难以控制的 2 型糖尿病（$HbA_{1c} > 7.0\%$）或伴发疾病并符合以下条件的 2 型糖尿病病人，可考虑代谢手术治疗。

（1）可选适应证：$BMI \geqslant 32.5kg/m^2$，有或无合并症的 2 型糖尿病，可行代谢手术。

（2）慎选适应证：$27.5kg/m^2 \leqslant BMI < 32.5kg/m^2$ 且有 2 型糖尿病，尤其存在其他心血管风险因素时，可慎重选择代谢手术。

（3）暂不推荐：$25.0kg/m^2 \leqslant BMI < 27.5kg/m^2$，如果合并 2 型糖尿病，并有中心型肥胖（腰围男性 $\geqslant 90cm$，女性 $\geqslant 85cm$）且至少有额外的下述 2 条代谢综合征组分：高 TG、低 HDL-C、高血压。手术应在病人知情同意情况下，严格按研究方案进行。

2. **代谢手术的禁忌证**

（1）滥用药物、酒精成瘾、患有难以控制的精神疾病病人，以及对代谢手术的风险、益处、预期后果缺乏理解能力的病人。

（2）1 型糖尿病病人。

（3）胰岛 B 细胞功能已明显衰竭的 2 型糖尿病病人。

（4）外科手术禁忌者。

（5）$BMI < 25kg/m^2$。

（6）GDM 及其他特殊类型的糖尿病。

（三）代谢手术的疗效判断

术后仅用生活方式治疗可使 $HbA_{1c} \leqslant 6.5\%$，空腹血糖 $\leqslant 5.6mmol/L$，可视为 2 型糖尿病已缓解。

五、糖尿病合并脂代谢异常的分类及调脂治疗

（一）脂代谢异常与糖尿病

人体中的脂质主要是三酰甘油（TG）、胆固醇（CH）、磷脂等类脂和脂蛋白。三酰甘油即为平日常说的脂肪，和糖一样是人体能量代谢的主要供能物质，在体内可以互相转换。由于脂肪产热量高、体积小，也是体内储存能量的主要形式。胆固醇和磷脂主要参与体内许多生物膜的组成，并维持各种膜的结构和功能。胆固醇和三酰甘油在体内的运输与代谢需与具有特殊运载功能的载脂蛋白结合，三酰甘油、胆固醇和载脂蛋白结合形成的复合物称为脂蛋白，按其结合后的疏密度分为高密度脂蛋白（HDL）、低密度脂蛋白（LDL）、中间密度脂蛋白（IDL）、极低密度脂蛋白（VLDL）及乳糜微粒（CM）。其中，载脂蛋白 A、HDL 和 LDL 主要与胆固醇代谢有关；载脂蛋白 B、IDL、VLDL 和 CM 主要与三酰甘油代谢有关，人体中的脂质主要来源于食物，也可由体内合成。受基因控制，每个人对脂质的需要和利用能力不尽一致。

血脂是指通过特殊的检测方法能够测到的血浆中的脂质成分，主要包括三酰甘油、胆固醇、载脂蛋白和已经结合的脂蛋白（高密度脂蛋白、低密度脂蛋白）。

脂代谢异常主要是指人体对脂质的吸收、利用、代谢障碍,食入过多是主要的促发因素。表现为血中三酰甘油、胆固醇、载脂蛋白和脂蛋白含量高于正常范围,过多的脂质可以沉积在血管壁和各组织内,引起动脉血管的粥样硬化和组织的脂肪样变。根据血中脂质成分测定结果,习惯于将脂代谢异常分为高三酰甘油血症、高胆固醇血症和三酰甘油、胆固醇均高的混合型高脂血症,各自的病因和治疗方法有所不同。

无论是 1 型还是 2 型糖尿病病人均存在不同程度的脂代谢异常,脂代谢异常与糖尿病关系密切的原因是由于糖尿病病人存在胰岛素缺乏和(或)胰岛素抵抗。由于胰岛素也是脂质代谢过程中诸多功能酶系的调节因子,尤其是脂蛋白脂酶的活性依赖于胰岛素的作用,无论是胰岛素缺乏还是胰岛素抵抗引起的胰岛素作用不足均可导致脂蛋白脂酶活性下降,使 CM 和 VLDL-TG 的降解清除减慢,胰岛素的缺乏还可使 LDL 与其受体结合减少,LDL 分解代谢减低,高血糖的糖化作用也可使 LDL 分解代谢下降;而胰岛素抵抗及高胰岛素血症可促进 TG 合成,且流经肝脏合成 VLDL 的底物尤其是葡萄糖和脂肪酸增加,VLDL 合成增多,VLDL 是 LDL 的主要前身物质,VLDL 水平升高为 LDL 的合成提供更多的原料,使 LDL 的合成增加,高胰岛素血症能激活 HMG-CoA 还原酶的活性,使胆固醇合成增加。总之,糖尿病病人三酰甘油和胆固醇的清除能力下降和(或)合成作用增加,因此常常合并脂代谢紊乱。

(二)糖尿病合并脂代谢异常的类型及特点

糖尿病病人的脂代谢异常分为以下几种。

1. 高三酰甘油血症。

2. 严重高三酰甘油血症伴乳糜微粒血症。

3. 高胆固醇血症。

4. 低高密度脂蛋白胆固醇血症。

5. 混合型高脂血症。多数为混合型高脂血症。

糖尿病病人合并脂代谢异常的特点在 1、2 型糖尿病中略有不同。1 型糖尿病的脂蛋白代谢状况受胰岛素缺乏程度的影响,在血糖控制不佳的病人中 CM、VLDL 和 LDL 浓度增高,HDL 下降,这些异常代谢随着胰岛素治疗而迅速纠正。在血糖控制良好的 1 型糖尿病病人,血清脂类和脂蛋白浓度与非糖尿病者基本相同。

脂代谢紊乱在 2 型糖尿病中比在 1 型糖尿病中更常见,与胰岛素抵抗和胰岛素浓度密切相关,而且异常脂血症的特征在糖尿病前期就已经表现出来,因为高胰岛素血症早与其他代谢异常发生之前就已经出现。2 型糖尿病最常见的是由于 VLDL 升高导致的高三酰甘油血症,常伴有低 HDL-C 血症,而总胆固醇和 LDL 胆固醇浓度和非糖尿病者相似。高三酰甘油血症的主要因素之一是因为流入肝脏的合成 VLDL 的底物尤其是葡萄糖和脂肪酸增加导致 VLDL-TG 的过度生成,因此 2 型糖尿病病人 TG 水平很高且与高血糖的程度平行。2 型糖尿病 VLDL 的过度产生还可能与高胰岛素血症有关,因此即使血糖控制正常也很少使脂质代谢完全恢复正常。除此之外,脂蛋白的结构成份也有改变,包括形成了大而富含 TG 的 VLDL 颗粒及小而密的 LDL。

（三）糖尿病合并脂代谢异常的治疗

LDL 和 VLDL 是致动脉粥样硬化的主要物质，有 60% ～ 70% 的糖尿病病人合并高脂血症，是发生心脑血管和（或）外周血管疾病的首要危险因素，它使动脉粥样硬化引起的死亡率和致残率大大提高，因此，应积极检测、防治糖尿病病人的高脂蛋白血症。

首要措施是建立良好的生活方式。合理饮食：总脂肪小于总热卡的 30%，饱和脂肪小于总热量的 10%，胆固醇的摄入小于 300mg/d，蛋白质占 15% ～ 20%，复合糖类占 50% ～ 60%。当有严重高脂血症存在经上述饮食控制血脂仍未达到目标水平时，总脂肪的比例应降至小于 20%，总胆固醇摄入小于 150 ～ 200mg/d。加强运动：运动量要根据自己的身体健康状况逐渐增加，活动时心率 =（220 − 年龄）×（60% ～ 70%）作为参考。活动时间一般在餐后 1.5 ～ 2h 以后，时间为 45 ～ 60min，每周 5 ～ 6 次即可。同时严格控制血糖并减轻体重。进行调脂药物治疗时，推荐降低 LDL-C 作为首要目标，依据病人 ASCVD 危险高低，推荐将 LDL-C 降至目标值。LDL-C 目标值：极高危 < 1.8mmol/L，高危 < 2.6mmol/L，如果空腹 TG ≥ 5.7mmol/L，为了预防急性胰腺炎，首先使用降低 TG 的药物。

（四）降脂药物的选择

经过控制血糖和合理的饮食及运动治疗 1 个月后，血脂水平仍未达到正常或理想的范围，应使用降血脂药物治疗。降低胆固醇为主的药物有胆酸螯合剂和 HMG-CoA 还原酶抑制剂或他汀类，降低 TG 为主的药物有贝特类和烟酸类，糖尿病病人降脂药的选择主要取决于脂类异常的类型，临床首选他汀类调脂药物。起始宜应用中等强度他汀，根据个体调脂疗效和耐受情况，适当调整剂量，若胆固醇水平不能达标，与其他调脂药物联合使用（如依折麦布），可获得安全有效的调脂效果。如果 LDL-C 基线值较高，现有调脂药物标准治疗 3 个月后，难以使 LDL-C 降至所需目标值，则可考虑将 LDL-C 至少降低 50% 作为替代目标。临床上也有部分极高危病人 LDL-C 基线值已在基本目标值以内，这时可将其 LDL-C 从基线值降低 30% 左右。LDL-C 达标后，若 TG 水平仍较高（2.3 ～ 5.6mmol/L），可在他汀治疗的基础上加用降低 TG 药物如贝特类（以非诺贝特首选）或高纯度鱼油制剂，并使非 HDL-C 达到目标值。对糖尿病肾病病人，应慎用贝特类药物，因为该类药物由肾脏代谢，他汀类药物由于主要从胆汁排泄，在糖尿病肾病病人中使用较为安全，见表 10-10。

表 10-10　常用的降脂药名称、剂量和用法

类型	名称	用法	服药时间
他汀类	洛伐他汀	10 ～ 80mg/d	每晚睡前一次
	氟伐他汀	20 ～ 80mg/d	
	阿托伐他汀钙	20 ～ 80mg/d	
	辛伐他汀	5 ～ 40mg/d	
	普伐他汀	10 ～ 40mg/d	
	美伐他汀	50mg	1 ～ 3 次 / 日

续表

类型	名称	用法	服药时间
贝特类	苯扎贝特	200mg	1 ～ 2 次 / 日
	非诺贝特	100mg	1 ～ 2 次 / 日
	微粒化非诺贝特	200mg	1 次 / 每晚
	吉非罗齐	300mg	1 ～ 3 次 / 日
胆酸螯合剂	多来烯胺	4 ～ 5g	3 次 / 日
烟酸类	烟酸	50 ～ 100mg	2 次 / 日
	阿昔莫司	250mg	2 ～ 3 次 / 日
多烯脂肪酸制剂	ω -3 脂肪酸	0.9 ～ 1.8g	3 次 / 日

六、代谢性疾病治疗中肝肾功能的保护

代谢性疾病主要包括糖代谢异常、血脂异常、高血压、高尿酸血症、肥胖，即我们现在常常提到的代谢综合征。尽管目前代谢综合征的基本病因还不完全清楚，但其涉及的各项代谢异常，以及高胰岛素血症，都会引起肝脏和肾脏的病变，造成肝脏和肾脏功能异常。在治疗代谢综合征的相关药物中，调整脂代谢异常药物、降低血尿酸药物可能会对肝脏功能产生影响，而降压药则可能会影响肾脏功能。但在临床用药中，遵循用药原则、结合病人具体病情，会大大减少或避免治疗中出现的副作用。

（一）降糖药

目前临床所用五大类 10 余种口服降血糖药物不会影响肾脏功能，也没有见到因服用口服降糖（西）药引起肾脏功能异常。西药的研发过程较长，用于临床治疗前需要经过严格的动物实验和人体试验观察，确保选用安全剂量。但是大多数药物需要经过肾脏排出，在肾脏清除功能受损的病人需要调整降糖药的品种（经肾脏排出少）和用药剂量（避免体内蓄积超过安全剂量）。对于糖尿病病人而言，保护肾脏最重要的措施是各项代谢异常指标控制达标。

（二）降压药

除长期用利尿剂治疗外，其他降压药不会造成肾脏功能的损害。一些老年病人使用血管紧张素转化酶抑制剂或受体阻滞剂类降压药可能出现一过性血清尿素和肌酐升高，但减量或者停药可以恢复。中度肾脏功能损伤的病人服用血管紧张素转化酶抑制剂或受体阻滞剂类降压药降低了肾小球的有效滤过压也会出现血清肌酐有一定程度的升高，需在医生指导下调整用药剂量。

对高血压病人来说，只有及时发现高血压，使血压长期稳定控制，才能避免出现高血压引起的肾脏损害。在已有肾功能异常或出现尿中白蛋白增多的病人，减缓肾脏病变的进程，血压需要控制在 130/80mmHg 以下，舒张压不宜低于 70mmHg，老年病人舒张压不宜低于 60mmHg，除合并较严重脑血管病变、血压不能控制过低之外，其余病人均需严格控制血压。

（三）调脂药

调脂药物主要包括以降低胆固醇为主的他汀类药物和降低三酰甘油和升高高密度脂蛋白胆固醇为主的贝特类药物。肝脏是脂代谢的主要脏器，也是调脂药物发挥药理作用的主要器官，由于肝脏耐受这些药物的个体差异，有少数人服用调脂药物后会出现肝脏功能异常（肝脏转氨酶升高），个别人还会影响胆汁代谢（胆红素升高）。故一般要求，第一次服用调脂物 2 周左右，一定要及时监测肝脏酶学指标和血脂谱。仅有轻度肝酶升高，可略辅用护肝药物再观察 2 周，如能随着血脂水平的改善，肝酶也趋向正常时可继续服用。若升高较明显，则当机立断停用，先保护肝脏再做其他药物调整。

当然，长期血脂过高也会影响肝脏功能，对于这些血脂紊乱造成的肝功异常、脂肪肝病人，谨慎选择降脂药。长期控制血脂紊乱，不仅有利于肝脏功能恢复，也能减轻脂肪肝的病理损害。

（四）降尿酸药

降尿酸药包括抑制尿酸合成（别嘌醇、非布司他）和促进尿酸排出（苯溴马龙）的两大类，药物本身均不会影响肾脏功能。痛风病人需根据本人全天尿液中尿酸排泄水平和肾脏功能状态选用不同作用机制的降尿酸药。如果在血尿酸高于正常时候尿酸排泄量小于3.6mmol/d，提示肾脏尿酸排出能力不足，可选用促尿酸排泄的药物苯溴马龙，同时要大量饮水，避免尿酸盐在肾脏的沉积。大量尿酸盐从肾脏排出时，如果尿的酸碱度（pH）< 6时，容易发生尿酸盐结石，会影响肾脏功能，甚至导致慢性痛风性肾病，晚期可发生慢性肾衰竭。但如碱化尿液过度，致尿 pH > 7，又有可能引起尿液中钙离子含量高的人在肾脏形成钙石，也会影响肾功能，甚至发生慢性肾衰竭，为保护肾脏功能，痛风病人每日饮水量需大于 2L，以便保证每日尿量大于 2L（女士大于 1.5L）。已有潜在肾脏功能不全的痛风或高尿酸血症病人，不宜再服用苯溴马龙，仅可选用非布司他，尽可能减少肾脏的负担。

第七节　糖尿病合并非酒精性脂肪肝病人的管理

非酒精性脂肪性肝病（non-alcoholic fatty liver disease，NAFLD）是一种与胰岛素抵抗（insulin resistance，IR）和遗传易感密切相关的代谢应激性肝损伤，疾病谱包括非酒精性肝脂肪变（non-alcoholic hepatic steatosis）、非酒精性脂肪性肝炎（non-alcoholic steatohepatitis，NASH）、肝硬化和肝细胞癌（hepatocellular carcinoma，HCC）。

NAFLD 不仅可以导致肝病残疾和死亡，还与代谢综合征（metabolic syndrome，MetS）、2 型糖尿病（type 2 diabetes mellitus，T2DM）、动脉硬化性心血管疾病以及结直肠肿瘤等的高发密切相关。随着肥胖和 MetS 的流行，NAFLD 已成为我国第一大慢性肝病和健康体检肝脏生物化学指标异常的首要原因。并且，越来越多的乙型肝炎病毒（hepatitis B virus，HBV）慢性感染者合并 NAFLD，严重危害患者生命健康。

一、相关定义

相关定义见表 10-11。

表 10-11 非酒精性脂肪性肝病的相关定义 [非酒精性脂肪性肝病防治指南 （2018 更新版）]

术语	工作定义
非酒精性脂肪性肝病（NAFLD）	肝脏病理学和影像学改变与酒精性肝病相似，但无过量饮酒等导致肝脂肪变的其他原因，患者通常存在营养过剩、肥胖和代谢综合征相关表现
非酒精性（non-alcoholic）	不饮酒和无过量饮酒史 [过去 12 个月每周饮用乙醇（酒精）男性 < 210g，女性 < 140g]，未应用乙胺碘呋酮、甲氨蝶呤、他莫昔芬、糖皮质激素等药物，并排除基因 3 型丙型肝炎病毒感染、肝豆状核变性、自身免疫性肝炎、全胃肠外营养、乏 β 脂蛋白血症、先天性脂质萎缩症、乳糜泻等可以导致脂肪肝的特定疾病
非酒精性肝脂肪变	又称单纯性脂肪肝，是 NAFLD 的早期表现，大疱性或以大疱为主的脂肪变累及 5% 以上肝细胞，可以伴有轻度非特异性炎症
非酒精性脂肪性肝炎（NASH）	NAFLD 的严重类型，5% 以上的肝细胞脂肪变合并小叶内炎症和肝细胞气球样变性。不合并肝纤维化或仅有轻度纤维化(F0 ~ 1)为早期 NASH；合并显著肝纤维化或间隔纤维化（F2 ~ 3）为纤维化性 NASH；合并肝硬化（F4）为 NASH 肝硬化
NAFLD 相关肝硬化	有肥胖症、代谢综合征、2 型糖尿病和（或）NAFLD 病史的隐源性肝硬化

二、病因及发病机制

本病的发病机制复杂，因其病因不同而存在差异，目前广泛被接受的是"二次打击学说"：初次打击是胰岛素抵抗引起良性的肝细胞内脂质沉积；肝细胞内脂质尤其是三酰甘油沉积是形成 NAFLD 的先决条件。导致脂质沉积的代谢异常机制可能与下列几个环节有关：①脂质摄入异常；②线粒体功能障碍；③肝细胞合成游离脂肪酸和三酰甘油增多；④极低密度脂蛋白合成不足或分泌减少，三酰甘油运出肝细胞减少。第二次打击是疾病进展的关键，主要是氧化应激和脂质过氧化，使脂肪变性的肝细胞发生炎症、坏死，持续存在的脂肪性肝炎诱发肝细胞外基质的生成，形成脂肪性肝纤维化和脂肪性肝硬化。

相关因素：

1. 富含饱和脂肪酸和果糖的高热量膳食结构，脂质的积累使肝脏暴露于高浓度的游离脂肪酸和三酰甘油，损害肝脏的代谢过程。

2. 久坐少动的生活方式是 NAFLD 的独立危险因素。

3. 胰岛素抵抗：T2DM、MetS、NAFLD 等均与胰岛素抵抗相关。

4. 肥胖：腹围的增粗与内脏脂肪蓄积密切相关。

5. 其他：高尿酸血症、红细胞增多症、甲状腺功能减退、垂体功能减退、睡眠呼吸暂停综合征、多囊卵巢综合征等都是其危险因素。

三、健康管理

（一）改变不良生活方式

对于肥胖或超重的 NAFLD 病人应首选以减轻体质量为目的的生活方式。有效减重是改善 NAFLD 合并 T2DM 的公认的有效措施。1 年内减重 3% ～ 5% 可改善 MetS 组分和逆转单纯性脂肪肝，体质量下降 7% ～ 10% 能显著降低血清氨基酸转移酶水平并改善 NASH，但是体质量下降 10% 以上并维持一年才能逆转肝纤维化。减轻体重的速度：每周体重下降不宜超过 1.6kg，否则导致脂肪肝加重。减重的主要措施包括饮食和运动。

1. 健康饮食

（1）控制热量摄入，建议每日减少 2092 ～ 4184kJ（500 ～ 1000kcal）热量。

（2）调整膳食结构，适量脂肪和糖类的平衡膳食，限制含糖饮料、糕点和深加工精致食品，增加全谷类食物、ω-3 脂肪酸以及膳食纤维摄入。有研究表明摄入富含 ω-3 多不饱和脂肪酸食物不但能够降低 NAFLD 病人肝脏内脂肪含量，还能阻止 NASH 进展，降低肝细胞癌的发病风险。优质蛋白饮食也能降低 BMI、胰岛素抵抗和肝性坏死性炎症标志物水平。

（3）一日三餐定时适量，严格控制晚餐的热量。

（4）某些食物例如咖啡具有降低普通人群罹患 NAFLD 的风险，以及 NAFLD 病人发生肝纤维化的风险。普洱茶具有调节肝脏糖脂代谢的作用，对维持脂肪组织的正常功能，促进白色脂肪褐色化和调节肌肉糖代谢都有一定的促进作用。

2. 运动

（1）运动类型：有氧运动优于抗阻运动，有氧运动和抗阻运动联合，比单纯有氧运动更能有效降低脂肪和腰围。

（2）很少的运动即便未达到减重的目的，仍然具有改善脂肪肝的作用，少运动强于不运动。

（3）根据兴趣并以能够坚持为原则选择体育锻炼方式。建议中等量有氧运动每周 4 次以上，累计锻炼时间至少 150min。例如：每天坚持中等量有氧运动 30min，每周 5 次。

（二）药物治疗

对于 3 ～ 6 个月生活方式干预未能有效减肥和控制代谢危险因素的 NAFLD 病人，建议根据相关指南和专家共识应用 1 种或多种药物治疗肥胖症、高血压病、T2DM、血脂紊乱、痛风等疾病，但是，目前这些药物对病人并存的 NASH 特别是肝纤维化都无肯定的治疗效果。

1. 减肥药 BMI ≥ 30kg/m^2 的成人和 BMI ≥ 27kg/m^2 伴有高血压病、T2DM、血脂紊乱等合并症的成人可以考虑应用奥利司他等药物减肥，但需警惕减肥药物引起的不良反应，例如：腹泻、脂溶性维生素缺乏、血糖不稳等。

2. 胰岛素增敏剂 ①二甲双胍对 NASH 并无治疗作用，但其可以改善 IR、降低血糖和辅助减肥，建议用于 NAFLD 合并 T2DM 的预防和治疗。②人胰高糖素样肽 -1（GLP-1）类似物利拉鲁肽不仅具备多重降糖机制，而且能够减肥和改善 IR，适合用于肥胖的 T2DM

病人的治疗。③吡格列酮虽然可以改善 NASH 病人血清生物化学指标和肝脏组织学病变，但该药在中国病人中长期应用的疗效和安全性尚待明确，建议仅用于合并 T2DM 的 NASH 病人的治疗。

3. 调脂药物　他汀类和贝特类。①他汀类主要用于降低低密度脂蛋白胆固醇水平，并预防心血管事件发生，鉴于 NAFLD 病人多死于心血管疾病，他汀类对于 NAFLD 的终末干预具有重要意义，特别适用于合并有高胆固醇血症的 NAFLD 病人。②非诺贝特联合己酮可可碱可以间接改善 NAFLD 肝脏炎症和纤维化指标，单独应用无明显优势。

4. 抗炎保肝抗纤维化　鉴于改变生活方式和应用针对 MetS 的药物甚至减肥手术难以使 NASH 特别是肝纤维化逆转，需要应用保肝药物保护肝细胞、抗氧化、抗炎、抗肝纤维化。例如维生素 E 能够改善 NASH 病人的肝脏生化和组织学指标；多烯磷脂酰胆碱、水飞蓟宾、双环醇、甘草酸二胺、还原型谷胱甘肽、S- 腺苷甲硫氨酸、熊去氧胆酸等均对肝脏损伤有治疗作用。

（三）减肥手术

又称代谢手术，不仅最大程度地减肥和长期维持理想体质量，而且可以有效控制代谢紊乱，甚至逆转 T2DM 和 MetS。国际糖尿病联盟建议，重度肥胖（BMI $\geqslant 40kg/m^2$）的 T2DM 病人，以及中度肥胖（$35kg/m^2 \leqslant BMI \leqslant 39.9kg/m^2$）但非手术治疗不能有效控制血糖的 T2DM 病人都应考虑减肥手术。轻度肥胖（BMI：$30 \sim 34.9kg/m^2$）病人如果非手术治疗不能有效控制代谢和心血管危险因素也可以考虑减肥手术。其可以减轻体质量、降低 NAFLD 脂肪变、肝脏炎症及纤维化程度。

（四）减少附加打击以免肝脏损伤加重

对于 NAFLD 特别是 NASH 病人，应避免极低热卡饮食减肥，避免使用可能有肝毒性的中西药物，慎用保健品。NAFLD 病人偶尔过量饮酒可导致急性肝损伤并促进肝纤维化进展，而合并肝纤维化的 NAFLD 病人即使适量饮酒也会增加 HCC 发病风险。多饮咖啡和饮茶可能有助于 NAFLD 病人康复。此外，还需早期发现并有效处理睡眠呼吸暂停综合征、甲状腺功能减退症、小肠细菌过度生长等可加剧肝脏损伤的并存疾病。

（五）肝脏移植手术

NASH 病人肝移植的长期效果和其他病因肝移植相似，特殊性表现为年老、肥胖和并存的代谢性疾病可能影响肝移植病人围术期或术后短期的预后，肝移植术后 NAFLD 复发率高达 50%，并且有较高的心血管并发症的发病风险。

第11章

糖尿病病人相关情况的辅助治疗

第一节 糖尿病病人的心理治疗

在糖尿病的发生、发展及复发中，情绪因素所起的作用是非常关键的。因此，在糖尿病的治疗中，心理治疗和护理就显得十分重要。糖尿病与心理疾病共病率高。在诊治过程中也可能出现情绪及心理状态的变化，需要进行心理评估加以识别，给予心理护理。

一、心理因素对血糖的影响

心理因素是指影响人类健康和疾病过程的认知、情绪、人格特征、价值观念以及行为方式等，在人类健康和疾病的相互转化过程中具有重要作用。

（一）糖尿病病人的心理特点

1. 情绪起伏变化大、不稳定，适应能力差，依赖性强，心神不定、恐惧、忧郁，易产生不安全感。

2. 性格内向，被动、优柔寡断，心情常处于忧郁、焦虑状态。

3. 行为表现为退缩、不愿意参加社交活动，个别情绪表现为暴躁，严重的产生攻击性行为。

（二）心理因素与糖代谢

在生理状态下，内分泌系统在神经系统的调节及激素的反馈作用下，保持相对稳定；机体在应激状态下，可通过下丘脑 - 垂体 - 肾上腺皮质轴刺激肝糖原分解，加重肝糖原异生作用和减弱肝糖原合成，致使血糖升高，促发和加剧糖尿病的程度及其行为改变。

二、糖尿病病人的心理障碍

对糖尿病病人心理障碍的调查显示，多数糖尿病病人存在心理障碍，发生率高达 30% ～ 50%。

（一）病人发生心理障碍的原因

1. 心理因素　自信、自尊、感情、精神刺激、抑郁症、认知功能受损、进食障碍。

2. 环境因素　治疗环境、家庭 / 社会、与医师的关系、糖尿病教育、并发症。

3. 自我管理能力　饮食控制、运动治疗、坚持服药、胰岛素治疗、血糖监测、足部护理、复查。

4.强化因素（检查结果、疾病后果） 血糖值、糖化血红蛋白、胰岛功能、尿蛋白、血压、心电图、酮体、身体感受、并发症、治疗满意度、生活质量。

（二）心理障碍的类型

1.悲观失望、愤怒的心态 青少年患病的1型糖尿病，一旦被确诊，将终身控制饮食和依赖外源性的胰岛素治疗。

对求学、创业、恋爱的渴望和对未来美好生活的憧憬，使这些青少年病人难以接受这一不可抗拒的事实，情绪低落、感情脆弱。近年来，2型糖尿病发病年龄也提前，尤其是有糖尿病家族史的肥胖儿，可在20岁以前被冠以糖尿病的帽子。这些小病人家庭的饮食习惯往往不健康，患儿纠正生活习惯也较困难，常常有一种悲伤、愤怒的情感，表现出对生活失去信心，整天沉浸在悲伤愤怒的情绪之中，甚至迁怒于父母（遗传）。

2.内疚、复杂的心理状态 2型糖尿病病人，中老年人居多，患病后给家庭带来很多麻烦，长年治疗大量医疗费用造成家庭经济拮据；特别是有些父母、子女均患有糖尿病时，父母易患有内疚复杂的心理，表现为自责内疚、愤怒、拒绝和忽视。

3.焦虑、恐惧的心理状态 病人对糖尿病的难治性和对饮食的管理难以承受，加之随着糖尿病病程的进展而出现多种并发症，容易产生焦虑、恐惧的心理。害怕糖尿病影响自己未来的生活和工作，害怕婚姻关系受挫，家庭不能团聚；需要家人照顾的病人则害怕死亡，表现出对治疗过分的关心，精神过度紧张、失眠等。

4.拒绝、满不在乎的心理状态 部分初患糖尿病的病人，因临床症状不明显拒绝承认患病事实；有的病人对高血糖的危害认识不足，自认为对身体无大影响；少数高龄老年病人，不愿意约束自己，随着病程的延长，表现出满不在乎的心态，这些都是一种不良的心理反应，都会影响血糖的控制。这些病人常常不配合治疗，拒绝用药和血糖检查，特别是难以接受胰岛素治疗；在恋爱中的病人害怕对方了解真相，隐瞒病情，因此长期得不到规律、有效的治疗，影响了治疗效果。

5.厌世、抗拒治疗的心理状态 随着病程延长，并发症的增多，治疗效果不佳者，易对治疗用药产生对立态度，自暴自弃，不配合治疗，对医护人员不信任，表现冷漠，无动于衷的态度。

三、糖尿病病人的心理支持

心理支持指在精神上给病人不同形式、不同程度的支持和援助，是临床心理护理中最基本、最常用的方法之一。

1.心理支持疗法的五个方面 解释、鼓励、保证、指导和促进环境改善五个方面。

2.心理支持疗法应遵循的原则

（1）提供适宜的支持：当糖尿病病人面临心理障碍时，给予安慰、同情、鼓励和关心等心理支持。

（2）利用各种支持资源：帮助病人重新认识自己内在或外在的支持资源，内在资源包括自己的优势、长处及应对能力；外在资源包括亲人、朋友、同事、邻居及慈善机构等。鼓励病人利用各种支持资源解决自身问题。

（3）调整认知评价体系：帮助病人改变对困难和挫折的看法，端正其对困难的态度，以客观、现实解决问题的方式来处理困难。

（4）排除面临的困难：人的心理问题是由心理社会因素而诱发的，帮助病人消除或减少一些困难，有利于心理问题的解决。

（5）提高应对能力：不同的应对方式会导致不同的适应结果，因此应与病人一起探讨其应对困难的方式，指出其不当的行为方式，鼓励病人采取积极的、成熟的适应方式。

四、不同年龄段糖尿病病人的心理压力与护理

（一）儿童糖尿病病人的心理压力与护理

1. 儿童糖尿病病人的心理压力分析

（1）患儿的学校表现普遍差于正常儿童。

（2）情绪上的不稳定导致他们在行为上的偏激。

（3）儿童患慢性病影响家庭功能。

（4）患儿心理行为问题的影响因素。

2. 护理应对措施

（1）加强认知教育学习糖尿病知识及技能。

（2）构建和谐的亲子及医护患关系。建立良好、和谐的亲子与医护患关系是进行有效心理应对的基础。热情地与患儿及家长交往，耐心倾听他们的诉说，用宣泄法使积聚在他们内心的忧虑、委屈、烦恼发泄掉；及时表达对他们的关心，尽快稳定他们的情绪，给予支持、鼓励并适时进行糖尿病教育，使他们真切感受到医护人员是他们共同战胜疾病的战友，同时积极与家长沟通，使他们能尽快进行自我调节，学会做情绪的主人，在家庭治疗中起主导作用，改善家长与患儿的互动模式，构建和谐的亲子关系。

（3）积极参加集体、社会活动：鼓励患儿多参加集体活动，如每年定期举办糖尿病患儿及家长联谊会、夏令营、冬令营等活动，使糖尿病儿童能够融入这个特殊的大家庭，找到归属感。鼓励患儿在力所能及的情况下多参加社会公益活动，扩大自己的生活空间，把自己融入社会。

（4）运动及放松训练：采用运动疗法，音乐疗法加放松内心意象法，患儿可根据自己的兴趣和身体状况参加一些活动，能有效缓解抑郁情绪，长期坚持对缓解心理压力十分有效，使患儿在最佳心理状态下主动接受治疗，从而获得最好的治疗效果。

（二）青少年糖尿病病人的心理压力与护理

1. 青少年糖尿病病人的心理压力分析

（1）病人自身生理心理方面：病人年龄小对应激事件心理承受能力低，青春期少年多有叛逆矛盾心理，性格情绪不稳定。

（2）家庭和社会方面的因素：是儿童和青少年糖尿病控制的重要构成部分，父母亲在子女被诊为糖尿病后出现心理失调，给患儿的心理健康造成很大的负面影响。社会因素也是影响心理健康的主要因素，对糖尿病病人有一定的偏见，使青少年病友的心理负担加重，致使他们往往不愿意透露自己是糖尿病病人的身份并出现孤独，性格内向社交退缩等问题。

亲子关系差、农村儿童青少年、教育方式不当、双亲关系紧张、家庭成员间缺少直接交流、父母对子女的了解程度低以及父母双方未能共同管理子女。

2. 护理应对措施　应对作为应激源与应激反应之间重要的中介变量，对个体的身心健康起着重要的调节作用，应对方式是人们为了对付内外要求及其相关的情绪困扰而采用的方法、手段或策略。不同的应对方式可降低或加重病人的心理应激反应，而不良的心理状态及情绪反应将对疾病的转归和预后产生负面影响。建立良好的医关系能够引导青少年糖尿病病人采用积极的应对方式，从而有利于青少年糖尿病病人保持良好的心理状态。

（1）怀疑和否认心理应对：给予关心，耐心细致、详细地介绍糖尿病的知识、高血糖的危害性和不及时治疗所引起的后果，并向其劝说糖尿病本身并不可怕，主要是并发症，应当积极地配合医生的治疗和护士的护理，树立战胜疾病的信心。

（2）焦虑、恐惧心理应对：应当耐心倾听主诉，真诚与之交流，并现身说教、举例，以稳定情绪，给予支持鼓励，适时进行糖尿病知识宣教，调动情绪，变换心境安慰鼓励，使之不断振奋精神，顽强地与疾病作斗争，配合医生控制好血糖，从而缓解心理障碍。

（3）失望、悲观心理应对：应当尊重他们的人格，讲话要和蔼，主动与之谈心，了解其心理活动。用积极、鼓励的语言进行疏导、宽慰，让病人对疾病有正确的认识，主动积极配合各种治疗。

（4）寂寞孤独心理应对：尽量把具有共同的语言和兴趣爱好者安排在同一个病室，使他们之间相互交流思想、增进友谊；还可指导病人进行适当的娱乐活动，如下棋、户外散步等，转移病人对疾病的注意力，激发他们对生活的情趣，有利于病人从孤独中解脱出来，消除寂寞感。

（5）自责、自罪心理应对：应当让病人了解目前虽不能根治糖尿病，但合理地控制饮食，适当地运动，科学地用药，良好的情绪，可以很好地控制病情，并能像健康人一样工作、学习和生活，并享有与正常人同样的寿命。同时做好家属的工作，取得家属的配合，使病人调适不良心态，增强自我保护意识。

（6）启动家庭社会支持系统：糖尿病不是一个人的事情，父母、爱人、孩子、亲戚和朋友，他们都需要你，所以你无法、更不能回避糖尿病。家庭支持对糖尿病人的心理健康起极其重要的作用，鼓励病人经常参加集体活动。

（7）加强应对技能训练提高青少年应付压力的能力。

（8）调整情绪。

（9）清除自卑感，完善人格。

（三）中年糖尿病病人的心理压力与护理

1. 中年糖尿病病人的心理压力分析　中年是人生的一个特殊时期既是家庭的栋梁又是工作岗位上的骨干，生活和事业负担较重，而此时患上不可治愈性疾病，心理上多具有一定的不良反应。加之需要长期用药及控制饮食，易使病人产生心理障碍。

2. 护理应对措施

（1）提供相关疾病知识。

（2）尊重关心病人。

（3）行为疗法：指导病人利用自我放松，生物反馈、想象、分散注意力等方法，缓解其焦虑不安情绪，如与医护人员及病友交谈，听舒缓优美的音乐，适宜的有氧健身及娱乐均有利于病人机体和心理健康的恢复。

（4）心理疏导：鼓励病人通过各种方式宣泄内心的感受、想法及痛苦，缓解其心理压力，如自我言语暗示法、倾诉法等宣泄自己消极的不良情绪。

（5）调动病人家庭、社会支持系统：家庭、社会支持系统是一个人通过家庭、社会联系即能获得的他人精神支持。通过家庭、社会支持，提高心理应对能力，有缓解精神紧张的作用，让病人感受到社会的温暖、家人的关爱。

（四）老年糖尿病病人的心理压力与护理

1. 老年糖尿病病人的心理压力分析

（1）老年人的生理特点：随着年龄的增长，老年人的生理功能逐渐减退，主要表现为活动能力的降低，听力视力的减退，工作能力低下，记忆力和意志的衰退，注意力不集中，缺乏毅力等，这种功能的衰退会给老年人带来很大的心理压力。

（2）老年人的负性心理特征：心烦不安、紧张恐惧，适应能力差、急躁易怒，情感脆弱、失望、孤独忧郁。

2. 护理应对措施

（1）知识宣教，建立良好的医患关系。

（2）心理疏导及支持。

（3）学会应对压力源。

（4）住院期间的指导。

（5）家庭支持。

（6）建立完善的社保体系。

第二节　糖尿病教育者的沟通技巧

糖尿病是一种终身性疾病，糖尿病教育在帮助病人更好地配合医护人员进行治疗、掌握自我管理技巧和预防并发症等方面，具有非常重要的作用，是糖尿病综合治疗中的一个重要组成部分。在教育的过程中，护患沟通的技巧就显得尤为重要，通过应用交流技巧改善了护患关系，提高了病人对护士的信任，从而让糖尿病病人管理好与糖尿病相关的健康问题，以使他们获得较好的自我管理能力，提高病人的生活质量。

一、沟通的定义、分类

1. 定义　为了一个设定的目标，把信息、思想和情感在个人或群体之间传递，并达成共同协议的过程。

2. 分类

（1）语言性沟通：指沟通者以语言或文字、类语言的形式将信息发送给接受者的沟通行为。

（2）非语言性沟通：不使用语言、文字的沟通，形式包括体语和空间效应，如面部表情、仪表姿势、手势触摸、目光接触、空间距离、环境布置等。

二、沟通的重要性

1. 成功的沟通可建立一个良好的护患关系，使病人的心理调节到最佳状态，利用有效的护患沟通技巧对糖尿病病人进行健康教育可以促进生活质量的提高。

2. 护士与病人之间的沟通交流，是护理工作中不可忽视的重要内容，随着改革开放步伐的日益加快，新形势下的护理工作也在逐渐完善，以病人为中心，实行人性化服务，对病人进行身心全方位多层次的护理，护士的一言一行、一举一动，都对病人的心理情绪有着很深的影响，这就要求护士必须转变思想意识，提高护理服务意识，掌握沟通技巧。

3. 通过与病人有效的沟通，拉近护患间的距离，了解病人的身心状况，使病人心情愉快的积极主动的接受治疗。

三、有效沟通的策略

1. 使用恰当的沟通方式："条条大路通罗马"，说的正是达成目标有多种途径的意思，面对不同的沟通对象，或面临不同的情形，应该采取不同的沟通方式，这样方能事半功倍。

2. 考虑病人的观点和立场：有效的沟通必须具有"同理心"，能够感同身受，换位思考，站在病人的立场，以病人的观点和视野来考虑问题。

3. 充分利用反馈机制：进行沟通时，要避免出现"只传递而没有反馈"的状况。

4. 以行动强化语言：中国人历来倡导"言行一致"，语言上说明意图，只不过是沟通的开始，只有转化为行动，才能真正提高沟通的效果，达到沟通的目的。

5. 避免一味说教：有效沟通是护患之间的心灵交流，仅仅试图用说教的方式则违背了这个原则。

四、糖尿病教育者的基本沟通技巧

1. 语言沟通的技巧 提问是语言沟通的基本方法，在健康教育中，为了解病人的健康问题等资料，常运用较婉转的方式进行提问。特别是对于糖尿病病人更应该考虑其心理状态，在临床护理工作中，掌握提问的技巧，有利于护患之间的沟通。

2. 非语言性沟通的技巧 非语言性沟通是运用动作表情、手势、仪表等与病人进行沟通，充分表达护患之间的感情，调节信息的传递，维持相互之间的关系。通过非语言的暗示如点头、皱眉，改变体位来传递信息，从而获得更多有关病人的健康问题资料，心理需求等信息，实现全方位的整体护理。

（1）手势及姿势的运用：在进行语言性沟通的同时，运用手势和身体姿势这些无声的动作，能更清晰的表达护士的用意，让病人能充分理解我们的要求和目的，配合治疗和护理工作。

（2）表情和仪表的作用：面部表情是护士的仪表、行为、举止在面部的集中体现，是病人交往中解除生疏、紧张气氛的重要因素。

（3）沉默的运用：语言技巧固然是重要的，但有时也可能导致误解和厌烦。适时以平静温和的态度表示沉默，同样会使人感到舒服。

（4）空间距离与环境的安排

①亲密距离：沟通双方相距小于 0.5m，适用于护理病人或使用触摸等安慰病人。

②个人距离：沟通双方相距在 0.5～1.2m，护理人员与病人之间进行沟通交流的理想距离。

③社会距离：指沟通双方相距 1.2～4m，如：护理查房、病案讨论，开小型会议等。

④公众距离：指沟通双方相距大于 4m，如：集体健康宣教、专题讲座。

健康教育中，运用不同的空间距离和环境，有利于护患之间的沟通，健康教育和宣教时采用个人距离，若进行集体健康教育时采用公众距离。

3. 良好沟通的六大要素　心灵沟通、微笑、真诚表达、聆听、目光交流、记录。

五、护患沟通障碍原因及原则

1. 沟通障碍的原因

（1）交流信息量不足。

（2）使用专业术语过多。

（3）技术水平不高。

（4）表述、解释不到位。

2. 护患沟通的原则

（1）赢得病人的信任：护患沟通的实效取决于病人对护士的信任程度，只有赢得对方的信任，沟通才有良好的基础。

（2）根据不同性格、年龄层次争取不同方式的沟通：护患沟通的方式因人而异，沟通前护士应了解病人知识水平、理解能力和性格特征、选择对方易接受的方式沟通。

（3）掌握恰当的沟通时机：护士要利用与病人接触频繁，在病房时间多的优势，随时观察病人的病情变化、生活习惯、心理情绪等，在察言观色的基础上，抓住机会，打开话题，由浅入深地进行沟通。

（4）激励性访视：通过避免争论、给予肯定、表达同情、消除抵抗、找出差异 5 项沟通原则激励病人，激励病人很重要的一方面是促使改变，支持病人建立改变的目标，找出克服障碍的方法，及时反馈评价和赞扬成功。

第三节　糖尿病病人的安全管理

随着我国人口老龄化与生活方式的变化，最新的数据调查，我国慢性病及其危险因素监测显示，18 岁及以上人群糖尿病患病率从 1980 年的 0.67% 飙升至 2013 年的 10.4%，糖尿病从少见病，变成一个流行病，面对这个庞大的群体，病人的安全管理十分重要，通过识别与分析糖尿病病人现存的和潜在的护理风险，结合糖尿病病人的特点，总结出适合糖尿病专科的十大安全目标。护理人员风险防范意识及对风险因素评估能力和健全管理机制，能有效指导临床回避和化解护理风险，提高护理质量，为糖尿病病人提供安全、优质、有效的护理服务。

一、实现糖尿病病人安全管理目标的具体措施

（一）安全使用胰岛素

1.胰岛素管理要求

（1）胰岛素属高危药品，应标识清楚，分类放置。胰岛素的保存方法正确，确保在有效期内。

（2）未使用的普通胰岛素和胰岛素笔芯冰箱冷藏保存，保存温度 2～8℃，避免接近冰箱壁和冷冻部位。

（3）使用从冰箱内取出的胰岛素进行皮下注射时需提前 1h 取出，复温至常温后再用。

（4）常用胰岛素开启后存放时限和温度要求见表 11-1。

表 11-1　常用胰岛素存放

胰岛素种类	存放时限	温度要求
诺和灵 50R、芯诺和灵 30R、芯诺和灵 R 芯、诺和灵 N 芯、地特胰岛素	6 周	不超过 30℃
优泌乐、优思灵 USLIN30R、门冬胰岛素芯、门冬 30 胰岛素芯	4 周	不超过 30℃
诺和灵 N 瓶装、诺和灵 R 瓶装、重和林瓶装、重和林芯、甘精胰岛素、优泌林 R 笔芯、优泌林 70/30 笔芯、优泌乐 50、优泌乐 25	4 周	不超过 25℃
重组胰岛素（长秀霖）	30d	不超过 25℃
甘舒霖芯、甘舒霖 30 芯	30d	不超过 25℃
普通胰岛素	4 周	不超过 25℃

2.胰岛素注射笔使用规定

（1）医疗机构可对使用的胰岛素注射笔根据不同种类粘贴不同的颜色标识，内部统一，利于护士查对和应用，预防用药差错的发生。

（2）胰岛素注射笔在初次使用时应在注射笔视窗下方粘贴写有病人床号、姓名、胰岛素开启和有效使用时间的标识。

（3）胰岛素注射笔针头一次性使用。

（4）不同种类胰岛素注射笔粘贴相应颜色标识：速效胰岛素，橘黄色；短效胰岛素，黄色；中效胰岛素，绿色；长效胰岛素，紫色；预混胰岛素，粉色。

3.瓶装胰岛素

（1）静脉用瓶装胰岛素开启后在瓶体上注明开启日期、时间和有效使用日期、时间。

（2）皮下注射瓶装胰岛素开启后在瓶体上注明病人床号、姓名、开启日期、时间和有效使用日期、时间。

（3）掌握标准的胰岛素注射操作流程。

（4）掌握不同剂型胰岛素的起效时间、达峰时间、作用持续时间及给药途径。

4. 注射胰岛素前评估。

5. 正确选用胰岛素注射工具（瓶装胰岛素必须应用胰岛素专用注射器，笔芯胰岛必须使用配套的胰岛素笔），见图 11-1。

6. 严格查对，确保胰岛素剂型、剂量及注射时间准确。

7. 正确注射胰岛素（部位的选择、轮换，注射的深度）

8. 严禁重复使用针头。

9. 指导病人注射后的进餐时间、低血糖的症状及处理方法。

10. 跟进病人的进餐情况。

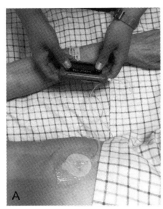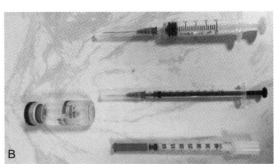

图 11-1　胰岛素泵安装位置示意（A）及正确选用胰岛素注射工具（B）

11. 安全使用胰岛素泵

（1）有胰岛素泵管理指引及标准的操作流程。

（2）告知病人胰岛素泵使用安全须知。

（3）有维护及使用情况登记本。

（4）正确选择输注部位，首选腹部（肚脐 5cm 以外），避免多骨或系皮带的部位。

（5）监测血糖 6 ～ 8 次 / 日，血糖波动较大时如高或低应增加监测频率，及时调整胰岛素剂量。

（6）告知病人输注餐前胰岛素后的进餐时间、低血糖的症状及处理方法。

（7）跟进病人的进餐情况。

（8）做好交接，检查胰岛素的剩余量，观察输注部位有无红肿、渗液、出血、针头脱出及输注管路是否通畅，有无松脱、空气等。

（9）每 3 ～ 5 天更换管道一次，并记录。

（10）及时处理胰岛素泵的各种报警。

（二）口服降糖药物的安全使用

1. 药物应在有效期内，无变质。

2. 护士掌握口服降糖药物的种类、剂量、主要的作用原理及不良反应。

3. 指导病人各种药物的服用时间（餐前、餐中、餐后服用）、方法（吞服、嚼碎）。

4. 告知病人服药后的进餐时间、低血糖的症状及处理方法。

5. 跟进病人的进餐情况。

6. 根据病情需要监测血糖的变化，及时与医生沟通，调整药物剂量。

（三）预防低血糖

掌握低血糖的防治知识，能识别低血糖，了解病人血糖控制的目标值。

小剂量胰岛素治疗时，每小时监测血糖一次，血糖下降速度不宜过快，下降速度保持在每小时 4 ～ 6mmol/L，以免发生因降糖速度过快导致低血糖。血糖降至 13.9mmol/L 时遵医嘱停止使用或减少剂量。

1. 了解有无"无症状性低血糖"的病人，并做好重点观察标识。

2. 行强化治疗的病人，每天应监测血糖 5 ～ 7 次。

3. 做好病人的饮食管理，服用降糖药及注射胰岛素后及时进食。

4. 评估病人是否存在低血糖风险并做好标识。

（四）建立糖尿病病人的血糖"危急值"报告制度

1. 医疗机构应建立适应本单位的血糖"危急值"报告制度及危急值处理流程。

2. 血糖 ≤ 3.9mmol/L、≥ 16.7mmol/L 时，应做好报告及记录。

3. 严格落实血糖监测的质量控制，尤其是各环节质量控制措施，如应有标本采集、储存、运送、交接、处理的规定，并认真落实。

（五）正确监测血糖

1. 操作者应该掌握仪器性能和使用方法。

2. 严禁使用过期、弯曲、潮湿、破碎或其他已经受损的血糖试纸。

3. 血糖仪显示的代码与试纸的代码必须一致。

4. 血糖仪定期质控、维护、清洁；每半年对血糖仪与临床实验室检测血糖的检测结果进行对比；对比结果记录、质控记录保存不得少于 1 年。

5. 采血方法正确。

6. 发现血糖值与临床症状不吻合时，及时与医生沟通。

7. 使用一次性采血装置，杜绝交叉感染。

8. 使用过的采血针与血糖试纸按医疗废弃物处理。

（六）避免糖尿病病人皮肤完整性受损

1. 了解所管理的糖尿病病人有无末梢神经病变及程度。

2. 所管理的糖尿病病人有无发生冻伤、烫伤及其他创伤等情况。

3. 预防病人跌倒 / 坠床，评估高危性跌倒 / 坠床病人，对有高危风险的病人做好健康教育。

4. 输液外渗时慎用局部热敷。

（七）减少糖尿病病人感染风险

1. 贯彻并落实医护人员手部卫生管理制度和手部卫生实施规范。

2. 在任何临床操作过程中应严格遵循无菌操作规范，确保操作的安全性。

3. 使用一次性注射及采血工具。

4. 理想控制血糖，指导糖尿病病人做好皮肤清洁及护理，女性病人注意会阴部清洁。

（八）预防糖尿病足的发生

1. 了解糖尿病足的高危因素、诱因。

2. 评估病人是否存在糖尿病足的高危因素。

3. 指导病人做好足部清洁，每天检查足部有无破损、水疱等。

4. 检查病人落实足部自我护理措施。

5. 发现问题及时转介给医生或专科护士处理。

（九）糖尿病病人的合理饮食

1. 掌握糖尿病饮食原则、每天进食的总热量及餐次分配、三大营养素的比例。

2. 了解不同食物对血糖的影响。

3. 了解病人的血糖水平及控制目标。

4. 与营养师沟通，为病人制订合适的饮食处方。

5. 根据使用的降糖药物指导病人正确的进餐时间。

6. 跟进病人的进餐情况。

7. 督查病人依从性。

（十）糖尿病病人的运动安全

正确指导病人运动，达到有效、安全的运动效果。

1. 评估病人有无运动的禁忌证，合并急性并发症、血糖控制不佳的病人应禁忌运动，运动前监测血糖。

2. 评估病人的运动习惯、运动时间、运动频率、每天的运动量、运动强度和运动方式。

3. 运动前应携带糖尿病"急救卡片"及糖果，穿合适的鞋袜，准备毛巾及足够的水。

4. 指导病人掌握运动过程中的注意事项，预防意外事件发生。

二、糖尿病病人安全管理和科学照顾的常见问题解析

（一）糖尿病病人生病期间如何进行自我管理

糖尿病病人同普通人一样，难免会感冒、发热、胃肠炎或发生其他疾病。此时身体需要额外的能量来应付疾病，于是动用身体储备的糖分；病人即使只进少量的食物或不进食，血糖也可能升高；另外，生病期间大量升血糖激素，也可使血糖升高；再加上生病期间饮食和运功规律的打乱，都会使血糖发生很大的波动。糖尿病病人伴有其他疾病，特别是突发疾病，如感冒、发热等，应积极治疗突发性疾病。注意药物对糖尿病的影响，加强血糖检测。

1. 由于伴有其他疾病，血糖水平常会上升，故应及时就医，决不能延误。切记不可随意停止降糖药或胰岛素治疗，因为生病时人体处于应激状态，可能需要更多的胰岛素，出现严重呕吐、腹泻、不能进食，如监测血糖在控制良好范围内，暂停一次口服降糖药，或胰岛素注射，密切检测 2h 后的血糖。如有特殊变化及时与医生联系，调整胰岛素和口服降糖药物的用量。重症感染，体内容易产生胰岛素抵抗，使糖尿病加重，此时治疗需增加胰岛素用量，还使用原来的胰岛素用量，病情不能控制，易发生酮症

酸中毒。

2. 加强监测血糖和尿酮体。血糖检测应该在每天 4 次以上；血糖高于 15mmol/L 应监测尿酮体。根据血糖监测情况，随时调整胰岛素和药物的剂量。

3. 保证充足的水分摄入，鼓励进食以提供人体所需要能量，食欲缺乏可少食多餐，不能进食普食，可使用流食，如粥、牛奶、果汁等。

（二）糖尿病病人外出就餐的安全问题

外出就餐已经成为我们生活方式的一部分。糖尿病病人外出就餐时如果预计到进餐有可能被延误，应当在去餐馆前最好先进食一些食物。糖尿病病人应当慎重地选择菜肴，选择健康食品，要求少油、少盐、少糖。选择低胆固醇饮食，避免使用动物内脏（如动物肝脏、脑）、蟹、油脂过多的食物等。选择低脂饮食，尽量少食过度油炸的食品（炸鱼、炸鸡、炸土豆片、油炸饼圈等）。避免蛋糕、甜食，选择含糖指数较低的食物。避免软饮料、奶昔或有甜味的果汁，选择淡茶水、矿泉水等。不要忘记治疗药物的使用。外出进餐后 1 ～ 2h 消食，适当进行一些娱乐活动如跳舞、唱歌、乒乓球等。

（三）糖尿病病人驾车外出时安全问题

糖尿病病人特别是 1 型糖尿病病人，确实存在有一些潜在的危险：包括有低血糖症的发生和长期糖尿病并发症的影响。例如：白内障或糖尿病视网膜病变所引起的视力下降或周围神经病变、干扰驾驶机械操作的血管病变、足溃疡和截肢等。特别是对于使用胰岛素治疗的病人，低血糖症或无症状性低血糖能够引起交通事故，因为低血糖可以导致认知功能不全、判断能力下降。有些糖尿病病人尽管已经意识到低血糖的发生，由于难以控制的行为，无法停止驾驶。所有使用胰岛素治疗的司机，应当在其身边存放有葡萄糖片或其他可以迅速食用的糖类，如饼干、糖果、甜饮料等，并且放在随手可以取用的地方。在行车期间发生低血糖时，应当将车安全地停靠在路边，采取适当的处理方法，及时纠正低血糖。应当随身携带糖尿病急救卡；有条件者在驾车外出前、途中、到达目的地后仔细监测血糖。

（四）生活中其他常见安全问题

1. 皮肤损伤的早期如何处理

（1）检查皮肤是否有水疱、裂口及擦伤等。感染及坏疽都是从微小创伤引起的，一旦发现，应立即消毒，每 4 ～ 8 小时观察，必要时给予包扎和到医院就诊。

（2）保持足部皮肤完整清洁。表皮擦破时，不要用指甲去撕，而应立刻用香皂、酒精等消毒清洁。如有以下各种情形时，应立刻请医生诊治：淤血、肿胀、发红、发热、破溃等。

（3）预防足部真菌感染。每次洗脚或洗澡后，在指间扑撒痱子粉，保持局部干燥。若已患有足癣，可用克霉唑软膏，有继发感染的足病人应使用 1 ：8000 高锰酸钾溶液洗脚，每日 1 ～ 2 次，擦干后外用消炎药膏及纱布包裹，必要时应口服抗生素。

2. 预防跌倒和骨折

（1）避免在湿滑的地面行走，减少在家中引起跌倒的因素，拿掉障碍物，增加照明。

（2）注意锻炼，保持肌肉协调功能，改善平衡失调。

（3）矫正视力，穿防滑鞋、拄手杖，和家人一起外出活动，不使用可能会增加引起跌倒的药物（镇静剂和催眠药）。

（4）钙补充合理充分，首选天然食物，食物摄取不足时再加服钙剂，保证适量维生素 D 摄入（老年人 400 ～ 800U）。

3. 预防传染性疾病

（1）保持良好通风，保持居室空气新鲜。

（2）室内清扫或消毒。

（3）勤晒衣被，阳光下暴晒 ≥ 6h。

（4）煮沸消毒 15min 或蒸汽消毒 10min，毛巾 500mg/L 含氯消毒剂浸泡消毒 20 ～ 30min。

（5）符合（原）卫生部《规范》的消毒剂 100 ～ 250mg/L 表面擦拭。

（6）正确洗手习惯、七步洗手法，肥皂搓手时间 ≥ 1min，提倡使用洗手液。

（7）充足睡眠，均衡的膳食营养和适量的体育运动。

（8）避免接触流行病传染病人。

（9）及时清理消毒分泌物和排泄物。

附 B：糖尿病筛查、初诊及随诊简要方案

一、筛查

通过对危险因素的非正式评估（附表 B-1，附表 B-2）或使用评估工具，如中国糖尿病风险评分表（附表 B-3）筛查糖尿病病人，指导临床医师识别糖尿病前期及未确诊的 2 型糖尿病病人并对其进行确诊检测，使更多病人从糖尿病预防工作中获益。建议处于糖尿病前期的病人应至少每年监测 1 次血糖相关指标，以明确糖尿病前期是否进展为糖尿病。

附表 B-1　成人中筛查糖尿病或糖尿病前期的工作定义

● 年龄 ≥ 40 岁

● 有糖尿病前期（IGT、IFG 或两者同时存在）史

● 超重及肥胖（BMI ≥ 24kg/m²）或中心型肥胖（男性腰围 ≥ 90cm，女性腰围 ≥ 85cm）

● 一级亲属中有 2 型糖尿病家族史

● 有妊娠期糖尿病史的女性

● 高血压（血压 ≥ 140/90mmHg 或正在行高血压治疗）

● HDL-C ≤ 0.91mmol/L 和（或）TG ≥ 2.22mmol/L

● 动脉粥样硬化性心血管疾病患者

● 多囊卵巢综合征患者或伴有与胰岛素抵抗相关的临床状态（如黑棘皮病等）

首次筛查结果正常者，宜每 3 年至少重复筛查一次；初始结果异常者，应考虑更频繁的检测

注：IGT. 葡萄糖耐量异常；IFG. 空腹血糖异常；BMI. 体质指数；HDL-C. 高密度脂蛋白胆固醇；TG. 三酰甘油；1mmHg=0.133kPa

附表 B-2　在无症状儿童中检测 2 型糖尿病或糖尿病前期的工作定义 [a]

标准

● 超重（体重＞理想身高的 120%）

加上以下任何两个危险因素：

  ● 家族史：一级或二级亲属患有 2 型糖尿病
  ● 胰岛素抵抗的症状或与胰岛素抵抗相关的病症（黑棘皮病，高血压，血脂异常，多囊卵巢综合征，或小于足月出生体重）
  ● 产妇有糖尿病史或患有妊娠糖尿病

发病年龄：10 岁或青春期发病，青春期提前

检测频率：每 3 年 1 次

注：[a]18 岁以下的人群

附表 B-3　中国糖尿病风险评分表

评分指标	分值
年龄（岁）	
20 ～ 24	0
25 ～ 34	4
35 ～ 39	8
40 ～ 44	11
45 ～ 49	12
50 ～ 54	13
55 ～ 59	15
60 ～ 64	16
65 ～ 74	18
收缩压（mmHg）	
＜ 110	0
110 ～ 119	1
120 ～ 129	3
130 ～ 139	6
140 ～ 149	7
150 ～ 159	8
≥ 160	10
体质指数（kg/m^2）	
＜ 22.0	0
22.0 ～ 23.9	1
24.0 ～ 29.9	3
≥ 30.0	5
腰围（cm）	
男性＜ 75.0，女性＜ 70.0	0
男性 75.0 ～ 79.9，女性 70.0 ～ 74.9	3
男性 80.0 ～ 84.9，女性 75.0 ～ 79.9	5
男性 85.0 ～ 89.9，女性 80.0 ～ 84.9	7
男性 90.0 ～ 94.9，女性 85.0 ～ 89.9	8
男性≥ 95.0，女性≥ 90.0	10
糖尿病家族史（父母、同胞、子女）	
无	0
有	6
性别	
女性	0
男性	2

注：1mmHg=0.133kPa；判断糖尿病的最佳切点为 25 分，总分≥ 25 分者应进行口服葡萄糖耐量试验检查

二、初诊

1. 为确定个体化的治疗目标，初诊时就应进行完整的医学评估（包括初诊和后续随访评估、并发症评估、心理评估、合并症管理以及整个过程中病人的参与情况），要详细询问糖尿病及其并发症的临床症状、了解糖尿病的家族史。对已经诊断的糖尿病病人，复习以往的治疗方案和血糖控制情况，并进行以下体格检查和化验检查（附表 B-4）。

（1）体格检查：身高、体重、计算 BMI、腰围、血压和足背动脉搏动。

（2）化验检查：空腹血糖、餐后血糖、HbA_{1c}、TC、TG、LDL-C、HDL-C、尿常规、肝功能、肾功能。1 型糖尿病病人、血脂异常和年龄 > 50 岁的妇女测定血清 TSH。

（3）特殊检查：眼底检查、心电图及神经病变相关检查。若条件允许，应检测尿白蛋白和尿肌酐。

（4）糖尿病心理健康评估。

2. 制订最初需要达到的目标及应该采取的措施：综合病人的年龄、心血管疾病史等情况，确定个体化的血糖控制的最初目标。帮助病人制订饮食和运动的方案，肥胖者确定减轻体重的目标。建议病人戒烟、限酒。根据病人的具体病情处方合理的降糖药物并指导药物的使用。教育病人进行自我血糖监测如血糖测定的时间和频度，并做好记录。告诉病人下次随诊的时间及注意事项。

3. 常用体质指标

（1）体质指数（BMI）= 体重 / 身高 ^{2}（kg/m^2）。

（2）腰围：肋骨下缘与髂嵴连线中点的腹部周径。

（3）臀围：臀部最大周径。

（4）腰臀比（WHR）：腰围 / 臀围。

三、随诊

查看病人血糖记录手册，分析化验结果如空腹和餐后血糖、HbA_{1c}。讨论饮食及运动方案的实施情况，询问药物的使用剂量、方法及副作用。确定下一步要达到的目标和下一步治疗方案。对于血糖控制平稳并达标的病人建议每年测定 2 次 HbA_{1c}；对于治疗方案改变或血糖控制没能达标的病人，建议每季度测定 1 次 HbA_{1c}。对于高血压的病人每次随访都要测定血压，根据血压水平调整治疗方案，同时要注意降压药的副作用。

附表 B-4　糖尿病综合医学评估表

病史

- 糖尿病发病时的年龄和特征（如：有无糖尿病症状、酮症、是否为 DKA 起病、是否为体检时发现）
- 进餐模式、营养状态、体重变化、睡眠习惯（模式和时间）、运动习惯；营养教育的来源和需求；儿童和青少年要了解生长发育情况
- 补充和替代医学应用的情况
- 筛查社会心理问题和其他影响糖尿病患者自我管理的问题（如经济、后勤、社会资源）
- 吸烟史、饮酒史、药物滥用史
- 糖尿病教育、自我管理、支持来源和需求
- 既往的治疗方案和治疗效果（如 HbA_{1c} 记录）、目前治疗情况包括药物、药物服用的依从性及所存在的障碍评估、饮食和运动的方案以及改变生活方式的意愿

- 血糖监测结果和患者应用监测数据的情况
- DKA 发生史：发生频率、严重程度及原因
- 低血糖发生史：发作时的意识、严重程度、频率及原因
- 糖尿病相关并发症和合并症史

  微血管并发症：糖尿病视网膜病变、糖尿病肾病、神经病变（感觉性包括足部病变史；自主神经性包括性功能障碍和胃轻瘫）

  大血管并发症：冠心病、脑血管疾病、外周动脉疾病

  合并症：高血压、血脂异常、高尿酸血症等

  其他：适当的方法筛查抑郁、焦虑和进食障碍及糖尿病痛苦[a]、口腔疾病
- 对有生育能力的女性，了解避孕和孕前规划

体格检查

- 身高、体重、BMI、腰围；儿童和青少年的生长发育
- 血压测定，包括必要时测量立位血压
- 眼底检查
- 甲状腺触诊
- 皮肤检查（如黑棘皮病，胰岛素注射部位）
- 详细的足部检查（视诊、足背动脉和胫后动脉触诊、有无膝、腱反射、痛觉、温度觉、振动觉、单丝尼龙丝触觉）实验室检查
- HbA_{1c}，如果上一次检查超过 3 个月，则结果不可用
- 在 1 年之内没有如下结果，需要测定

空腹血脂谱，包括总胆固醇、LDL-C、HDL-C 和三酰甘油

肝功能

尿常规

尿微量白蛋白与尿肌酐，并计算比值

血肌酐和 eGFR

1 型糖尿病患者、血脂异常和年龄 > 50 岁的妇女需测定血清

TSH

注：DKA. 糖尿病酮症酸中毒；HbA_{1c}. 糖化血红蛋白；BMI. 体质指数；LDL-C. 低密度脂蛋白胆固醇；HDL-C. 高密度脂蛋白胆固醇；eGFR. 预估肾小球滤过率；TSH. 促甲状腺激素；[a] 有关糖尿病特异性筛查措施的更多详情请参阅"糖尿病患者的心理治疗"

四、相关参考资料

（一）口服葡萄糖耐量试验（OGTT）方法

1. 晨 7 ～ 9 时开始，受试者空腹（8 ～ 10h）后口服溶于 300ml 水内的无水葡萄糖粉 75g，如用 1 分子水葡萄糖则为 82.5g。儿童则予每千克体重 1.75g，总量不超过 75g。糖水在 5min 内服完。

2. 从服糖第 1 口开始计时，于服糖前和服糖后 2h 分别在前臂采血测血糖。

3. 试验过程中，受试者不喝茶及咖啡，不吸烟，不做剧烈运动，但也无须绝对卧床。

4. 血标本应尽早送检。

5. 试验前 3d 内，每日糖类摄入量不少于 150g。

6. 试验前停用可能影响 OGTT 的药物如避孕药、利尿剂或苯妥英钠等 3 ～ 7d。

（二）常用降压药

见附表 B-5。

附表 B-5　高血压常用降压药

通用名	英文名	常用剂量（mg）	最大剂量（mg/d）	主要不良反应
卡托普利	catopril	12.5～50.0 每日2～3次	450	咳嗽，血钾升高，血管性水肿
依那普利	enalapril	5～40 每日1次	40	咳嗽，血钾升高，血管性水肿
西拉普利	cilazapril	2.5～5.0 每日1次	10	咳嗽，血钾升高，血管性水肿
福辛普利	fosinopril	10～40 每日1次	40	咳嗽，血钾升高，血管性水肿
培哚普利	perindopril	4～8 每日1次	8	咳嗽，血钾升高，血管性水肿
雷米普利	ramipril	2.5～10.0 每日1次	20	咳嗽，血钾升高，血管性水肿
赖诺普利	lisinopril	10～40 每日1次	80	咳嗽，血钾升高，血管性水肿
贝那普利	benazepril	5～40 每日1次	40	咳嗽，血钾升高，血管性水肿
咪达普利	imidapril	2.5～10.0 每日1次	10	咳嗽，血钾升高，血管性水肿
氯沙坦	losartan	50～100 每日1次	100	血钾升高，血管性水肿（罕见）
缬沙坦	valsartan	80～160 每日1次	320	血钾升高，血管性水肿（罕见）
厄贝沙坦	ibesartan	150～300 每日1次	300	血钾升高，血管性水肿（罕见）
坎地沙坦	candesartan	8～16 每日1次	32	血钾升高，血管性水肿（罕见）
替米沙坦	telmisartan	40～80 每日1次	80	血钾升高，血管性水肿（罕见）
奥美沙坦	olmesartan	20～40 每日1次	40	血钾升高，血管性水肿（罕见）
依普沙坦	eprosartan	400～800 每日1次	800	血钾升高，血管性水肿（罕见）
硝苯地平	nifedipine	10～30 每日3次	90	水肿，头痛，潮红
硝苯地平缓释片	nifedipine SR	10～20 每日2次		水肿，头痛，潮红
硝苯地平控释片	nifedipine CR	30 每日1～2次		水肿，头痛，潮红
苯磺酸氨氯地平	amlodipine besylate	2.5～10.0 每日1次	10	水肿，头痛，潮红
非洛地平	felodipine	2.5～10.0 每日1次	10	水肿，头痛，潮红
拉西地平	lacidipine	4～8 每日1次	8	水肿，头痛，潮红
佩尔地平	perdipine	40 每日2次	80	水肿，头痛，潮红
尼群地平	nitrendipine	10～20 每日3次	60	水肿，头痛，潮红
尼莫地平	nimodipine	30～60 每日3次		水肿，头痛，潮红
乐卡地平	lercanidipine	10～20 每日1次	20	水肿，头痛，潮红
地尔硫䓬缓释片	diltiazem SR	90 每日2次	360	水肿，头痛，眩晕
维拉帕米缓释片	verapamil SR	120～240 每日1次	480	房室传导阻滞，心功能抑制，便秘
美托洛尔缓释剂	metoprolol SR	47.5～95.0 每日1次	190	支气管痉挛，心功能抑制
比索洛尔	bisoprolol	2.5～10.0 每日1次	20	支气管痉挛，心功能抑制
阿替洛尔	atenolol	12.5～50.0 每日1次	100	支气管痉挛，心功能抑制
普萘洛尔	propranolol	20～90 每日3次	320	支气管痉挛，心功能抑制
拉贝洛尔	labetalol	200～600 每日2次	1200	直立性低血压，支气管痉挛
卡维地洛	carvedilol	12.5～50.0 每日2次	100	直立性低血压，支气管痉挛
阿罗洛尔	arotinolol	10～15 每日2次	30	直立性低血压，支气管痉挛
呋塞米	furosemide	20～40 每日1～2次	80	血钾降低

续表

通用名	英文名	常用剂量（mg）	最大剂量（mg/d）	主要不良反应
氯噻酮	chlorthalidone	12.5～25 每日 1 次	100	血钾减低，血钠减低，血尿酸升高
氢氯噻嗪	hydrochlorothiazide	12.5～25.0 每日 1 次	50	血钾减低，血钠减低，血尿酸升高
吲达帕胺	indapamide	1.25～2.50 每日 1 次	2.5	血钾减低，血钠减低，血尿酸升高
吲达帕胺缓释片	indapamide SR	1.5 每日 1 次	1.5	血钾减低，血钠减低，血尿酸升高
阿米洛利	amiloride	5～10 每日 1 次	10	血钾增高
氨苯蝶啶	triamterene	25～100 每日 1 次	100	血钾增高
螺内酯	spironolactonee	10～40 每日 1～2 次	80	血钾增高
特拉唑嗪	terazosin	1～20 每日 1～2 次	20	直立性低血压
多沙唑嗪	doxazosin	1～8 每日 1～2 次	16	直立性低血压
哌唑嗪	prazosin	1～10 每日 2～3 次	20	直立性低血压

（三）常用降糖药

见附表 B-6。

附表 B-6　常用降糖药（不包括胰岛素）

通用名	英文名	每片（支）剂量（mg）	剂量范围(mg/d)	作用时间（h）	半衰期（h）
格列本脲	glibenclamide	2.5	2.5～20.0	16～24	10～16
格列吡嗪	glipizide	5	2.5～30.0	8～12	2～4
格列吡嗪控释片	glipizide-XL	5	5.0～20.0	6～12（最大血药浓度）	2～5（末次血药后）
格列齐特	gliclazide	80	80～320	10～20	6～12
格列齐特缓释片	gliclazide-MR	30	30～120		12～20
格列喹酮	gliquidone	30	30～180	8	1.5
格列美脲	glimepiride	1, 2	1.0～8.0	24	5
消渴丸（含格列本脲）	XiaokePill	0.25mg 格列本脲/粒	5～30 粒（含 1.25～7.50mg 格列本脲）		
二甲双胍	metformin	250、500、850	500～2000	5～6	1.5～1.8
二甲双胍缓释片	metformin-XR	500	500～2000	8	6.2
阿卡波糖	acarbose	50、100	100～300		
伏格列波糖	voglibose	0.2	0.2～0.9		

续表

通用名	英文名	每片（支）剂量 (mg)	剂量范围 (mg/d)	作用时间 (h)	半衰期 (h)
米格列醇	miglitol	50	100～300		
瑞格列奈	repaglinide	0.5、1、2	1～16	4～6	1
那格列奈	nateglinide	120	120～360	1.3	
米格列奈钙片	mitiglinide calcium	10	30～60	0.23～0.28（峰浓度时间）	1.2
罗格列酮	rosiglitazone	4	4～8		3～4
罗格列酮＋二甲双胍	rosiglitazone/metformin	2/500			
吡格列酮	pioglitazone	15	15～45	2（达峰时间）	3～7
西格列汀	sitagliptin	100	100	24	12.4
西格列汀＋二甲双胍	sitagliptin/metformin	50/500 50/850			
沙格列汀	saxagliptin	5	5	24	2.5
沙格列汀＋二甲双胍缓释片	saxagliptin/metformin-XR	5/500 5/1000 2.5/1000			
维格列汀	vildagliptin	50	100	24	2
维格列汀＋二甲双胍	vildagliptin/metformin	50/850 50/1000			
利格列汀	linagliptin	5	5	1.5（达峰时间）	12
利格列汀＋二甲双胍	linagliptin/metformin	2.5/500 2.5/850 2.5/1000			
阿格列汀	alogliptin	25	25	1～2（达峰时间）	21
艾塞那肽	exenatide	0.3/1.2ml，0.6/2.4ml	0.01～0.02	10	2.4
利拉鲁肽	liraglutide	18/3ml	0.6～1.8	24	13
贝那鲁肽	benaglutide	2.1ml/4.2mg	0.3～0.6	2	0.25
利司那肽	lixisenatide	0.15/3ml 0.3/3ml	0.01～0.02	1～2（达峰时间）	2～4
达格列净	dapagliflozin	10	10	24	12.9
恩格列净	empagliflozin	10	10～25	1.3～3.0（达峰时间）	5.6～13.1
卡格列净	canagliozin	100/300	100～300	1～2（达峰时间）	10.6～13.1

（四）常用胰岛素及其作用特点

见附表 B-7。

附表 B-7　常用胰岛素及其作用特点

胰岛素制剂	起效时间（min）	峰值时间（h）	作用持续时间（h）
短效胰岛素（RI）	15～60	2～4	5～8
速效胰岛素类似物（门冬胰岛素）	10～15	1～2	4～6
速效胰岛素类似物（赖脯胰岛素）	10～15	1.0～1.5	4～5
速效胰岛素类似物（谷赖胰岛素）	10～15	1～2	4～6
中效胰岛素（NPH）	2.5～3.0	5～7	13～16
长效胰岛素（PZI）	3～4	8～10	长达20
长效胰岛素类似物（甘精胰岛素）	2～3	无峰	长达30
长效胰岛素类似物（地特胰岛素）	3～4	3～14	长达24
长效胰岛素类似物（德谷胰岛素）	1	无峰	长达42
预混胰岛素（HI 30R，HI 70/30）	0.5	2～12	14～24
预混胰岛素（50R）	0.5	2～3	10～24
预混胰岛素类似物（预混门冬胰岛素30）	0.17～0.33	1～4	14～24
预混胰岛素类似物（预混赖脯胰岛素25）	0.25	0.50～1.17	16～24
预混胰岛素类似物（预混赖脯胰岛素50，预混门冬胰岛素50）	0.25	0.50～1.17	16～24

（五）常用调脂药

见附表 B-8。

附表 B-8　常用调脂药物

通用名	英文名	常用剂量（mg）	主要副作用
非诺贝特	fenofibrate	200	消化不良，胆石症，肝脏血清酶升高和肌病
吉非贝齐	gemfibrozil	1200	消化不良，胆石症，肝脏血清酶升高和肌病
洛伐他汀	lovastatin	20	头痛，失眠，抑郁，腹泻，腹痛，恶心，消化不良，肝脏转氨酶升高，肌病
辛伐他汀	simvastatin	20～40	头痛，失眠，抑郁，腹泻，腹痛，恶心，消化不良，肝脏转氨酶升高，肌病
普伐他汀	pravastatin	40	头痛，失眠，抑郁，腹泻，腹痛，恶心，消化不良，肝脏转氨酶升高，肌病
氟伐他汀	fluvastatin	40～80	头痛，失眠，抑郁，腹泻，腹痛，恶心，消化不良，肝脏转氨酶升高，肌病
阿托伐他汀	atorvastatin	10～20	头痛，失眠，抑郁，腹泻，腹痛，恶心，消化不良，肝脏转氨酶升高，肌病
瑞舒伐他汀	rosuvastatin	10	头痛，失眠，抑郁，腹泻，腹痛，恶心，消化不良，肝脏转氨酶升高，肌病
匹伐他汀	pitavastatin	2	头痛，失眠，抑郁，腹泻，腹痛，恶心，消化不良，肝脏转氨酶升高，肌病
烟酸缓释片	nicotinic acid	500～2000	胃肠道反应，颜面潮红，高血糖，高尿酸（或痛风）
考来烯胺	cholestyramine	4000～16000	胃肠不适，便秘
考来替泊	colestipol	5000～20000	胃肠不适，便秘
考来维仑	colesevelam	3800～4500	胃肠不适，便秘
依折麦布	ezetimibe	10	头痛，恶心，偶见肝酶、肌酶升高
多甘烷醇	policosanol	5～20	偶见皮疹

（六）常用实验室检查数据及换算

见附表 B-9。

附录 B-9　常用实验室检查数据及换算

项目	新制单位参考值	旧制单位参考值	换算系数（新－旧）	换算系数（旧－新）
空腹血糖（FPG）	3.61～6.11mmol/L	65～110mg/dl	18	0.055 51
三酰甘油（TG）	0.56～1.70mmol/L	50～150mg/dl	88.57	0.011 29
总胆固醇（TC）	2.84～5.68mmol/L	110～220mg/dl	38.67	0.025 86
高密度脂蛋白胆固醇（HDL-C）	1.14～1.76mmol/L	44～68mg/dl	38.67	0.025 86
低密度脂蛋白胆固醇（LDL-C）	2.10～3.10mmol/L	80～120mg/dl	38.67	0.025 86
钾（K$^+$）	3.5～5.5mmol/L	3.5～5.5mEq/L	1	1
钠（Na$^+$）	135～145mmol/L	135～145mEq/L	1	1
氯（Cl$^-$）	96～106mmol/L	96～106mEq/L	1	1
钙（Ca^{2+}）	2.12～2.75mmol/L	8.5～11mg/dl	4.008	0.2495
磷（P）	0.97～1.62mmol/L	3～5mg/dl	3.097	0.3229
尿素氮（BUN）	3.6～14.2mmol/L	5～20mg/dl	1.401	0.714
肌酐（Cr）	44～133μmol/L	0.5～1.5mg/dl	0.01131	88.402
尿酸（UA）	150～420μmol/L	2.5～7.0mg/dl	0.0131	59.49
二氧化碳结合力（CO$_2$CP）	22～28mmol/L	50～62vol%	2.226	0.4492
收缩压（SBP）	90～140mmHg	12.0～18.7kPa	0.133	7.5
舒张压（DBP）	60～90mmHg	8.0～12.0kPa	0.133	7.5
总胆红素（T-Bil）	3.4～20μmol/L	0.2～1.2mg/dl	0.05847	17.1
直接胆红素（D-Bil）	0～7μmol/L	0～0.4mg/dl	0.05847	17.1
血清总蛋白（TP）	60～80g/L	6.0～8.0g/dl	0.1	10
血清白蛋白（ALB）	40～55g/L	4.0～5.5g/dl	0.1	10
血清球蛋白（GLO）	20～30g/L	2.0～3.0g/dl	0.1	10
谷丙转氨酶（ALT，GPT）	0～40U/L	＜120U（改良金氏法）		
谷草转氨酶（AST，GOT）	0～40U/L	＜120U（改良金氏法）		
碱性磷酸酶（ALP，AKP）	40～160U/L			
胰岛素	27.9～83.6pmol/L	4～12μU/ml	0.144	6.956
C肽	0.3～1.3nmol/L	0.9～3.9ng/ml	3.000	0.333

高血压篇

第 12 章

原发性高血压

第一节 流 行 病 学

全球约 1/3 的成年人患有高血压，高血压的患病率和发病率在不同国家、地区或种族之间有差别，发达国家较发展中国家高，美国黑色人种约为白色人种的 2 倍，在某些非洲国家，多达 50% 成年人患有高血压。高血压的患病率、发病率及血压水平随年龄增长而升高，高血压在老年人中较为常见，尤其是收缩期性高血压。近年来，少年儿童高血压发病率以年均 0.58% 的速度增加。高血压引发心脏病和其他慢性病的情况急剧增加。

一、患病率

高血压已经成为严重危害人类健康的重大疾病，是脑卒中和冠心病发病的主要危险因素。我国有超 50% 的心脑血管病发病与高血压有关。我国分别于 1958 ～ 1959 年、1979 ～ 1980 年、1991 年、2002、2012 ～ 2015 年进行了 5 次全国性的高血压抽样调查。结果显示，我国成人高血压患病率分别为 5.1%、7.7%、13.6%、18.8%、27.9%（粗测率；标准化率为 23.2%），表明我国人群高血压患病率呈持续增长趋势。

2002 年调查显示，我国的高血压人群达 1.6 亿，2012 年我国高血压患者多达 2.45 亿人，处于高血压前期的约 4.35 亿人（占总人口的 41.3%）。大中型城市高血压患病率高，农村地区居民的高血压患病率增长速度较快，2012 ～ 2015 年全国调查结果显示农村地区的患病率（粗率 28.8%，标准化率 23.4%）首次超越了城市地区（粗率 26.9%，标准化率 23.1%）。面对如此庞大的高血压人群，怎样去做好防治工作，是政府和医务工作者亟待解决的重大难题。

二、知晓率、治疗率、控制率

在过去的数十年中，我国高血压普遍存在"三高""三低""三不"现象。"三高"即患病率高、致残率高、增长趋势高，"三低"即知晓率低、治疗率低、控制率低，"三不"即患者普遍不规律用药、不监测血压、不重视非药物治疗。2002 年我国高血压知晓率、治疗率、控制率分别为 30%、25%、6%，2014 年分别为 42.6%、34.1%、9.3%。2015 年最新研究我国高血压患者总体知晓率、治疗率、控制率分别为 51.6%、45.8%、16.8%，较前有了明显的提高。知晓率、治疗率、控制率均为女性高于男性，城市高血压治疗率显著高于农村，南方知晓率、治疗率、控制率较北方为高，少数民族治疗率和控制率低于汉族。

三、流行特点

（一）年龄

高血压的患病率通常随年龄增长而升高，我国目前半数以上的老年人患有高血压。

（二）性别

男女总体患病率差别不大，青年期男性略高于女性，女性在围绝经期（更年期）前患病率略低于男性，但在更年期后迅速升高，甚至高于男性。

（三）地理位置

从南方到北方，高血压的患病率呈递增趋势，可能与北方年平均气温较低和日照时间较短，以及北方人群盐和脂肪酸的摄入量较高有关，华北及东北为高发区；沿海患病率高于内地，可能与盐摄入量较高有关。

（四）民族

不同民族之间高血压的患病率也有一些差异，藏族、蒙古族、满族等患病率较高，而壮族、苗族和回族、布依族等患病率则较低，可能与各民族生活的地理环境和饮食习惯有关，比如藏族人群多地处高原缺氧地区、蒙古族位于高纬度地区并进食奶和肉类食物较多。尚未发现各民族之间有明显的遗传背景差异。

四、高血压的危害

高血压已经成为我国居民心脑血管疾病的首要危险因素。据调查，我国 60%～70% 的脑卒中和 40%～50% 的心肌梗死与血压升高有关。每年新发脑卒中约 200 万人，新发心肌梗死约 50 万人，其中 1/2～2/3 的患者不同程度地丧失劳动能力。据推算，我国 2018 年心血管病患病人数为 2.9 亿，死亡率居首位，占居民疾病死亡构成的 40% 以上，每年约 350 万人因心血管疾病死亡，1/2 以上与高血压有关。因而有效地控制血压是预防心脑血管疾病的关键。美国预防、检测、评估与治疗高血压全国联合委员会第七次报告（JNC7 报告）中指出，收缩压每降低 2～5mmHg，脑卒中的发生降低 35%～40%、死亡降低 6%～14%，心肌梗死的发生下降 20%～25%、死亡降低 4%～9%，心力衰竭的发生下降 50%，总死亡率下降 3%～7%。

五、我国人群高血压的特点

（一）患病率高而知晓率、治疗率和控制率均很低

目前我国高血压人群约 2.45 亿，面对如此庞大的高血压人群，该如何做好高血压防治工作，对人类是一大严峻挑战。

（二）治疗顺应性差，因而病情重者多

由于我国人民健康知识普及较差，往往病情较重或出现了并发症才就医。很多患者不按医师的指导或不能长期坚持药物治疗，随意自行更改医生制订的治疗方案，生活方式改变的持久性也不好。

（三）高盐低钾的饮食习惯

我国居民大部分地区的钠盐摄入量为 12 ～ 15g/d（2012 现况调查我国成人平均烹调盐摄入量为 10.5g/d），明显高于世界卫生组织推荐＜ 6g/d 的标准，而且进食蔬菜水果普遍较少，钾摄入不够。我国人 24h 尿钠钾比值＞ 6，而西方人仅为 2 ～ 3。减盐可降压、增盐将升压，我国高血压患者中 50%～ 60% 为盐敏感型，这种关系比正常人明显。

（四）高同型半胱氨酸

据研究，我国居民高同型半胱氨酸（Hcy）普遍比西方人高，农村居民比城市居民高。Hcy 损害血管内皮，引起动脉硬化和血压增高，因而建议服小剂量叶酸，可减少血中 Hcy。

（五）饮酒者多

我国饮酒人数众多，酗酒者亦多，部分男性高血压患者有长期饮酒嗜好和饮烈性酒的习惯。酗酒是高血压的危险因素，饮酒会降低降压治疗的疗效，过量饮酒可诱发急性心脑血管意外，应重视长期过量饮酒对血压和高血压发生的影响。

（六）夜间血压增高者多

低杓型、非杓型，甚至反杓型者并不少见。我国大样本的流行病学研究表明，无论是正常人还是高血压患者，血压的杓型规律不如欧美人群的那样明显，夜间血压降低者少。我国人多夜间血压偏高者，脑卒中发病增多。

（七）并发症主要是脑卒中

2008 年我国居民死因抽样调查显示，脑血管病已居首位，死亡率高于欧美国家 4 ～ 5 倍，是日本的 3.5 倍，甚至高于泰国、印度等亚洲国家。我国脑卒中发病率以每年 8.7% 的速度增长，预计 2020 年，脑卒中发病人数将达到 370 万结果显示，中国人脑卒中多与睡眠时间少、工作时数长等过劳因素有关，并认为这是脑卒中发病的独立危险因素。

（八）肥胖者多

已证实肥胖与高血压和糖尿病密切相关。目前我国城市成人人群，超重率已超过 30%。

（九）吸烟者多

目前我国 20 ～ 30 岁的男性吸烟率将近 50%，男性农民普遍吸烟，男性医务人员吸烟率也居高不下。

（十）与快速城镇化有关

研究证实，离城市越近的农村高血压患病率越高，原因是远离城市者体力劳动多，走路多，精神压力小，睡眠时间充足。目前，我国农村逐渐城镇化，高血压患者在增多，应该引起高度的注意！

第二节　病因和发病机制

一、与高血压发病有关的因素

高血压是遗传易患性和环境因素相互作用的结果。一般认为遗传因素约占 40%，环境因素约占 60%。

（一）遗传因素

高血压有明显的家族聚集性，约有 60% 高血压患者有高血压家族史。高血压的家族聚集性有以下表现：①患有高血压的人群其亲属的高血压发病率及血压水平高于其他人群。②夫妻双方均患高血压，其子女发病概率高达 46%，因为父母与亲生子女之间存在共同的遗传基础，可以证明高血压的家族聚集性主要是遗传因素的作用。高血压的家族聚集现象提示了遗传因素在高血压发病中的重要作用，但同时也可能与其他因素相关，如因有共同生活环境而共同存在的某些环境因素。关于高血压的基因定位，在全世界进行的 20 多个高血压全基因组扫描研究中，发现共有 30 多个可能有关的染色体区段，分布在 13 号和 20 号染色体以外的所有染色体上。迄今，高血压的基因定位结果大多不一致，而且范围偏大；高血压的候选基因筛查结果也不一致，还没有一个基因被肯定为高血压的相关基因。高血压的遗传可能存在主要基因显性遗传和多基因关联遗传两种方式。血压升高不是一个基因，而是一组基因的功能，每一种可能只起轻微的作用。近年来，虽然有关高血压的基因研究报道很多，但是尚无突破性进展。

（二）环境因素

1. 高钠、低钾饮食　高钠、低钾饮食是我国大多数高血压病患者发病的主要危险因素。钠盐摄入量与血压水平和高血压的患病率呈正相关，而钾盐摄入量与血压水平呈负相关，膳食钠 / 钾值与血压的相关性更强。膳食中钠盐摄入量平均每日增加 2g，血压平均升高 2.0/1.2mmHg；钠盐摄入减少 6g/d，高血压人群血压降低 7/4mmHg，正常血压人群血压降低 4/2mmHg。WHO 建议一般人群每日摄盐量控制在 5g 以下；美国 AHA 推荐高血压患者摄盐量为 < 6g/d，进一步可降至 3.8g/d，如果不能将钠摄入量降至目标水平，至少每日减少 2.5g 盐以达到降压作用。我国大部分地区，人均每日食盐摄入量在 12 ～ 15g 及以上，不同地区人群血压水平和高血压的患病率与钠盐平均摄入量有显著关系，摄盐越多，患病率和血压水平越高，我国北方地区人群的食盐摄入量相对较高。然而，在同一地区人群中，个体间血压水平与摄盐量并不相关，摄盐过多导致血压升高可能主要见于对盐敏感的人群，我国人群普遍对盐敏感。钾盐摄入量与血压呈负相关。

2. 超重和肥胖　超重和肥胖也是血压升高的重要危险因素，约 1/3 的高血压患者有不同程度的肥胖。体重常是衡量肥胖程度的指标，一般采用体质指数（BMI），即体重（kg）/ [身高（m）]^2。BMI ≥ 24kg/m^2 者，即为超重，BMI ≥ 28kg/m^2 者，即为肥胖。BMI 与血压水平呈正相关，BMI 每增加 3kg/m^2，4 年内发生高血压的风险，男性增加 50%，女性增加 57%。我国 24 万成人随访资料的汇总分析显示，BMI ≥ 24kg/m^2 者，发生高血压的风险是体重正常者的 3 ～ 4 倍。肥胖的类型与高血压的发生关系密切，腹部肥胖者 [腰围 ≥ 90/85cm（男 / 女）] 容易发生高血压，风险是腰围正常者的 4 倍以上。腰围 / 臀围值可反映向心性肥胖程度，腹部脂肪聚集越多，高血压水平越高。随着我国社会经济发展和生活水平的提高，人群中超重和肥胖的比例与人数均明显增加，2012 年，18 岁及以上成人中超重率到 30.1%、肥胖率为 11.9%；6 ～ 17 岁青少年超重率为 9.6%、肥胖率为 6.4%。肥胖致高血压原因机制复杂，肾脏、神经系统、血管内皮功能异常及脂肪病变均起到了重要的作用，具体机制有待阐明。

3. 饮酒　饮酒量与血压水平呈线性相关，长期大量饮酒可使血压升高。每日饮酒超过 50g 者有明显较高的高血压的发病率。虽然一次少量饮酒后血压会在短时间内有所下降，但长期少量饮酒可使血压轻度升高，长期过量饮酒则使血压更明显升高，负荷量饮酒后血压明显下降，之后缓缓上升，次日血压开始升高。酒的主要成分乙醇（酒精）有收缩血管的作用，其代谢产物乙醛有舒张血管的作用，不同性质作用与饮酒后的不同时间有关。如果每日平均饮酒 > 3 个标准杯（1 个标准杯相当于 12g 乙醇，约合 360g 啤酒，或 100g 葡萄酒，或 30g 白酒），血压平均升高 3.5/2.1mmHg，且血压上升幅度随着饮酒量增加而增大。饮酒还会降低降压药物治疗的疗效。过量饮酒常致血压急剧增高诱发急性脑出血或急性心肌梗死。美国心脏病学会建议高血压病人每日饮酒少于 15g/d（相当于 6% 酒精度啤酒 250ml，12% 酒精度葡萄酒 125ml，烈性酒 25ml），可能会对血压有降低作用。目前少量饮酒有利于心血管健康的依据不足。

4. 吸烟　研究表明，吸烟者的高血压发病率比不吸烟者高 2.5 倍。烟草中的尼古丁促使交感神经末梢释放去甲肾上腺素增加，使小动脉收缩，血压上升；还可通过氧化应激（NO）损害一氧化氮介导的血管舒张引起血压增高；还可使血液中的脂肪类物质增加，促进动脉硬化及高血压发展。

5. 精神心理因素　焦虑、紧张、抑郁、愤怒、恐惧等情绪反应都能导致血压增高，精神紧张者发生高血压风险是正常人群的 1.18 倍。负性情绪会导致阵发的血压暂时增高，经过数月、数年的血压反复波动，最终形成血压持续性升高的高血压病。比如长期从事高度精神紧张工作的人群、城市脑力劳动者、从事高度精神紧张职业的人群发生高血压的可能性较大；长期生活在噪声环境中，听力敏感性减退者患高血压也较多。高血压患者经休息或精神松弛后，症状和高血压水平往往可获得一定程度的改善，但是对于伴有严重心理疾病的高血压病人，要在药物治疗的基础上重视心理治疗。

二、发病机制

高血压的发病机制十分复杂，是多种机制共同参与并以多种方式相结合而产生的。至今仍是高血压领域研究的热点。

（一）交感神经系统活性亢进

各种病因因素使大脑皮质下神经中枢功能发生变化，神经递质浓度与活性异常，包括去甲肾上腺素、肾上腺素、多巴胺、5- 羟色胺、神经肽 Y、血管加压素、脑钠肽、脑啡肽和中枢肾素 - 血管紧张素系统，导致交感神经系统活性亢进、血浆儿茶酚胺浓度升高、阻力小动脉收缩增强，进而血压增高。

（二）肾性水钠潴留

各种原因引起肾脏水钠潴留，机体自身调节全身血流，为避免心排血量增高使组织灌注过度，全身阻力小动脉收缩增强，导致外周血管阻力增高；压力 - 利尿钠机制可将潴留的水钠排泄出去，也可能通过肾外排钠激素（如内源性类洋地黄物质）分泌释放增加，在排泄水钠的同时使外周血管阻力增高。这个学说的理论意义在于将血压升高作为维持体内水钠平衡的一种代偿方式。有较多因素可引起肾脏水钠潴留，如亢进的交感活性使肾血管阻力增加；肾小球有微小结构病变；肾脏排钠激素（前列腺素、激肽酶、肾髓质素）分泌减少，或者肾外排钠激素（内源性类洋地黄物质、心房钠尿肽）分泌异常，或者潴钠激素（18-羟脱氧生皮质酮、醛固酮）释放增多。

（三）肾素 - 血管紧张素 - 醛固酮系统（RAAS）激活

经典的 RAAS 包括：肾小球入球小动脉的球旁细胞分泌肾素，激活肝脏产生的血管紧张素原，生成血管紧张素 I，然后经肺血管内皮产生的血管紧张素 I 转化酶（ACE）生成血管紧张素 II。血管紧张素 II 是 RASS 的主要效应物质，作用于肾小球分泌的血管紧张素 II 受体（AT1），使小动脉平滑肌收缩，刺激肾上腺皮质细胞分泌醛固酮，通过交感神经末梢突触前膜的正反馈使去甲肾上腺素分泌增加。这些作用均可使血压升高，参与高血压发病并维持高血压。近年来，人们对 RAAS 有新的认识和进展：①发现组织内也存在 RAAS（如血管壁、心脏、中枢、肾脏及肾上腺），也有 RAAS 的各种组成成分。②发现 RAAS 新成分，Ang（3～8）、Ang（1～9）、Ang（1～7）、Ang（1～12）。③发现 AT1、AT2 和 AT4（IRAP）亚型受体。④发现生成 Ang II 的旁路途径。⑤发现 ACE2～Ang（1～7～Mas）受体通路和 RAAS 的双向调节机制。⑥发现心血管组织存在醛固酮受体，促使纤维化。⑦发现肾素 - 前肾素受体（RPR）或独立于 Ang II 途径。上述发现提示，RAAS 对心脏、血管功能和结构的作用，可能在高血压的发生和维持过程中有更大的影响。

（四）细胞膜离子转运异常

血管平滑肌细胞有许多特异性的离子通道、载体和酶，组成细胞膜离子转运系统，维持细胞内外钠、钾、钙离子浓度的动态平衡。遗传性或获得性细胞膜离子转运异常，包括钠泵活性降低、钠、钾离子协同转运缺陷、细胞膜通透性增强、钙泵活性降低，可导致细胞内钠、钙离子浓度升高，膜电位降低，激活平滑肌细胞兴奋 - 收缩耦联，使血管收缩反应性增强，平滑肌细胞增生与肥大，血管阻力增高。

（五）胰岛素抵抗

胰岛素抵抗（insulin resistance，IR）是指必须以高于正常的血胰岛素释放水平来维持正常的糖耐量，表示机体组织对胰岛素处理葡萄糖的能力减退。约 50% 的原发性高血压患者存在不同程度的胰岛素抵抗，在肥胖、血三酰甘油升高、高血压与糖耐量减退同时并存的患者中最为明显。近年来，人们认为胰岛素抵抗是 2 型糖尿病和高血压发生的共同病理生理基础，但是胰岛素抵抗如何导致血压升高，尚未获得肯定解释。胰岛素抵抗和高胰岛素血症可有家族性聚集趋势，在家族性血脂异常伴有高血压的家族中，患有高血压父母的子女在没有高血压发生之前已有高胰岛素血症的存在。而当发生高血压后，血浆胰岛素升高更为明显，说明其与遗传和高血压发病有一定的关系。体型偏瘦的高血压患者可有胰岛素抵抗，胰岛素敏感性可下降 20%～40%，血压水平与胰岛素敏感性之间呈负相关，而且 24h 血压水平与胰岛素敏感性之间关系更为密切。因此原发性高血压患者的胰岛素抵抗并非后天性而与遗传原发性缺陷有关，抗高血压药物治疗可以降压，但是否能纠正胰岛素抵抗尚不清楚。

（六）动脉弹性减退

大动脉弹性和外周血管的压力反射波是收缩压与脉压的主要决定因素。覆盖在血管表面的内皮能生成、激活和释放各种血管活性物质，如一氧化氮（NO）、内皮素（ET-1）、前列环素（PGI2）、内皮依赖性血管收缩因子（EDCF）等，调节心血管功能。年龄增长及各种心血管危险因素作用（如血脂异常、血糖升高、吸烟、高同型半胱氨酸血症等），氧自由基产生增加，NO 灭活增强，氧化应激（oxidativestress）反应影响动脉弹性功能和结构。由于动脉弹性减退，脉搏波传导速度增快，反射波抵达大动脉的时相从舒张期提前到收缩期，出现收缩期延迟压力波峰，导致收缩压升高，舒张压降低，脉压增大。阻力小动脉结构（血管数目稀少或壁／腔值增加）和功能（弹性减退和阻力增大）改变，影响外周压力反射点的位置或反射波强度，对脉压增大也起重要作用。

第三节　病理生理和病理

高血压早期无明显病理改变。心脏和血管是高血压的主要靶器官。长期高血压引起的心脏改变主要是左心室肥厚和扩大。长期高血压引起的全身小动脉病变，主要是壁／腔值增加和管腔内径缩小，导致重要靶器官（如心、脑、肾）组织缺血。高血压时机体还出现微循环毛细血管稀疏、扭曲变形，静脉顺应性减退。目前认为，血管内皮功能障碍是高血压时最早期和最重要的血管损害。高血压引起血管损害的可能机制为：①长期血管壁周期性应力增加引起弹性纤维断裂。②血管壁应力通过平滑肌细胞的信号传递系统激活有丝分裂蛋白激酶（MAPK），促使平滑肌细胞增殖和蛋白质合成。③氧化应激。

一、动脉

高血压时整个动脉系统均受累，大动脉与小动脉的病变性质、发生率、原因不一致。

（一）大动脉

高血压引起的大动脉病变主要有两种类型，即粥样硬化与纤维性硬化。前者分布呈局灶性，如冠状动脉、腹主动脉、股动脉、颈动脉，病变主要在内膜层，引起管腔狭窄，影响血流传输，导致组织缺血或梗死；后者分布呈弥漫性，病变累及动脉壁全层，以中层为主，引起管腔扩张，影响缓冲功能。动脉顺应性减退是高血压大动脉主要的特征性改变，大动脉顺应性是左心室后负荷的主要决定因素，顺应性减退可导致左心室收缩期室壁应力增加与左心室肥厚；导致血流不稳定，容易产生涡流或反流；导致舒张压降低，加重冠状动脉循环、脑循环等重要器官的灌注不足。因此，高血压时大动脉顺应性减退是发生心脑血管病事件重要的病理基础。

（二）小动脉

高血压引起的小动脉病变主要有两种类型，即阻力小动脉非肥厚型重构和肥厚型重构，前者为管壁不增厚，血管的外径与内径缩小；后者为管壁增厚，血管内径缩小，两者均表现为壁／腔值增大，血管对血管活性物质的收缩反应性增强，血管的舒张功能减退。阻力小动脉肥厚型重构主要见于重度高血压，大部分轻度、中度高血压通常呈现非肥厚型重构。阻力小动脉壁／腔值增大的高血压患者心血管风险较高。

二、微循环

人体微循环是指微动脉（10～150μm、100～300μm）、毛细血管（5～10μm）和微静脉（10～300μm），管壁较薄，通常由内皮细胞和1～2层平滑肌细胞组成。微循环是血管受损最早和最敏感的部位。微血管病是发生心、脑、肾病变的主要病理基础之一。

三、心脏

高血压患者儿茶酚胺与血管紧张素Ⅱ等生长因子分泌增多，可刺激心肌细胞肥大和间质纤维化，引起左心室肥厚和扩张，根据左心室肥厚和扩张的程度，可将其分为对称性肥厚、不对称性室间隔肥厚和扩张性肥厚。长期高血压发生心脏肥厚或扩大时，称为高血压性心脏病。高血压性心脏病常合并冠状动脉粥样硬化和微血管病变，最终可导致心力衰竭或严重心律失常，甚至猝死。高血压出现左心室肥厚后，容易发生各种类型心律失常，可能与肥厚心肌电生理异常、肥厚心肌缺血改变及心肌纤维化有关。

四、脑

长期高血压使脑血管发生缺血与变性，形成微动脉瘤，从而发生脑出血。高血压促使脑动脉粥样硬化，粥样斑块破裂可并发脑血栓形成。脑穿通支闭塞性病变，引起针尖样小范围梗死病灶，称为腔隙性脑梗死。高血压的脑血管病变特别容易发生在大脑中动脉的豆纹动脉、基底动脉的旁正中动脉和小脑齿状核动脉。这些血管直接来自压力较高的大动脉，血管细长且垂直穿透，容易形成微动脉瘤或闭塞性病变。因此，脑卒中通常累及壳核、丘脑、尾状核、内囊等部位。

五、肾脏

肾单位数目随年龄增长而减少。长期持续高血压使肾小球内囊压力升高，肾小球纤维化、萎缩，以及肾动脉硬化进一步导致肾实质缺血和肾单位不断减少。慢性肾衰竭是长期高血压的严重后果之一，尤其在合并糖尿病时。恶性高血压时，入球小动脉及小叶间动脉发生增殖性内膜炎及纤维素样坏死可在短期内出现肾衰竭。

六、视网膜

视网膜小动脉早期发生痉挛，随着病程进展出现硬化。血压急骤升高可引起视网膜渗出和出血。眼底检查有助于对高血压严重程度的了解，目前采用 Keith-Wagener-Backer 四级眼底分级法：Ⅰ级，视网膜动脉变细、反光增强；Ⅱ级，视网膜动脉狭窄、动静脉交叉压迫；Ⅲ级，在上述病变基础上有眼底出血及棉絮状渗出；Ⅳ级，上述基础上又出现视盘水肿。

第四节 高血压测量

测量血压是评估血压水平、诊断高血压、血压控制情况评估的重要手段。因血压有一定的波动性，需要非同日反复测量才能做出最终判断。一般有诊室血压、自测血压、动态血压三种方法。

一、诊室测量

（一）上肢血压测量

1. 选择血压计　选择符合计量标准的汞柱式血压计，或者经过 BHS、AAMI 或 ESH 方案验证的电子血压计。使用大小合适的气囊袖带，气囊至少应包裹 80% 上臂。大多数成年人的臂围为 25 ～ 35cm，可使用气囊长 22 ～ 26cm、宽 12cm 的标准规格袖带（目前国内商品汞柱式血压计的气囊的规格：长 22cm，宽 12cm）。肥胖者或臂围大者应使用大规格气囊袖带；儿童应使用小规格气囊袖带。

2. 测量血压的步骤

（1）病人检测血压前排空膀胱，30min 内禁止吸烟和饮用咖啡并在安静环境下休息 5 ～ 10min。

（2）医师将血压计汞柱开关打开，汞柱凸面水平应在零位。

（3）病人可取仰卧位或坐位，如果坐位，最好坐靠背椅，肘部和血压计应与心脏同一水平（坐位时应平第四肋软骨；仰卧位时平腋中线）。被测上肢（通常为右上肢）裸露、伸开并外展 45°。

（4）将血压计袖带缚于上臂：气囊中部应对准肱动脉，袖带松紧以恰能放进一个手指为宜，袖带下缘应距肘窝横纹 2 ～ 3cm。

（5）将听诊器膜型体件置于肘窝部、肱二头肌肌腱内侧的肱动脉搏动处，轻压之（体件：不应塞于袖带与上臂之间）。

（6）旋紧与气囊相连的气球充气旋钮，并开始充气。气囊充气过程中应同时听诊肱动脉搏动音，观察汞柱上升高度。待肱动脉搏动音消失后，汞柱再升高 20 ～ 30mm。

（7）松开气球上的充气旋钮使气囊缓慢放气，同时医师应水平注视缓慢下降的汞柱凸面水平，下降速度以 2 ～ 4mm/s 为宜，心率缓慢者下降速度应慢。

（8）确定血压数值：按柯氏分期法，汞柱下降过程中，当听到第一次肱动脉搏动声响时汞柱凸面所示数值为收缩压（第一期），随着汞柱下降，搏动声音逐渐加强（第二期），继而出现吹风样杂音（第三期），然后声音突然减弱而低沉（第四期），最终声音消失（第五期）。声音消失时汞柱所示数值为舒张压。用同样的方法测血压二次，取两次检查的平均值为血压值并记录。血压检测完毕，将气囊排气，卷好气袖并平整地放入血压计中。然后使玻璃管中汞柱完全进入水银槽后，关闭汞柱开关和血压计。

（二）下肢血压测量

少数患者因双侧肱动脉均不能满足血压测量条件，需要进行下肢血压测量。正常情况下，同侧下肢血压比上肢血压高 20 ～ 40mmHg。下肢低于上肢血压，见于主动脉缩窄。

准备：患者休息 5min 以上。俯卧位时不能用力，下肢肌肉放松，裤口宽松。测量下肢血压时要使用不同规格的袖带，相对来说宽袖带比窄袖带更可取，围径 32 ～ 42cm，适用于长度至少为 32cm，宽度为 17cm 的袖带气囊。

1. 下肢腘动脉测量法　腘动脉处测量血压的方法与上肢肱动脉测量法相同。

（1）病人取平卧或俯卧位，暴露一侧下肢。

（2）血压计的袖带应比用于上肢的袖带宽 2cm，将袖带下缘沿腘窝上 3 ～ 5cm 处平整缠妥。若肥胖者，袖带不够缠时，可在袖带外包一宽布带，缠于肢体上，将听诊器胸件放于腘动脉波动处。

（3）如用测上肢的袖带来测量腘动脉血压时，收缩压比肱动脉血压高 2.6 ～ 5.3kPa，记录时，应注明下肢血压，以免误解。

2. 踝部动脉测量法　检查者取仰卧位，袖带束于小腿处，气袖下缘距内踝上 3 ～ 4cm，听诊器胸件放在足背动脉上或用手扪及足背动脉，余同上肢，听到的第一个声音或当脉搏搏动出现时约为收缩压。该方法不受体位的限制，仰卧位即可完成上、下肢血压的测量，测得结果与肱动脉接近。测量踝部动脉血压较测量腘窝动脉血压结果准确可靠，方法简便，为较好的测量下肢血压的方法。

通过测量下肢血压的方法，尤其是采用踝部动脉测量法测得血压值，解决了我们实际工作中的困难。

（三）有创动脉压测量

20 世纪 80 年代，由于急救医学、心血管外科及 ICU 发展的需要，有创动脉血压（IBP）成为重危患者和重大手术围术期血流动力学监测的主要手段。

其测量原理是：首先通过动脉穿刺（桡动脉、尺动脉、肱动脉、腋动脉、股动脉、足背动脉），将导管置于被测部位的血管内，导管外端直接与换能器相连接。由于流体具有压力传递作用，血管内压力将通过导管内的液体传递到外部的换能器上，从而可获得血管内实时压力变化的动态波形，通过特定计算方法，获得被测部位血管收缩压（SBP）、舒张压（DBP）和平均动脉压（MAP）。

IBP 目前已成为危重患者血流动力学监测的主要手段，它可以及时和准确地监测患者的血压变化，且可显示波形。一般来说，IBP 测压值比无创测压值高出 5 ～ 20mmHg。

二、诊室外测量

（一）动态血压测量

1. 24h 动态血压（ABP）概况　ABP 是近 20 年来迅速发展和推广应用的无创性血压诊断新技术，仪器由袖带、充气球、传感器和记录仪组成，通过定时器定期充气测压，采用振荡法或柯氏音听诊法记录 24h 动态血压（ABP），能连续测昼夜压达 125 ～ 200 次。受检者上臂缠绕一定规格的袖带，与监测仪相连，监测仪定时、间歇性、自动使气囊反复充气和放气并摄取肱动脉的柯氏音或感知肱动脉搏动的信号，储存在监测仪中；测定结束后，再将储存的血压、脉搏数据输入计算机分析系统；统计分析后由打印机打出报告，提供 24h 的 ABP 信息。

测量间隔为：白昼每 15 ～ 20 分钟 1 次（通常 20min），夜间每 30 分钟 1 次，必要时可随机手动测量，应确保整个 24h 期间血压有效监测，每个小时至少有 1 个血压读数；有效血压读数应达到总数的 70% 以上，计算白天血压的读数 ≥ 20 个，计算夜间血压的读数 ≥ 7 个；动态血压监测指标 24h、白天（清醒活动）、夜间（睡眠）SBP 和 DBP 平均值根据动态血压监测数值。

ABP 平均值包括 24h、白昼、夜间及每小时平均值，国人 24h 正常平均值为 130/80mmHg，白昼平均值 135/85mmHg，夜间平均值 125/75mmHg。此为目前 20 ～ 79 岁年龄段 ABP 正常上限值的参考标准。至于每小时平均正常值尚无统一的标准。ABP 正常值无论白昼或夜间，男性高于女性，老年高于中青年。

治疗高血压的目的在于预防心脑血管疾病的发生。有大量研究提示，24h 动态血压水平能更为准确地预测心脑血管并发症的发生。

2. ABP 的优势

（1）去除了偶测血压的偶然性，避免了情绪、进食、运动、吸烟、饮酒等因素影响血压，较为客观真实地反映血压情况。

（2）动态血压可获知更多的血压数据，能实际反映血压在全天内的变化规律。

（3）对早期无症状的轻高血压或临界高血压患者，提高了检出率并可得到及时治疗。

（4）动态血压可指导药物治疗。在许多情况下可用来测定药物治疗效果，帮助选择药物，调整给药时间及剂量。

（5）协助判断高血压病人有无靶器官损害。比如有心肌肥厚、眼底血管病变或肾功能改变的高血压病人，其日夜之间的差值较小。

（6）预测一天内心脑血管疾病突然发作的时间。在凌晨血压突然升高时，最易发生心脑血管疾病。

（7）动态血压对判断预后有重要意义。与常规血压相比，24h 血压高者其病死率及第一次心血管病发病率，均高于 24h 血压偏低者。特别是 50 岁以下，舒张压 < 16.0kPa（105mmHg），而以往无心血管病发作者，测量动态血压更有意义，可指导用药，预测心血管病发作。

（二）家庭血压测量

家庭血压测量（又称自测血压）与诊室血压的测量基本上相同。

1. 血压计的选择　由于电子血压计测量血压简便、直观，无主观偏差，建议自测血压采用电子血压计，但必须使用经过英国高血压协会（BHS）、欧盟高血压协会（ESH）或医疗器械促进会（AAMI）方案验证的上臂式全自动或半自动电子血压计，不推荐使用腕式和指式电子血压计。水银柱血压计需要一定的操作技术，可能会存在读数偏差，不建议家庭测量使用。

2. 测量方案

（1）初始阶段：连续测量 7d，早（6：00 ～ 9：00）晚（18：00 ～ 21：00）各一次，每次测量 2 ～ 3 遍，取平均值。排除第 1 天血压值，仅计算后 6d 血压的平均值。

（2）治疗阶段：根据第 1 周自测血压值指导药物治疗。如改变治疗方案，则依据自测血压 2 周的平均值来评估疗效。

（3）长期观察：高血压得到有效控制后，一般每周自测血压 1d，早、晚各 1 次。

（4）如需了解 24h 血压波动变化，可增加自测频率，如早晨起床后、上午、下午、晚上就寝前各测 1 次，连续自测 2 ～ 4 周。

3. 详细记录数值，准确报告　每次测量血压的日期、时间和血压读数，尽可能向医师提供完整的血压记录，应注意患者有意或无意选择较高或较低的血压读数向医师报告，即报告偏差，影响医师判断病情和修改治疗，有记忆储存数据功能的电子血压计可克服报告偏差。

4. 诊断高血压标准　家庭血压值一般低于诊室血压值，高血压的诊断标准为 ≥ 135/85mmHg。

5. 注意事项　对于精神焦虑或根据血压读数常自行改变治疗方案的患者，不建议自测血压。心房颤动、频发心律失常、严重房室传导阻滞者会影响数值真实性，不建议家庭自测血压。每次测量血压应重复 2 ～ 3 遍，间隔 1min，取平均值。两臂血压差异较大时以高的那侧为准，偏瘫患者以健侧为准。血压计要定期检查以保证准确性。

三、各种血压测量方法评价

1. 诊室血压是我国目前诊断高血压、进行血压水平分级以及观察降压疗效的常用方法。

2. 有条件者应进行诊室外血压测量，用于诊断白大衣高血压及隐蔽性高血压，评估降压治疗的疗效，辅助难治性高血压的诊治。

3. 动态血压监测可评估 24h 血压昼夜节律、直立性低血压、餐后低血压等。家庭血压监测可辅助调整治疗方案。基于互联网的远程实时血压监测是血压管理的新模式。精神高度焦虑的患者，不建议频繁自测血压。

第五节　高血压分级及危险分层

高血压的定义：在未用抗高血压药的情况下，非同日 3 日测量收缩压 ≥ 140mmHg 和（或）舒张压 ≥ 90mmHg，可诊断为高血压。患者有高血压病史，目前正在服用抗高血压药，血压虽低于 140/90mmHg，仍诊断为高血压。

一、高血压分级

我国及大部分国家的指南对高血压采用分级描述，即根据血压水平将高血压分为 1 级、2 级、3 级。1 级高血压（轻度高血压），收缩压 140 ～ 159mmHg 和（或）舒张压 90 ～ 99mmHg；2 级高血压（中度高血压），收缩压 160 ～ 179mmHg 和（或）舒张压 100 ～ 109mmHg；3 级高血压（重度高血压），收缩压 ≥ 180mmHg 和（或）舒张压 ≥ 110mmHg；若收缩压 ≥ 140mmHg，舒张压 < 90mmHg 则称为单纯收缩期高血压。

分级是高血压管理的基础，应该先准确测量血压，目前临床上主要根据诊室血压评估血压水平进行血压分级。但提倡诊室外血压测量，包括动态血压和家庭血压监测在内的诊室外血压测量应作为高血压诊断的重要手段，提高白大衣高血压及隐匿性高血压筛查率。分级管理的意义是准确诊断、评估高血压，使用普遍有效的五大类降压药物，提高降压治疗达标率，见表 12-1。

表 12-1　血压分类分级水平

分类	SBP（mmHg）		DBP（mmHg）
正常高压	＜ 120	和	＜ 80
正常高值	120 ～ 139	和（或）	80 ～ 89
高血压	≥ 140	和（或）	≥ 90
1 级高血压（轻度）	140 ～ 159	和（或）	90 ～ 99
2 级高血压（中度）	160 ～ 179	和（或）	100 ～ 109
3 级高血压（重度）	≥ 180	和（或）	≥ 110
单纯收缩期高血压	≥ 140	和	＜ 90

二、高血压危险分层

分层是根据血压水平、危险因素、靶器官损伤及临床疾病，将高血压分为低危、中危、高危。危险因素包括：男性＞ 55 岁；女性＞ 65 岁；吸烟；糖耐量受损（2h 血糖 7.8 ～ 11.0mmol/L）和（或）空腹血糖异常（6.1 ～ 6.9mmol/L）；TC ＞ 5.72mmol/L 或 LDL-C ＞ 3.3mmol/L 或 HDL-C ＜ 1.0mmol/L；早发心血管疾病家族史（发病年龄为男性＜ 55 岁，女性＜ 65 岁）；腹型肥胖。靶器官损害有：心电图或超声证实左心室肥厚；肾小球滤过率降低 [eGFR ＜ 60ml/（min・1.73m²）]、微量白蛋白尿和（或）血肌酐轻度升高；超声或颈动脉内膜中层厚度（IMT）＞ 0.9mm 或有动脉粥样斑块形成；外周血管病变；视网膜病变；可选择使用脉搏波传导速度（PWV）＞ 12m/s 及踝臂指数（ABI）＜ 0.9。临床疾病包括肾病、糖尿病及心脑血管并发症，见表 12-2，表 12-3。

表 12-2　高血压心血管风险分层

其他危险因素和病史	1 级高血压	2 级高血压	3 级高血压
无	低危	中危	高危
1 ～ 2 个其他危险因素	中危	中危	很高危
≥ 3 个其他危险因素或靶器官损害	高危	高危	很高危
临床并发症或合并糖尿病	很高危	很高危	很高危

表 12-3　影响高血压预后的危险因素

心血管危险因素	靶器官损害	临床并发症
● 高血压（1～3级）	● 左心室肥厚	● 脑血管病
● 男性＞55岁；女性＞65岁	● 肾小球滤过率降低 [eGFR	脑出血
● 糖耐量受损 [2h血糖（7.8～	＜ 60ml/（min·1.73m²）]、	缺血性脑卒中
11.0mmol/L）] 和（或）空腹血	微量白蛋白尿和（或）血肌	短暂性脑缺血发作
糖异常（6.1～6.9mmol/L）	酐轻度升高	● 心脏疾病
● 血脂异常	● 超声或颈动脉内膜中层厚度	心肌梗死病史
TC ≥ 5.7mmol/L（220mg/d）或	（IMT）＞0.9mm 或有动脉粥	心绞痛
lL-C ＞ 3.3mm/ 或	样斑块形成	冠状动脉血运重建史
HDL-C ＜ 1.0mmol/L（40mg/dl）	● 脉搏波传导速度（PWV）＞	充血性心力衰竭
● 早发心血管病家族史（亲属发病	12m/s 及踝臂指数（ABI）＜ 0.9	● 肾脏疾病
年龄＜ 50岁）	● 颈 - 股动脉脉搏波速度≥ 12m/s	糖尿病肾病
● 腹型肥胖（腰围：男性		肾功能受损
≥ 90cm，女性≥ 85cm）或肥		血肌酐：
胖（BMI ≥ 28kg/m²）		男性＞ 133mmol/L（1.5mg/dl）
		女性＞ 124mmol/L（1.4mg/dl）
		蛋白尿（＞ 300mg/24h）
		● 外周血管疾病
		● 视网膜病变：
		出血或渗出，视盘水肿
		糖尿病空腹血糖：≥ 7.0mmol/
		L（126mg/dl）餐后血糖：
		≥ 11.1mmol/L（200mg/dl）糖
		化血红蛋白：（HbA$_{1c}$）≥ 6.5%

　　低危是指血压在1级水平，没有危险因素。中危是指血压在1级或2级水平，有1～2个危险因素。高危是指血压在1级或2级水平，有3个以上危险因素或者靶器官损害；或血压在3级水平，无危险因素。很高危是指血压在1级或2级水平，有临床并发症或合并糖尿病；或血压在3级水平，有危险因素或靶器官损害或并发症或合并糖尿病。分层管理的意义在于强调干预高血压的同时，必须考虑患者的多重危险因素。

三、脉压

　　描述血压的指标有收缩压（systolic blood pressure，SBP）、舒张压（diastolic blood pressure，DBP）、平均动脉压（mean arterial pressure，MAP）及脉压（pulse pressure，PP）。PP 是 SBP 减去 DBP 的差值（SBP － DBP=PP）。PP 是血压的重要组成部分，反映了 SBP 及 DBP 的综合信息。SBP、DBP 反映血压变化的峰值；MAP 代表血压稳定不变化的部分，驱动血流及氧供到末梢血管及组织。PP 反映血压波动的变化，主要与动脉僵硬度及脉搏波传导速度有关。PP 可独立于 SBP、DBP、MAP 之外来预测主要心血管结局风险。

PP 正常值为 30～40mmHg。PP ≥ 60mmHg 为脉压增大，也称高脉压或宽脉压。PP 增大是反映血管损伤的标志，PP 越大，说明大动脉弹性越差，僵硬度越高。

（一）脉压影响因素

1. **每搏量**　每搏量增加使大动脉所承受的张力增加，导致收缩压明显升高。压力增高后血流加快，且舒张期比收缩期相对长，到舒张期末大动脉内存留的血量增加并不多，所以舒张压升高幅度不如收缩压大，因而脉压增大。反之，当每搏量减少时，则主要是收缩压降低，脉压减小。

2. **心率**　心率增快，舒张期缩短，流向外周的血液减少，舒张期末大动脉中存留的血量增多，使舒张压升高，因而脉压减小。反之，心率减慢，脉压增大。

3. **年龄、性别和体重**　随着年龄的增长，血管壁长期受到压力的作用，动脉中层的弹性纤维逐渐减少或断裂，非弹性的胶原纤维增多，使大动脉顺应性下降、缓冲功能减退，导致 PP 增大。男性大于女性。脉压增大与体重指数（BMI）呈正相关。

4. **内皮功能**　血管内皮功能失调参与了动脉粥样硬化病变进展的全过程。NO 释放减弱，可引起动脉壁变硬、变形和动脉斑块形成，动脉发生结构性重塑，导致顺应性降低，收缩压上升，而舒张压下降，脉压增大。

5. **大动脉顺应性**　动脉顺应性又称动脉弹性，是动脉舒张功能的表现，它取决于动脉腔径大小和管壁僵硬度或可扩张性。大动脉具有弹性贮器的作用，使动脉血压的波动幅度明显小于心室内压力的波动幅度，起到减少脉压的作用。如果大动脉僵硬度增高使弹性贮器作用减弱甚至丧失，心室收缩的压力传至大动脉系统无缓冲余地，致使收缩压明显升高，而心室舒张时动脉的弹性回缩差，使舒张压减低，脉压增大。糖尿病、高脂血症、高盐摄入、使用缩血管药物、身材矮小等均可使大动脉的顺应性减低。

6. **外周血管阻力**　外周血管阻力增加时，动脉血流速度减慢，舒张期末存留在动脉内的血量增多，使舒张压升高幅度比收缩压大，因而脉压减小。反之，当外周血管阻力减小时，舒张压的降低幅度比收缩压大，故脉压增大。

（二）脉压增大的治疗

众多国内外研究表明，PP 是心血管疾病、脑卒中的独立危险因素，甚至超过 SBP 及 DBP。PP 越大，风险越高。降低 PP 可减少脑卒中发生。降低 PP 可减少心血管结局风险有待于大规模试验来证实。

1. **非药物治疗**　给予低脂、低盐、富钾饮食，进行体育锻炼。

2. **药物治疗**　无论是老年单纯收缩期高血压还是中老年高血压，单用噻嗪类利尿剂或在其他降压药物基础上加用噻嗪类利尿剂，可以有效地降低 PP。硝酸酯类药物及他汀类药物可以改善大动脉弹性，降低 PP。

第六节　临床表现和并发症

一、临床表现

（一）症状

大多数起病缓慢，约 20% 的患者无明显症状，仅在测量血压或发生心、脑、肾等并发症时才被发现。常见的症状有头晕、头痛、颈后部发紧、疲劳、心悸等。多数症状经休息或降压后能自行缓解，紧张或劳累后加重，亦可出现视物模糊及鼻出血等较重症状。症状与血压水平有一定的关联，由高血压性血管痉挛或扩张所致。典型的高血压头痛在血压下降后即可见减轻或消失。有些头痛如偏头痛、紧张性头痛、青光眼引起的头痛与血压波动无明显关系。如果突然发生严重头晕与眩晕，要注意可能是短暂性脑缺血发作或血压降低过快、过低引起。一般合并动脉粥样硬化、心功能减退者容易发生。高血压患者还可以出现受累器官的症状，如胸闷、气短、心绞痛、多尿等。另外，有些症状可能是由降压药的不良反应所致。

（二）体征

血压随季节、昼夜、情绪等因素变化有较大波动。冬季血压较高，夏季较低；血压有明显昼夜波动，一般夜间血压较低，清晨起床活动后血压迅速升高，形成清晨血压高峰，简称晨峰。高血压时体征一般较少。周围血管搏动、血管杂音、心脏杂音等是常规的检查项目。常见且应重视的部位是颈部、背部两侧肋脊角、上腹部脐两侧、腰部肋脊处的血管杂音。血管杂音往往表示管腔内血流紊乱，与管腔大小、血流速度、血液黏度等因素有关，提示存在血管狭窄、不完全性阻塞或代偿性血流量增多、加快，如肾血管性高血压、大动脉炎、主动脉狭窄、粥样斑块阻塞等。听诊时需环境安静，患者平静呼吸，听诊器不可压迫太紧亦不可太松。低声调的杂音要用钟型听诊器。肾动脉的杂音常向腹部两侧传导，大多数舒张期明显，提示肾动脉狭窄，要注意鉴别腹主动脉粥样硬化产生的杂音。心脏听诊可有主动脉瓣区第二心音亢进、收缩期杂音或收缩早期喀喇音。有些体征常提示继发性高血压的可能，如腰部肿块提示多囊肾或嗜铬细胞瘤；股动脉搏动延迟出现或缺如，并且下肢血压明显低于上肢，提示主动脉缩窄的可能；向心性肥胖、紫纹与多毛，提示库欣综合征的可能。

二、并发症

高血压是多种心、脑血管疾病的重要病因和危险因素，影响重要脏器如：心、脑、肾的结构与功能，最终导致这些器官的功能衰竭，迄今高血压仍是心脑血管疾病死亡的主要原因之一。长期的高血压能引起全身小动脉病变，促进动脉粥样硬化的形成和发展，最终严重影响组织器官的血液供应，造成各种严重高血压并发症的发生。

（一）高血压性心脏病

高血压的心脏改变主要是心室肥厚和扩大，心肌细胞肥大和间质纤维化。高血压导致心脏肥厚和扩大，称为高血压性心脏病。高血压性心脏病是高血压长期得不到控制的一个必然趋势，最后可因心脏肥大、心律失常、心力衰竭而影响生命。

（二）冠心病

长期的高血压可促进动脉粥样硬化的形成和发展，冠状动脉粥样硬化使血管腔狭窄或阻塞，或因冠状动脉功能性改变导致心肌缺血缺氧或坏死而引起冠心病。冠状动脉粥样硬化性心脏病是动脉粥样硬化导致器官病变的最常见类型，也是严重危害人民健康的常见病。

（三）高血压脑病

主要发生在重症高血压患者，由于过高的血压突破了脑血流自动调节范围，脑组织血流灌注过多引起脑水肿，临床表现以脑病的症状与体征为特点，表现为弥漫性严重头痛、呕吐、意识障碍、精神错乱，甚至昏迷、抽搐。

（四）脑血管病

脑血管病是高血压最主要的直接后果，分为出血性与缺血性两大类。出血性脑血管病包括脑出血与蛛网膜下腔出血。缺血性脑血管病包括脑血栓形成、栓塞性脑梗死、腔隙性脑梗死和短暂性脑缺血发作。长期高血压使脑血管发生缺血与变性，容易形成微动脉瘤，从而发生脑出血。高血压促使脑动脉粥样硬化，可并发脑血栓形成。脑小动脉闭塞性病变，主要发生在大脑中动脉的垂直穿通支，引起腔隙性脑梗死。腔隙性脑梗死的临床表现常在数周内改善或消失。如果腔隙性脑梗死呈多发性，即腔隙状态，可导致痴呆症。

（五）高血压危象

在高血压早期和晚期均可发生，因紧张、疲劳、寒冷、突然停服降压药、嗜铬细胞瘤等诱因，小动脉发生强烈痉挛，血压急剧上升。危象发生时，出现头痛、烦躁、眩晕、恶心、呕吐、心悸、气促及视物模糊等严重症状。有时伴有痉挛动脉（如椎基底动脉、视网膜动脉、冠状动脉）累及的靶器官缺血症状。

（六）慢性肾衰竭

高血压对肾脏的损害是一个严重的并发症，高血压合并肾衰竭约占 10%。高血压与肾脏损害可相互影响，形成恶性循环。一方面，高血压引起肾脏损害；另一方面肾脏损害常引起顽固性高血压。肾功能减退先表现为肾小管浓缩功能减退，可出现多尿和夜尿增多。早期肾小球滤过功能正常或增强，到后期肾小球滤过功能明显降低，出现血清尿素氮上升。急骤发展的高血压可引起广泛的肾小动脉弥漫性病变，导致恶性肾小动脉硬化，从而迅速发展为尿毒症。

（七）主动脉夹层

主动脉夹层是由于过高的血管壁切应力导致动脉内膜撕裂，血液渗入主动脉壁中层，并沿着主动脉壁延伸剥离，形成壁内血肿的严重心血管急症，也是猝死的病因之一。发生部位多位于升主动脉、主动脉瓣上方、左锁骨下动脉开口处。高血压是导致本病的重要因素。心前区或肩胛区突然撕裂样或刀割样疼痛，常伴有面色苍白、心率增快、发绀、出冷汗、血压明显增高等。常易误诊为急性心肌梗死。可迅速出现夹层破裂、压迫主动脉大分支、心脏压塞、上腔静脉综合征、严重主动脉瓣关闭不全等。

（八）视网膜病变

患者早期无自觉症状，直至视力减退才做眼底检查。最主要的改变为视盘水肿和视网膜水肿，称为高血压性视神经视网膜病变（hypertensive neuroretinopathy）。视盘水肿开始表现鼻侧边界模糊，逐渐扩大至整个视盘，以至其周围视网膜发生水肿。按 Keih-WagenerBarker 四级分类法，高血压性视网膜病变 Grade（分级）Ⅰ：视网膜动脉轻度硬化Ⅱ：视网膜动脉中度硬化和狭窄、静脉阻塞。Ⅲ：视网膜渗出、出血、水肿，动脉显著硬化、狭窄。Ⅳ：Ⅲ级改变＋视盘水肿。

第七节　诊断和鉴别诊断

一、诊断标准

高血压定义为：在未使用降压药物的情况下，非同日 3 次测量诊室血压，SBP ≥ 140mmHg 和（或）DBP ≥ 90mmHg。SBP ≥ 140mmHg 和 DBP ＜ 90mmHg 为单纯收缩期高血压。患者既往有高血压史，目前正在使用降压药物，血压虽然低于 140/90mmHg，仍应诊断为高血压。

二、鉴别诊断

（一）白大衣性高血压

白大衣性高血压（white coat hypertension）在轻型高血压占 20%～35%，在人群中约占 10%，多见于女性、年轻人、体形瘦小及病情较轻、病程较短患者。诊断时要注意与高血压患者的白大衣效应（white coat effect）区别开来。白大衣性高血压的发生机制不明确，可能属于条件反射。一些观察性的随访研究认为，白大衣性高血压很可能属于早期高血压，以后发生"真正"高血压的可能性较大。也有研究认为，白大衣性高血压患者常伴有多种心血管危险因素，仍有较高的心血管风险。这种类型患者需要密切随访观察，改善生活方式，并不一定需要实施积极的降压治疗。

（二）隐蔽性高血压

隐蔽性高血压（masked hypertension），狭义的定义是指之前诊室血压正常者，但动态血压监测或家庭血压监测发现血压升高，这种血压升高现象被隐蔽或隐藏。广义的定义，还包括已经实施降压治疗并且诊室血压获得控制的已明确的高血压患者，虽然诊室血压获得控制，但是动态血压监测或家庭血压监测仍发现血压升高。狭义的隐蔽性高血压占所谓正常血压者的 15% 左右，这类患者表现为对日常生活中的应激状况或运动有较强的升压反应。在已治疗的高血压患者中，广义的隐蔽性高血压患病率相对较高，约 1/2 属于隐蔽性高血压。隐蔽性高血压多见于男性、老年人、代谢综合征、糖尿病、诊室血压在正常高值者。据初步研究，隐蔽性高血压患者常常已经有明显靶器官损害，微量蛋白尿和左心室肥厚的发病率较高，因此，隐蔽性高血压发患者有很高的心血管风险。如果临床上有难以解释的明显靶器官损害，如鼻出血、眼底出血、心力衰竭，应高度怀疑隐蔽性高血压。诊断主要依靠动态血压监测。对隐蔽性高血压患者，应该实施积极降压治疗，并尽可能逆转靶器官损害。

（三）体位性高血压

有些患者卧位时血压正常（舒张压 ≤ 90mmHg），立位时血压升高（舒张压 > 90mmHg、收缩压 > 150mmHg），且排除了继发性高血压的可能。此种高血压可称为体位性高血压。体位性高血压多见于轻型高血压。一般情况下，血压会随体位的改变而改变，但不会超过 10mmHg。而体位性高血压患者血压变动则可超过 15mmHg，且常伴有体位性心动过速等症状。研究证实，体位性高血压的形成多与交感神经兴奋性增强有关。因此，患者可不必急于使用降压药物，而应通过体育锻炼和心理疗法等来促进神经调节功能的改善。

（四）假性高血压

假性高血压是指用普通袖带所测血压值高于经动脉穿刺直接测得的血压值。在临床上分为三种临床类型：①收缩期 / 舒张期假性高血压，Sacks 等发现于动脉壁"严重的紧扣性压力"相关的听诊读数错误。动脉壁增厚 1 倍会造成约 32mmHg 的血压测量错误，已得到了试验模型的确定。②舒张期假性高血压通常认为的舒张压听诊标准是柯氏音消失，在舒张期假性高血压中袖带压力还未达到动脉内舒张压时，柯氏音就提前消失。此种情况在老年高血压病人中常见，特别是老年收缩期高血压，考虑是这些病人的动脉顺应性降低。③袖带充气高血压是由神经介导的与等长运动引起的血压反应不同。在袖带充气时血压上升。

假性高血压多见老年、尿毒症、糖尿病、严重动脉硬化的患者，当高血压患者出现降压药物治疗无效及长期高血压或怀疑严重高血压而缺乏靶器官损害时，要警惕假性高血压的可能。

（五）继发性高血压

详见第 15 章。

三、高血压的特殊情况

（一）盐敏感性高血压

盐负荷后血压升高明显者称为盐敏感者（salt sensitivity，SS），血压升高不明显甚或下降者称为盐不敏感者或盐抵抗者（salt resistance，SR），与盐敏感者相关联的高血压称为盐敏感性高血压(salt sensitive hypertension)。盐敏感性具有明显的个体差异和遗传倾向，但在一部分人群，如糖尿病患者、肥胖者、高龄人群、嗜铬细胞瘤及肾血管性高血压患者中，其盐敏感性可能是获得性的。

有关人群盐敏感性确定方法中应用最多的是急性盐负荷试验（Weinberger 法）：第一天（盐水负荷期）：随意饮食下，晨起 8：00 测量血压 3 次，收集尿液，随之开始静脉滴注生理盐水 2000ml（滴速 500ml/h）；12：00 盐水滴完时，再次测量血压 3 次，并收集 8：00 至 12：00 全部尿液，作为盐水负荷期排钠量及尿量计算之用，血压取平均动脉压（MABP）。第 2 天（消减钠量期）：全天低钠饮食（含钠量 10mmol），于 10：00、14：00、18：00 分别口服呋塞米（速尿）40mg，收集期间尿液，测量 10：00 及 18：00 血压各 3 次，计算平均动脉压（MABP）。

急性盐负荷试验时盐敏感者的判定标准：盐负荷末 MABP 较试验前升高 ≥ 5mmHg，或消减钠量期末 MABP 下降 ≥ 10mmHg 称为盐敏感者（SS）；若盐负荷和（或）消减钠量期末 MABP 升高和（或）降低 < 5mmHg，称为盐不敏感者。

盐敏感性高血压防治：①限盐，增加钾的摄入，提高膳食钾 / 钠比值。②利尿药、钙通道阻滞药：钙通道阻滞药有助于对抗盐介导的细胞内离子改变和升压反应；增加肾血流量和肾小球滤过率，降低肾血管阻力，产生排钠、利尿作用。③ RAAS 抑制药：抑制高盐摄入导致的组织中 RAAS 激活。我国人群日常钾的摄入量较低，长期单独使用利尿药更易导致低钾血症。因此，盐敏感性高血压最合理有效的治疗是利尿药或钙通道阻滞药与 RAAS 阻滞药的联合。这一联合不仅增强降压疗效、有效保护靶器官，还可抵消或减轻各自的不良反应。

（二）H 型高血压

H 型高血压是伴有高同型半胱氨酸血症（hyperhomocysteinemia，HHcy）的高血压。一般认为空腹血浆同型半胱氨酸（homocysteine，Hcy）水平在 5 ～ 15 μmol/L，平均水平为 ≥ 15mol/L，属于高同型半胱氨酸血症。H 型高血压中 Hcy 增多的因素主要有以下两点：①营养性因素。慢性酒精性肝炎、内因子缺乏、炎性肠病等导致叶酸等吸收减少造成辅因子含量不足。②遗传性因素。同型半胱氨酸代谢过程相关的酶发生基因突变，使得基因编码的酶活性减低或不表达。H 型高血压对靶器官的损害远远高于一般高血压的危险性。可导致脑卒中、冠心病、认知障碍、脑萎缩和肾损伤等。

1. H 型高血压的发生机制　H 型高血压的发病机制不太明确，考虑与以下有关：①基因分子机制。白细胞端粒酶长度是细胞生理年龄的标志，Hcy 能引起白细胞端粒酶长度的缩短导致高血压的发生。②再甲基化途径受损。在蛋氨酸循环中，红细胞 5- 甲基四氢叶酸减少会直接导致 Hcy 再甲基化障碍，Hcy 清除减少，血 Hcy 升高，血压升高。③氧化应激。HHcy 通过氧化应激反应，产生过氧化氢、羟自由基等刺激血管壁，引起内皮细胞损伤，使内皮源性一氧化氮、内皮素等舒张血管的物质生成减少，使总外周血管阻力增加，从而引起血压增高。其他机制如 Hcy 会加剧脂质代谢紊乱、促进血管平滑肌增殖、增加血管紧张素转化酶活性，引起外周血管收缩升高血压等。

2. H 型高血压的治疗　高同型半胱氨酸血症的治疗需针对其发病原因。对于营养性因素导致的高同型半胱氨酸血症，可以补充维生素 B₆、维生素 B₁₂ 和叶酸，同时限制蛋氨酸和动物蛋白的摄入量。然而对于遗传性因素导致的 HHcy 目前还没有合适的治疗方法。现临床研究发现，ACEI 类降压药联合叶酸对 H 型高血压有双重治疗作用，不仅可以降压还可以降低血 Hcy 浓度，在降低心血管事件中有显著协同作用。

第八节　实验室检查

一、常规项目

血生化（血钾、钠、空腹血糖、血脂、尿酸和肌酐）、血常规、尿液分析（尿蛋白、尿糖和尿沉渣镜检）、心电图等。血常规和尿常规检查对高血压患者非常重要。某些原发肾脏疾病的患者，血红蛋白值可能出现异常，如果高血压合并贫血，诊断肾性高血压的可能性较大。

二、推荐项目

超声心动图、颈动脉超声、口服葡萄糖耐量试验、糖化血红蛋白、血高敏 C 反应蛋白、尿白蛋白 / 肌酐比值、尿蛋白定量、眼底检查、X 线胸片、脉搏波传导速度（PWV）以及踝臂血压指数（ABI）等。超声心动图诊断左心室肥厚（LVH）的敏感性是心电图的 7 ～ 10 倍，还可以评价高血压患者的心脏收缩和舒张功能。颈动脉超声可以发现颈动脉内膜中层厚度，来评价早期动脉粥样硬化。

三、选择项目

血 Hcy，对怀疑继发性高血压患者，可以从中选择以下检查项目：血浆肾素活性或肾素浓度、血和尿醛固酮、血和尿皮质醇、血游离甲氧基肾上腺素及甲氧基去甲肾上腺素、血或尿儿茶酚胺、肾动脉超声和造影、肾和肾上腺超声、CT 或 MRI、选择性动脉血管造影、肾上腺静脉采血以及睡眠呼吸监测等。

第九节　高血压患者的预后

高血压是心脑血管病和肾脏损害的重要危险因素。血压水平与心血管病发病和死亡风险之间存在密切的因果关系。有研究表明，收缩压每升高 20mmHg 或舒张压每升高 10mmHg，心脑血管并发症发生的风险翻倍。血压与脑卒中、冠心病事件的风险之间的正相关关系在动态血压或家庭血压监测研究中得到了进一步证实。长期随访发现，随着诊室血压升高，终末期肾病（ESRD）的发病率也明显增加。在重度高血压中，ESRD 的发病率是正常血压者的 11 倍以上，即使血压在正常高值水平也达 1.9 倍。高血压与老年人的认知功能减退也有关系，虽然老年性痴呆患者常见血压降低，但中老年人的血压水平明显影响 10 ～ 15 年后的痴呆发生。

近年来，尽管冠心病事件有上升趋势，但脑卒中的发病率与冠心病事件的发病率的差异仍然非常明显，这提示在我国高血压人群中脑卒中是最主要的心血管风险。高血压的预后不仅与血压升高的水平有关，而且与其他合并的心血管危险因素、靶器官损害程度及临床合并症和并发症有关。因此，从指导治疗和判断预后的角度分析，现在主张对高血压患者进行心血管风险分层，将高血压分为低危、中危、高危和很高危，分别表示 10 年内将发生心脑血管病事件的不同概率。高血压患者的心血管风险分层，有利于确定启动降压治疗的时机，有利于采用优化的降压治疗方案，有利于确立合适的血压控制目标，有利于实施危险因素的综合管理。

第十节　治 疗 原 则

一、治疗目标

（一）治疗原则

高血压治疗的根本目标是通过降低血压，有效预防或延迟脑卒中、心肌梗死、心力衰竭、肾功能不全等并发症发生；有效控制高血压的疾病进程，预防高血压急症、亚急症等重症高血压发生。高血压是一种心血管综合征，往往合并有其他心血管危险因素、靶器官损害和临床疾病，应根据高血压患者的血压水平和总体风险水平，决定给予改善生活方式和降压药物的强度与时机；同时干预检出的其他危险因素、靶器官损害和并存的临床疾病。在条件允许的情况下，应采取强化降压的治疗策略。

虽然也有一些证据提示在一些特殊人群中更高或更低的血压目标，但这主要取决于患者对治疗的耐受性和治疗的复杂程度。如果不需采用复杂的治疗方案即可将血压降至更低的水平且患者可以耐受，并不需要改变治疗方案而使血压回升。

治疗方案的选择和应用的强度应权衡长期获益和患者耐受性，避免或减少由于患者耐受不良所导致的停药。对高危和很高危患者采取强化干预措施，对无严重合并症的亚临床靶器官损害的患者采取积极干预措施逆转靶器官损害。对于低中危的血压正常高值人群给予降压药物治疗目前尚缺乏以预后终点为研究目标的临床试验证据。

虽然一些研究显示老年高血压患者较一般高血压患者的血压目标更高，但近期的一些研究亚组分析也显示更低的血压目标（SBP < 130mmHg）对老年人群有益，应注意年龄增高并不是设定更高降压目标的充分条件，对于老年患者，医生应根据患者合并症的严重程度，对治疗耐受性及坚持治疗的可能因素进行评估，综合决定患者的降压目标。

总之，将血压降低到目标水平可以显著降低心脑血管并发症的风险。应及时将血压降低到上述目标血压水平，但并非越快越好。多数高血压患者，应根据病情在数周至数月内（而非数天）将血压逐渐降至目标水平。年轻、病程较短的高血压患者，降压速度可快一点；老年人、病程较长或已有靶器官损害或并发症的患者，降压速度则应慢一点。高危、很高危或 3 级高血压患者，应立即开始降压药物治疗。确诊的 2 级高血压患者，应考虑开始药物治疗；1 级高血压患者，可在生活方式干预数周后，血压仍 ≥ 140/90mmHg 时，再开始降压药物治疗。

（二）不同高血压人群的血压治疗目标

在高血压患者血压控制达标的过程中，要以患者是否耐受作为主要关注点，不能单纯一味地降低目标值。

1. 一般高血压患者　血压 < 140/90mmHg。

2. 高血压伴糖尿病患者　血压 < 140/90mmHg，年轻糖尿病患者或糖尿病病史 < 5 年血糖控制较好的高血压患者，血压 < 130/80mmHg；有严重冠心病的高血压、糖尿病患者：血压 130 ~ 139/70 ~ 89mmHg。

3. 老年（> 65 岁）高血压患者　血压 < 150/90mmHg，如能耐受可继续降至

< 140/90mmHg。

4.＞ 80 岁以上高龄老年人　血压＜ 150/90mmHg。

5.高血压伴糖尿病肾病患者　血压＜ 140/90mmHg；年轻者、糖尿病病史短者如能耐受者，血压＜ 130/80mmHg。

6.高血压伴冠心病患者　血压＜ 130/80mmHg，如伴有 2 支以上严重冠脉病变的冠心病患者或近期有不稳定型心绞痛的患者，血压可维持在 130 ～ 140/70 ～ 85mmHg。

7.高血压伴脑卒中（陈旧性缺血及出血）患者　血压＜ 140/90mmHg。

8.高血压伴夹层动脉瘤患者　血压＜ 120/80mmHg。

二、非药物治疗

高血压是心血管疾病发生的重要危险因素，生活方式干预可以降低血压和心血管危险，主要措施包括：限盐补钾、增加运动、限制饮酒、遵循 DASH（the dietary approaches to stop hypertension）饮食计划、控制体重、戒烟和减轻精神压力，保持心理平衡等。

1.减少钠盐摄入，增加钾摄入　《中国高血压防治指南》推荐每天钠摄入量为＜ 100mol（或 2.4g）或氯化钠＜ 6g。所有高血压患者均应限制钠盐摄入量。老年患者可适度限盐。主要措施包括：①减少烹调用盐及含钠高的调味品（包括味精、酱油）；②避免或减少含钠盐量较高的加工食品，如咸菜、火腿、各类炒货和腌制品；③建议在烹调时尽可能使用定量盐勺，以起到警示的作用。

增加膳食中钾摄入量可降低血压。主要措施为：①增加富钾食物（新鲜蔬菜、水果和豆类）的摄入量；②肾功能良好者可选择低钠富钾替代盐。不建议服用钾补充剂（包括药物）来降低血压。肾功能不全者补钾前应咨询医生。

2.运动　有氧运动对血压产生有益的作用，持之以恒的有氧运动不仅能减轻体重，还有助于增加胰岛素的敏感性。中等强度运动为能达到最大心率（最大心率 =220 － 年龄）的 60% ～ 70% 的运动，运动频度与时间要求每周 4 ～ 7 次，每次持续 30 ～ 60min。老年人可每周 5 次。运动形式可采用有氧、阻抗和伸展等。高危患者提前进行评估。不推荐老年人剧烈运动。

3.DASH 饮食　1997 年美国开展了一系列通过改变饮食类型防治高血压的试验，提出了 DASH 的概念。富含水果、新鲜蔬菜、低脂或脱脂奶制品、禽肉、大豆、鱼、坚果和红肉，其饱和脂肪和胆固醇水平低，富含钾镁钙等微量元素、优质蛋白质和纤维素。DASH 饮食能够降低血压，有效降低冠心病和脑卒中风险。

4.减重　肥胖是高血压的重要发病因素之一。减轻体重的方法：一方面减少热量的摄入，强调少脂肪并限制过多糖类的摄入；另一方面则需增加体育锻炼，使 BMI 控制在 18.5 ～ 23.9kg/m^2，男性腰围＜ 90cm，女性腰围＜ 90cm。建议将目标定为一年内体重减少初始体重的 5% ～ 10%。

5.限酒　因饮酒可增加服用降压药的抗性，因此提倡高血压患者戒酒。过量饮酒显著增加高血压的发病风险，且其风险随着饮酒量的增加而增加，限制饮酒可使血压降低。建议高血压患者不饮酒。如饮酒，则需少量并选择低度酒。每日酒精摄入量男性不超过

25g，女性不超过 15g；每周酒精摄入量男性不超过 140g，女性不超过 80g。白酒、葡萄酒、啤酒摄入量分别少于 50ml、100ml、300ml。

6. 戒烟　吸烟的高血压患者增加心血管事件的发生。吸烟时释放的尼古丁，刺激交感神经释放肾上腺素和去甲肾上腺素而引起血压升高。吸烟可促进动脉粥样硬化。医生应采取个性化方式强烈建议患者戒烟，帮助吸烟者在 1～2 周的准备期后采用"突然停止法"开始戒烟。指导患者应用戒烟药物对抗戒断症状，如尼古丁贴片、尼古丁咀嚼胶（非处方药）、盐酸安非他酮缓释片和伐尼克兰；对戒烟成功者进行随访和监督，避免复吸。

7. 减轻精神压力，保持心理平衡　长期的精神压力和心情压抑是引起高血压的重要原因之一。高血压的心理疗法包括：保持乐观情绪，减轻心理负担，克服多疑心理，纠正不良性格，抵制社会不良因素，进行心理咨询、音乐疗法、自律训练、气功、冥想和生物反馈疗法。必要时采取心理治疗联合药物治疗缓解焦虑和精神压力，主要适用于焦虑障碍的药物包括苯二氮䓬类（阿普唑仑、劳拉西泮）和选择性 5- 羟色胺 1A 受体激动剂（丁螺环酮、坦度螺酮）。也可建议患者到专业医疗机构就诊，避免由于精神压力导致的血压波动。

三、药物治疗

（一）降压药物应用原则

1. 起始剂量　一般患者采用常规剂量；老年人及高龄老年人初始治疗时通常应采用较小的有效治疗剂量。根据需要，可考虑逐渐增加到足剂量。

2. 长效降压药物　优先使用长效降压药物，以有效控制 24h 血压，尤其是晨峰血压和夜间血压，更有效预防心脑血管并发症发生。如使用中、短效制剂，则需每天 2～3 次给药，以达到平稳控制血压。

3. 联合治疗　对血压 ≥ 160/100mmHg、高于目标血压 20/10mmHg 的高危患者，或单药治疗未达标的高血压患者应进行联合降压治疗，包括自由联合或单片复方制剂。对血压 ≥ 140/90mmHg 的患者，也可起始小剂量联合治疗。联合治疗既能有效降压，又不增加药物的不良反应。

4. 个体化治疗　根据患者合并症的不同和药物疗效及耐受性，以及患者个人意愿或长期承受能力，选择适合患者个体的降压药物。降压药物一般是终身服药，要考虑经济问题。

（二）降压药物

1. 降压药物种类　常用降压药物包括钙通道阻滞剂（CCB）、血管紧张素转化酶抑制剂（ACEI）、血管紧张素受体拮抗剂（ARB）、利尿剂和 β 受体阻滞剂五类，以及由上述药物组成的固定配比复方制剂。这五大类降压药物均可作为初始和维持用药的选择，应根据患者的危险因素亚临床靶器官损害以及合并临床疾病情况，合理使用药物。

（1）钙通道阻滞剂（CCB）：又称钙拮抗剂，根据药物的核心分子结构和作用于 L 型钙通道不同的亚单位，钙通道阻滞剂分为二氢吡啶类和非二氢吡啶类，前者以硝苯地平为代表，后者有维拉帕米和地尔硫䓬。根据药物作用持续时间，钙通道阻滞剂又可分为长效和短效。钙通道阻滞剂降压起效迅速而强力，降压疗效和降压幅度相对较强，短期治疗一般能降低血压 10%～15%，剂量与疗效呈正相关关系，疗效的个体差异性较小，与其他类型降压药物联合治疗能明显增强降压作用。钙通道阻滞剂对血脂、血糖等代谢无明显影响，长期控制血压的能力和服药依从性较好。相对于其他种类降压药物，钙通道阻滞剂还具有以下优势：在老年患者中有较好的降压疗效；高钠摄入不影响降压疗效；非甾体抗炎药物不干扰降压作用；对嗜酒的患者也有显著降压作用。钙通道阻滞剂尤其适用于老年高血压、老年单纯收缩期高血压，伴稳定型心绞痛、冠状动脉或颈动脉粥样硬化及周围血管病患者。主要缺点是开始治疗阶段有反射性交感活性增强，引起心率增快、面部潮红、头痛、踝部水肿或牙龈增生等。心动过速与心力衰竭患者应慎用。非二氢吡啶类不良反应包括抑制心脏收缩功能和传导功能，二度至三度房室阻滞；心力衰竭患者禁忌使用，有时也会出现牙龈增生。因此，在使用非二氢吡啶类 CCB 前应详细询问病史，进行心电图检查，并在用药 2 ～ 6 周复查。

（2）利尿剂：可分为渗透性、近曲小管性、袢性、远曲小管性和集合管性利尿剂。利尿剂并非都具有降压作用，只有袢性、远曲小管性和集合管性利尿剂有降压作用，其中以噻嗪类利尿剂的降压作用相对较强、较持久，不良反应相对较轻，临床上应用最多。氢氯噻嗪是作用于远曲小管的代表性药物，因此往往将治疗作用于远曲小管并且药理上相同的利尿剂统称为噻嗪同属性类利尿剂，简称为噻嗪类利尿剂。袢性利尿剂有呋塞米和托拉塞米。集合管性利尿剂包括保钾类阿米洛利、氨苯蝶啶。醛固酮拮抗剂有螺内酯和依普利酮。

利尿剂降压作用机制主要通过排钠，减少细胞外容量，降低外周血管阻力。噻嗪类利尿剂的降压作用起效较平稳、缓慢，持续时间相对较长，作用持久，服药 2 ～ 3 周后作用达高峰。利尿剂适用于轻、中度高血压，在盐敏感性高血压、合并肥胖或糖尿病、更年期女性和老年高血压有较强降压效应。噻嗪类利尿剂能增强其他降压药的疗效。袢利尿剂主要用于肾功能不全时。保钾利尿剂有时用于控制难治性或顽固性高血压。利尿剂的不良反应主要是乏力、尿量增多。痛风患者禁用。现在推荐使用小剂量，以氢氯噻嗪为例，每日剂量不超过 25mg。保钾利尿剂可引起高钾血症，不宜与 ACEI 合用，肾功能不全者禁用。

（3）β 受体阻滞剂：β 受体阻滞剂的品种很多，药理学上的共性是选择性结合受体，竞争并可逆地拮抗去甲肾上腺素和肾上腺素对器官的刺激作用。从药理上，β 受体阻滞剂有选择性（$β_1$ 受体）、非选择性（$β_1$ 受体与 $β_2$ 受体）和兼有 α 受体阻滞作用的 β 受体阻滞剂三类。常用的有美托洛尔、阿替洛尔、比索洛尔、卡维洛尔和拉贝洛尔。从药代动力学上，受体阻滞剂分为脂溶性和水溶性。这些差别对各种不同 β 受体阻滞剂的临床疗效和不良反应有影响。β 受体阻滞剂的降压机制虽然并不完全清楚，但是已有的研究认为主要通过 $β_1$ 受体阻滞作用，降低心排血量，继而因全身血流自动调节导致外周血管阻力下降；抑制肾球旁细胞释放肾素，减少血管紧张素 Ⅱ 生成；阻断交感神经末梢释放去甲肾上腺素。

β 受体阻滞剂降压起效较迅速、强力，尤其是心率较快的中、青年患者或合并心绞痛患者疗效较好，对老年人高血压疗效相对较差。各种受体阻滞剂的药理学和药代动力学情况相差较大，临床上治疗高血压宜使用选择性 β 受体阻滞剂或者兼有 α 受体阻滞作用的 β 受体阻滞剂，使用能有效减慢心率的相对较高剂量。β 受体阻滞剂不仅降低静息血压，而且能抑制体力应激和运动状态下血压急剧升高。静脉使用超短效 β 受体阻滞剂（艾司洛尔）

可以治疗高血压急症。

β受体阻滞剂能影响房室传导，抑制心肌收缩，抑制窦性心律，加重气道阻力，故急性心力衰竭、支气管哮喘、病态窦房结综合征、二度以上房室传导阻滞和外周血管病禁用。β受体阻滞剂通常对静息状态时的心率作用相对较小，但在交感神经系统兴奋时（如运动或应激状态）作用较明显。如果发生明显心动过缓或房室传导阻滞，则要高度怀疑患者可能有窦房结或房室结功能减退。β受体阻滞剂可阻断血管 $β_2$ 受体，失去对抗血管 α 受体的作用，因此可减少组织血流，引起肢端发冷或雷诺现象，这种情况在严重外周血管疾病的患者中较多见，但在选择性 β 受体阻滞剂治疗中并不明显。糖尿病虽然不是使用 β 受体阻滞剂的禁忌证，但 β 受体阻滞剂增加胰岛素抵抗，如果必须使用，尽可能使用高度选择性β受体阻滞剂或兼有 α 受体阻滞作用的 β 受体阻滞剂。β 受体阻滞剂还可能掩盖和延长降糖治疗过程中的低血糖症状（如震颤、心动过速），但不影响出汗症状，尤其在使用胰岛素治疗的糖尿病患者，应加以注意。较高剂量或长期使用 β 受体阻滞剂治疗时，突然停药可导致撤药综合征，引起反跳症状（心律失常、血压升高和心绞痛加剧），这与 β 受体阻滞剂长期治疗后导致 β 受体上调有关，因此应该尽可能避免突然停药。

（4）血管紧张素转化酶抑制剂（ACEI）：ACEI 降压作用主要通过抑制周围和组织的ACE，使血管紧张素Ⅱ生成减少，同时抑制激肽酶使缓激肽降解减少。ACEI 降压起效缓慢，逐渐增强，在 3～4 周时达最大作用，限制钠盐摄入或联合使用利尿剂可使起效迅速和作用增强。ACEI 具有改善胰岛素抵抗和减少尿蛋白作用，在肥胖、糖尿病、心脏、肾脏受损的高血压患者中有相对较好的疗效，尤其适用于伴慢性心力衰竭、心肌梗死后伴心功能不全、糖尿病肾病、非糖尿病肾病、代谢综合征、糖耐量减退或糖尿病、蛋白尿或微量白蛋白尿患者。常见的不良反应主要是刺激性干咳，发生率为 10%～20%，可能与体内缓激肽增多有关，多见于用药初期，停用后可消失，症状较轻者仍可坚持服药。其他不良反应有低血压、皮疹，偶见血管神经性水肿及味觉障碍。高钾血症、妊娠期妇女和双侧肾动脉狭窄患者禁用。血肌酐超过 26.7 μmol/L（3mg/dl）患者使用时需谨慎。ACEI 是心力衰竭治疗的基石。30 余项临床试验评价了 ACEI 对充血性心力衰竭的作用，一致证实 ACEI 在慢性心力衰竭患者改善左心室功能、缓解症状、提高运动耐受性、降低死亡率等方面均有明显效果，即使在重度心力衰竭患者中也是安全的。心肌梗死后使用 ACEI 可以改善预后。

（5）血管紧张素Ⅱ受体阻滞剂（ARB）：ARB 降压作用主要通过阻滞组织的血管紧张素Ⅱ受体亚型 AT1，更充分有效地阻断血管紧张素Ⅱ的水钠潴留、血管收缩与重构作用。ARB 降压作用起效缓慢，但持久而平稳，一般在 6～8 周时才达最大作用，作用持续时间能达到 24h 以上。低盐饮食或与利尿剂联合使用能明显增强疗效。ARB 尤其适用于预防左心室肥厚、心力衰竭、心房颤动，以及糖尿病肾病、冠心病、代谢综合征或糖尿病、微量白蛋白尿或蛋白尿患者，也用于不能耐受 ACEI 的患者。最大的特点是直接与药物有关的不良反应很少，偶有腹泻，不引起刺激性干咳，持续治疗的依从性高。ARB 长期应用有可能升高血钾，应注意监测血钾及肌酐水平变化。双侧肾动脉狭窄、妊娠期妇女、高钾血症者禁用。

　　除了上述五大类主要的降压药物外，还有一些药物，包括：①交感神经抑制剂，如利血平、可乐定等。②直接血管扩张剂，如肼屈嗪、米诺地尔。③肾素抑制剂，如阿利吉仑。④α受体阻滞剂，如哌唑嗪、特拉唑嗪。⑤内皮素受体拮抗剂，如波生坦。⑥马来酸依那普利叶酸制剂。见表 12-4，表 12-5。

表 12-4　常用的各种降压药物

口服降压药物	每日计量（mg）	每日服药次数	主要不良反应
二氢吡啶类 CCB			踝部水肿，头痛，潮红
硝苯地平	10 ～ 30	2 ～ 3	
硝苯地平缓释片	10 ～ 80	2	
硝苯地平控释片	30 ～ 60	1	
氨氯地平	2.5 ～ 10	1	
左旋氨氯地平	2.5 ～ 5	1	
非洛地平	2.5 ～ 10	2	
非洛地平缓释片	2.5 ～ 10	1	
拉西地平	4 ～ 8	1	
尼卡地平	40 ～ 80	2	
尼群地平	40	2	
贝尼地平	4 ～ 8	1	
乐卡地平	10 ～ 20	1	
马尼地平	5 ～ 20	1	
西尼地平	5 ～ 10	1	
巴尼地平	10 ～ 15	1	
非二氢吡啶类 CCB			房室传导阻滞，心功能受抑
维拉帕米	80 ～ 480	2 ～ 3	
维拉帕米缓释片	120 ～ 480	1 ～ 2	
地尔硫䓬胶囊	90 ～ 360	1 ～ 2	
噻嗪类利尿剂			血钠及血钾降低，血尿酸升高
氢氯噻嗪	6.25 ～ 25	1	
氯噻酮	12.5 ～ 25	1	
吲达帕胺	0.625 ～ 2.5	1	
吲达帕胺缓释片	1.5	1	
袢利尿剂			血钾降低
呋塞米	20 ～ 80	1 ～ 2	
托拉塞米	5 ～ 10	1	
保钾利尿剂			血钾升高
阿米洛利	5 ～ 10	1 ～ 2	
氨苯蝶啶	25 ～ 100	1 ～ 2	
醛固酮受体拮抗剂			血钾升高，男性乳房发育
螺内酯	20 ～ 60	1 ～ 3	
依普利酮	25 ～ 10	1 ～ 2	

口服降压药物	每日计量（mg）	每日服药次数	主要不良反应
β 受体阻滞剂			支气管痉挛，心功能受抑
美托洛尔	50 ～ 100	2	
美托洛尔缓释片	47.51 ～ 190	1	
比索洛尔	2.5 ～ 10	1	
阿替洛尔	12.5 ～ 50	1 ～ 2	
阿替洛尔	12.5 ～ 50	1 ～ 2	
普萘洛尔	20 ～ 90	2 ～ 3	
倍他洛尔	5 ～ 20	1	
α、β 受体阻滞剂			直立性低血压，支气管痉挛
拉贝洛尔	200 ～ 600	2	
卡维地洛	12.5 ～ 50	2	
阿罗洛尔	10 ～ 20	1 ～ 2	
ACEI			干咳，血钾升高，血管神经性水肿
卡托普利	12.5 ～ 50	2 ～ 3	
依那普利	2.5 ～ 40	2	
贝那普利	5 ～ 40	1 ～ 2	
赖诺普利	2.5 ～ 40	1	
雷米普利	12.5 ～ 20	1	
福辛普利	10 ～ 40	1	
西拉普利	1.25 ～ 5	1	
培哚普利	4 ～ 8	1	
咪哒普利	2.5 ～ 10	1	
ARB			血钾升高，血管神经性水肿
氯沙坦	5 ～ 100	1	
缬沙坦	80 ～ 160	1	
厄贝沙坦	150 ～ 300	1	
替米沙坦	20 ～ 80	1	
坎地沙坦	4 ～ 32	1	
奥美沙坦	20 ～ 40	1	
阿利沙坦酯	240	1	
α 受体阻滞剂			直立性低血压
多沙唑嗪	1 ～ 16	1	
哌唑嗪	1 ～ 10	2 ～ 3	
特拉唑嗪	1 ～ 20	1 ～ 2	
中枢作用药物			鼻充血，抑郁，心动过缓，消化性溃疡
利血平	0.05 ～ 0.25	1	
可乐定	0.1 ～ 0.8	2 ～ 3	低血压，口干，嗜睡
可乐定贴片	0.25	1/ 周	皮肤过敏
甲基多巴	250 ～ 1000	2 ～ 3	肝功能损害，免疫失调
直接血管扩张药			
米诺地尔	5 ～ 100	1	多毛症
肼屈嗪	25 ～ 100	2	狼疮综合征
肾素抑制剂			
阿利吉仑	150 ～ 300	1	腹泻，高血钾

表 12-5　单片复方制剂

主要成分与单剂量	每日用量	每日用药次数	主要不良反应及备注
厄贝沙坦 / 氢氯噻嗪			
厄贝沙坦 150mg/ 氢氯噻嗪 12.5mg	1 片	1	偶见血管神经性水肿，低钾；每日最多 2 片
氯沙坦钾 / 氢氯噻嗪			
氯沙坦钾 50mg/ 氢氯噻嗪 12.5mg	1 片	1	偶见血管神经性水肿，低钾；每日最多 2 片
氯沙坦钾 100mg/ 氢氯噻嗪 12.5mg	1 片	1	
氯沙坦钾 100mg/ 氢氯噻嗪 25mg	1 片	1	
缬沙坦 / 氢氯噻嗪			
缬沙坦 80mg/ 氢氯噻嗪 12.5mg	1 片	1	偶见血管神经性水肿，低钾
替米沙坦 / 氢氯噻嗪			
替米沙坦 40mg/ 氢氯噻嗪 12.5mg	1 片	1	偶见血管神经性水肿，低钾每日最多 2 片
替米沙坦 80mg/ 氢氯噻嗪 12.5mg	1 片	1	
奥美沙坦 / 氢氯噻嗪			
奥美沙坦 20mg/ 氢氯噻嗪 12.5mg	1 片	1	偶见血管神经性水肿，低钾
卡托普利 / 氢氯噻嗪			
卡托普利 10mg/ 氢氯噻嗪 6mg	1～2 片	1～2	干咳，偶见血管神经性水肿，低钾
赖诺普利 / 氢氯噻嗪			
赖诺普利 10mg/ 氢氯噻嗪 12.5mg	1 片	1	干咳，偶见血管神经性水肿，低钾
复方依那普利			
依那普利 5mg/ 氢氯噻嗪 12.5mg	1 片	1	干咳，偶见血管神经性水肿，低钾
贝那普利 / 氢氯噻嗪			
贝那普利 10mg/ 氢氯噻嗪 12.5mg	1 片	1	干咳，偶见血管神经性水肿，低钾
培哚普利 / 吲达帕胺			
培哚普利 4mg/ 吲达帕胺 1.25mg	1 片	1	干咳，偶见血管神经性水肿，低钾；最好餐前服用
培哚普利 / 氨氯地平			
精氨酸培哚普利 10mg/ 苯磺酸氨氯地平 5mg	1 片	1	头晕，头痛，干咳
氨氯地平 / 缬沙坦			
氨氯地平 5mg/ 缬沙坦 80mg	1 片	1	头痛，踝部水肿，偶见血管神经性水肿
氨氯地平 / 替米沙坦			
氨氯地平 5mg/ 替米沙坦 80mg	1 片	1	头痛，踝部水肿，偶见血管神经性水肿
氨氯地平 / 贝那普利			
氨氯地平 5mg/ 贝那普利 10mg	1 片	1	头痛，踝部水肿，偶见血管神经性水肿
氨氯地平 2.5mg/ 贝那普利 10mg	1 片	1	头痛，踝部水肿，偶见血管神经性水肿
复方阿米洛利			
阿米洛利 2.5mg/ 氢氯噻嗪 25mg	1 片	1	低钾，尿酸升高

续表

主要成分与单剂量	每日用量	每日用药次数	主要不良反应及备注
尼群地平 / 阿替洛尔			
尼群地平 10mg/ 阿替洛尔 20mg	1 片	1 ~ 2	头痛，踝部水肿，支气管痉挛，心动过缓
尼群地平 5mg/ 阿替洛尔 10mg	1 ~ 2 片	1 ~ 2	
复方利血平片			
利血平 0.032mg/ 氢氯噻嗪 3.1mg/ 双肼屈嗪 4.2mg/ 异丙嗪 2.1mg	1 ~ 2 片	3	消化性溃疡；困倦
复方利血平氨苯蝶啶片			
利血平 0.1mg/ 氨苯蝶啶 12.5mg/ 氢氯噻嗪 12.5mg/ 双肼屈嗪 12.5mg	1 片	1	消化性溃疡，头痛；维持量为 2 ~ 3 日 1 次
珍菊降压片			
可乐定 0.03mg/ 氢氯噻嗪 5mg	1 片	3	低血压；血钾异常；可遵医嘱
依那普利 / 叶酸片			
依那普利 10mg/ 叶酸 0.8mg	1 ~ 2 片	1 ~ 2	干咳，恶心，偶见血管神经性水肿，踝部水肿，肌肉疼痛；可遵医嘱
氨氯地平 / 阿托伐他汀			
氨氯地平 5mg/ 阿托伐他汀 10mg	1 片	1	偶见转氨酶升高
坎地沙坦酯 / 氢氯噻嗪			
坎地沙坦酯 16mg/ 氢氯噻嗪 12.5mg	1 片	1	低钾

（降压药物具体使用方法请参考各药物说明书）

2. 复方制剂　我国传统的单片复方制剂：包括复方利血平（复方降压片）、复方利血平氨苯蝶啶片、珍菊降压片等，以当时常用的利血平、氢氯噻嗪、盐酸双屈嗪或可乐定为主要成分。此类复方制剂目前仍在基层较广泛使用，尤以长效的复方利血平氨苯蝶啶片为著。

新型的单片复方制剂：一般由不同作用机制的两种药物组成，多数每天口服 1 次，使用方便，可改善依从性。目前我国上市的新型的单片复方制剂主要包括：ACEI+ 噻嗪类利尿剂，ARB+ 噻嗪类利尿剂；二氢吡啶类 CCB+ACEI，二氢吡啶类 CCB+ARB，二氢吡啶类 CCB+β 受体阻滞剂，噻嗪类利尿剂 + 保钾利尿剂等。

3. 短效、中效、长效降压药物特点　降压药的作用时间长短是根据药物在血液中维持有效的作用时间来评定，取决于药物的半衰期。短效降压药一般维持的时间在 5 ~ 8h。所以，一天服用 3 ~ 4 次，否则就不能保证有效的降压效果。这类药的维持作用时间不长，但起效作用时间却很快，如硝苯地平仅需 3 ~ 15min、卡托普利需 15 ~ 30min。短效降压药药物浓度上升快，起效快，消除快，24h 血压波动较大，容易出现不良反应，目前多用于配合长效降压药使用，在遇到患者血压突然升高时，还常用这些药作为临时降压治疗。如：硝苯地平（心痛定）、卡托普利等。

中效降压药在血液中维持的时间在 10 ~ 12h。如依那普利维持最低有效血药浓度在 11h 左右，硝苯地平缓释片在 12h。服用这类药，一天可以两次。如：依那普利、美托洛尔（倍他乐克）、硝苯地平缓释片等。

长效降压药要求能维持降压疗效在 24h 以上。这些药达到稳定的降压作用时间也较长，一般需 4 ～ 7d。所以，病人服用这些药后不要着急，起效慢一些，并不是没有效果。长效药一天只需服用一次。为了达到有效的控制 24h 血压，一般情况下在早餐前后 1h 服用为好。如：氨氯地平（络活喜）、培哚普利、厄贝沙坦（安博维）等。

4. 降压药物的联合应用

（1）二氢吡啶类 CCB+ACEI 或 ARB：CCB 具有直接扩张动脉的作用，ACEI 或 ARB 既扩张动脉、又扩张静脉，故两药合用有协同降压作用。二氢吡啶类 CCB 常见的不良反应为踝部水肿，可被 ACEI 或 ARB 减轻或抵消。此外，ACEI 或 ARB 也可部分阻断 CCB 所致反射性交感神经张力增加和心率加快的不良反应。

（2）ACEI 或 ARB+ 噻嗪类利尿剂：ACEI 和 ARB 可使血钾水平略有上升，能拮抗噻嗪类利尿剂长期应用所致的低血钾等不良反应。ACEI 或 ARB+ 噻嗪类利尿剂合用有协同作用，有利于改善降压效果。

（3）二氢吡啶类 CCB+ 噻嗪类利尿剂：两者合用可降低高血压患者脑卒中发生的风险。

（4）二氢吡啶类 CCB+β 受体阻滞剂：CCB 具有扩张血管和轻度增加心率的作用，恰好抵消 β 受体阻滞剂的缩血管及减慢心率的作用。两药联合可减轻不良反应。

我国临床主要推荐应用的优化联合治疗方案是：二氢吡啶类 CCB+ARB；二氢吡啶类 CCB+ACEI；ARB+ 噻嗪类利尿剂；ACEI+ 噻嗪类利尿剂；二氢吡啶类 CCB+ 噻嗪类利尿剂；二氢吡啶类 CCB+β 受体阻滞剂。

可以考虑使用的联合治疗方案是：利尿剂 +β 体阻滞剂；α 受体阻滞剂 +β 受体阻滞剂；二氢吡啶类 CCB+ 保钾利尿剂；噻嗪类利尿剂 + 保钾利尿剂。

不常规推荐但必要时可慎用的联合治疗方案是 ACEI+ 受体阻滞剂；ARB+ 受体阻滞剂；ACEI+ARB；中枢作用药 + 受体阻滞剂。

多种药物的合用：① 三药联合的方案：在上述各种两药联合方式中加上另一种降压药物便构成三药联合方案，其中二氢吡啶类 CCB+ACEI（或 ARB）+ 噻嗪类利尿剂组成的联合方案最为常用。② 四种药联合的方案：主要适用于难治性高血压患者，可以在上述三药联合基础上加用第 4 种药物如 β 受体阻滞剂、氨苯蝶啶、醛固酮受体拮抗剂、可乐定或 α 受体阻滞剂等。③ 单片复方制剂（SPC）：是常用的一组高血压联合治疗药物。通常由不同作用机制的两种或两种以上的降压药组成。

四、特殊人群降压治疗方案

（一）老年高血压

详见第 13 章第一节。

（二）高血压合并脑卒中

70% 以上的脑卒中是由高血压引起，将血压调控在一个合适的水平，对于脑卒中患者的转归和预后起着非常重要的作用。降压需个体化，选用合适的降压药物和降压目标值，须明确患者血压增高是持续性还是暂时性，短暂的血压增高，无须特殊降压处理；脑卒中反应性血压增高在发病 1 周后会恢复正常，故主张在发病 1 周后才考虑加用降压药物，除非出现血压急剧增高情况；避免大幅度急速降压，否则会因脑灌注不足而加重脑缺血状态；尽量使用长效降压药，使 24h 血压维持平稳；注意保护心脑肾等靶器官。

1. 高血压合并缺血性脑卒中　研究发现，在发病后的 24 ～ 48h，75% ～ 80% 的患者血压升高，低于 5% 的患者出现 SBP < 120mmHg。缺血性脑卒中患者，脑灌注压因脑的自动调节功能障碍，被动地随系统血压变化，因此，降压太积极会导致脑血流减少、梗死面积扩大以及神经功能恶化。

缺血性脑卒中需立即治疗的适应证：① SBP > 200mmHg、DBP > 110mmHg；②若 SBP < 200mmHg、DBP < 110mmHg，出现主动脉夹层、急性心肌梗死、肺水肿、高血压脑病等终末器官受累或出现脑卒中其他症状，如头痛、疼痛、躁动、恶心、呕吐或其他急性并发症，如低氧、高颅内压、癫痫和低血糖。上述情况可给予药物降压治疗，拉贝洛尔 10 ～ 20mg，静脉注射以 1 ～ 2min。每 10 分钟可重复或加倍（最大剂量 300mg）；或尼卡地平静脉注射，开始 5mg/h，每 5 分钟增加 2.5mg/h，直至理想状态，最大剂量为 15mg/h，但降压度不超过 10% ～ 15%。如果 DBP > 140mmHg，可给予硝普钠 0.5μg/(kg·min) 静脉注射，但需连续监测血压，血压降低不超过 10% ～ 15%。

需溶栓治疗者，应将血压严格控制在 SBP < 180mmHg、DBP < 110mmHg。溶栓过程中和溶栓后严格监测血压，前 2h 每 15 分钟测 1 次血压，随后 6h 每 30 分钟测 1 次血压，再后 16h 每小时测 1 次血压。

对于特殊类型的脑梗死，如分水岭脑梗死和多发颅内外血管狭窄的患者，特别注意应慎重降压治疗，血压降得过快、过低，会导致脑组织的灌注不足，有可能会加重原有病情，甚至诱发新的脑梗死。

2. 高血压合并出血性脑卒中　脑出血急性期常伴有血压升高。研究表明当降颅内压后 SBP 仍 > 180mmHg，DBP > 120mmHg 时，死亡率明显升高。在高血压脑出血的急性期，随着血压的升高，脑出血后血肿扩大的比例也逐渐增高。当 SBP > 220mmHg，应积极使用静脉降压药物降低血压；当 SBP > 180mmHg，可使用静脉降压药物控制血压，160/90mmHg 可作为参考的降压目标值。早期积极降压是安全的，但改善预后的有效性还有待进一步验证。目前，公认脑出血后血压维持在（161 ～ 200）/（91 ～ 110）mmHg 能明显改善脑出血患者的神经功能的缺损。

3. 高血压合并短暂性脑缺血发作（transient ischemic attack，TIA）　TIA 是脑、脊髓或视网膜局灶性缺血所致的、未发生急性脑梗死的短暂性神经功能障碍。传统观点认为 TIA 是良性、可逆性脑缺血综合征，复发风险低于脑梗死。然而，大量研究显示，TIA 患者在近期有很高的卒中发生风险。此外，TIA 患者不仅易发生脑梗死，也易发生心肌梗死和猝死。在综合考虑高龄、基础血压、平时用药情况、耐受性等因素下，降压目标一般在 140/90mmHg 或以下，理想血压应达到 130/80mmHg 或以下。

（1）既往未接受降压治疗的 TIA 患者，发病数天后如果收缩压 ≥ 140mmHg 或舒张压 ≥ 90mmHg，应启动降压治疗。

（2）既往有高血压病史且长期接受降压药物治疗的 TIA 患者，如果没有绝对禁忌，发病后数天应重新启动降压治疗。

（3）由于颅内大动脉粥样硬化性狭窄（狭窄率 70%～99%）导致的 TIA 患者，推荐收缩压降至 140mmHg 以下，舒张压降至 90mmHg 以下。对于低血流动力学原因导致的 TIA，应权衡降压速度与幅度对患者耐受性及血流动力学影响。

（三）高血压合并冠心病

1. 高血压合并稳定性心绞痛　推荐＜ 140/90mmHg 作为高血压合并冠心病患者的降压目标，如能耐受，可降至＜ 130/80mmHg，应注意 DBP 不宜降至 60mmHg 以下。高龄、冠状动脉严重狭窄病变的患者，血压不宜过低。降压药物选择首选 β 受体阻滞剂、CCB，可以降低心肌氧耗量，减少心绞痛发作。注意与非二氢吡啶类 CCB 合用时有可能增加传导阻滞或严重心动过缓的风险。血压控制不理想，可以联合使用 ACEI/ARB 以及利尿剂。

2. 高血压合并非 ST 段抬高性心肌梗死和不稳定性心绞痛　恶化劳力型心绞痛患者仍以 β 受体阻滞剂、CCB 作为首选，血压控制不理想，可联合使用 RAS 抑制剂以及利尿剂。另外，当考虑血管痉挛因素存在时，应该注意避免使用大剂量的 β 受体阻滞剂，因有可能诱发冠状动脉痉挛。

3. 高血压合并急性 ST 段抬高性心肌梗死　β 受体阻滞剂和 RAS 抑制剂在心肌梗死后作为二级预防药物长期服用可以明显改善患者的远期预后，没有禁忌证者应早期使用。血压控制不理想时可以联合使用 CCB 及利尿剂。

（四）高血压合并心力衰竭

长期和持续的高血压最终导致的心力衰竭包括射血分数保留的心力衰竭（HFpEF）和射血分数降低的心力衰竭（HFrEF）。近期的研究证实，与标准降压治疗（SBP ＜ 140mmHg）相比，强化降压（SBP ＜ 120mmHg）可以使高血压患者心力衰竭发生率显著降低 38%，心血管死亡显著降低 43%。高血压合并左心室肥厚但尚未出现心力衰竭的患者可先将血压降至＜ 140/90mmHg，如患者能良好耐受，可进一步降低至＜ 130/80mmHg，有利于预防发生心力衰竭。

1. 高血压合并慢性心力衰竭

（1）高血压合并 HFpEF：ACEI（不能耐受者可使用 ARB）、β 受体阻滞剂和醛固酮受体拮抗剂并不能降低此类患者的死亡率和改善预后，但用于降压治疗仍值得推荐，也是安全的。如仍未能控制高血压，推荐应用 CCB 如氨氯地平、非洛地平。有负性肌力效应的 CCB 如地尔硫䓬和维拉帕米不能用 HFrEF，但对于 HFpEF 患者，仍可能是安全的。

（2）高血压合并 HFrEF：首先推荐应用 ACEI（不能耐受者可使用 ARB）、β 受体阻滞剂和醛固酮受体拮抗剂。这 3 种药物的联合也是 HFrEF 治疗的基本方案，可以降低患者的死亡率和改善预后，又均具有良好降压作用。多数此类心力衰竭患者需常规应用袢利尿剂或噻嗪类利尿剂，也有良好降压作用。如仍未能控制高血压，推荐应用 CCB 如氨氯地平、非洛地平。

2. 高血压合并急性心力衰竭　临床特点是血压升高，以左心衰竭为主，发展迅速，且多为 HFpEF。需在控制心力衰竭的同时积极降压，减轻心脏后负荷，包括减少容量负荷首选药物为利尿剂，静脉给予呋塞米或托拉塞米 20～40mg，同时静脉应用血管活性药物，如乌拉地尔、硝普钠和硝酸甘油等。硝酸甘油静脉滴注起始剂量为 5 ～ 10 μg/min,每 5 ～ 10 分钟递增 5 ～ 10 μg/min, 最大剂量 100 ～ 200 μg/min；硝普钠从 10 μg/min 开始逐渐加大剂量至 50 ～ 250 μg/min。乌拉地尔通常静脉滴注，剂量为 100 ～ 400 μg/min，根据血压和临床状况逐渐调整剂量，并给予镇静、吸氧或机械通气等治疗。若病情较轻，可以在 24 ～ 48h 逐渐降压；病情重伴有急性肺水肿的患者在初始 1h 内平均动脉压的降低幅度不超过治疗前水平的 25%,2 ～ 6h 降至 160/100 ～ 110mmHg, 24 ～ 48h 使血压逐渐降至正常。

（五）高血压合并肾脏疾病

高血压通过损伤肾小球基底膜引起不同程度蛋白尿，对肾小球动脉的损伤引起平滑肌增生和肾小球动脉玻璃样变，进而出现肾小球硬化、肾小管萎缩和肾间质纤维化，表现为进行性的肾小球滤过率（GFR）下降和慢性肾脏疾病（CKD）。通过激活肾素 - 血管紧张素 - 醛固酮系统（RAS）、交感神经系统及引起水钠潴留，从而导致血压升高，即肾性高血压。当高血压与肾脏病变合并存在时，两者互为因果、互相促进，导致肾脏病变的不断进展，以及心、脑、血管等重要靶器官的损伤。

1. **降压目标** 当 SBP ≥ 140mmHg 或 DBP ≥ 90mmHg 时开始药物降压治疗。降压治疗的靶目标在白蛋白尿 < 30mg/d 时为 < 140/90mmHg，在白蛋白尿 30 ～ 300mg/d 或更高时为 < 130/80mmHg，60 岁以上的患者可适当放宽降压目标。终末期肾病或透析患者应降至 140/90mmHg 以下。

2. **降压药物应用原则** ACEI/ARB、CCB、α 受体阻滞剂、β 受体阻滞剂、利尿剂都可以作为初始选择药物。ACEI/ARB 不但具有降压作用，还能降低蛋白尿、延缓肾功能的减退，改善 CKD 患者的肾脏预后。初始降压治疗应包括一种 ACEI 或 ARB，单独或联合其他降压药。用药后血肌酐较基础值升高 < 30% 时仍可谨慎使用，超过 30% 时可考虑减量或停药。部分终末期肾病透析患者（CKD5 期）的患者不建议应用 ACEI/ARB。

CCB 都可以应用，其肾脏保护能力主要依赖其降压作用。GFR > 30ml/（min·1.73m^2）（CKD1 ～ 3 期）患者，推荐应用噻嗪类利尿剂；GFR < 30ml/（min·1.73m^2）（CKD4 ～ 5 期），推荐应用袢利尿剂。利尿剂应低剂量，利尿过快可导致血容量不足，出现低血压或 GFR 下降。醛固酮拮抗剂应避免与 ACEI 或 ARB 联用，有可能加速肾功能恶化和发生高钾血症的风险。

β 受体阻滞剂可以对抗交感神经系统的过度激活而发挥降压作用，α，β 受体阻滞剂具有较好的优势，发挥心肾保护作用，可应用于不同时期 CKD 患者的降压治疗。

（六）高血压合并糖尿病

我国门诊高血压患者中有 24.3% 合并糖尿病。糖尿病与高血压有共同的发病因素，60% 的高血压患者同时伴有胰岛素抵抗或 2 型糖尿病。两种病的并存加速了心脑肾疾病的发生和发展。

1. **降压目标** 建议糖尿病患者的降压目标为 < 130/80mmHg。如果 SBP 在 130 ～ 139mmHg 或者 DBP 在 80 ～ 89mmHg 的糖尿病患者，可进行不超过 3 个月的非药物治疗，如血压不能达标，应采用药物治疗。血压 ≥ 140/90mmHg 的患者，应在非药物治疗基础上立即开始药物治疗。伴微量白蛋白尿的患者应该立即使用药物治疗，首先考虑使

用 ACEI 或 ARB，如需联合用药，应以 ACEI 或 ARB 为基础。老年或伴严重冠心病患者，宜采取更宽松的降压目标值 140/90mmHg。

2. 降压药物应用原则

（1）ACEI 和 ARB 常被选用糖尿病合并高血压的第一线降压药，它对糖代谢和脂代谢无不良影响，可增加胰岛素敏感性，同时，ACEI、ARB 减少尿蛋白，有利于防止肾病进展，但不可用于孕妇。ARB 比 ACEI 的不良反应更少，有更好的治疗依从性。

（2）二氢吡啶类 CCB 也可作为糖尿病患者的一线降压药，对代谢无不良影响。是糖尿病高血压合并冠心病患者的首选药物。有研究表明其对肾脏有保护作用，还有利于改善胰岛素抵抗。尤其适用于有冠心病、肾动脉狭窄、重度肾功能不全的患者，还可用于孕妇。

（3）噻嗪类利尿剂对糖尿病患者的高血压也有效，但有不良的代谢影响，如加重血糖和尿酸水平升高、脂质异常等。如果有高尿酸血症或痛风的情况，应避免使用这类药物。

（4）β 受体阻断剂对糖尿病患者有不良的代谢影响，特别是非选择性 β 受体阻断剂可使组织产生胰岛素抵抗。长期使用 β 受体阻断剂可升高血脂水平。反复发作低血糖的患者，慎用 β 受体阻滞剂，以免掩盖低血糖症状。如果合并心绞痛或心肌梗死需要加用 β 受体阻滞剂时，需从小剂量开始。

（5）α 受体拮抗剂能增强组织对胰岛素的敏感性，能改善胰岛素抵抗，还能逆转左室肥厚。有前列腺肥大且血压控制不佳者，可使用 α 受体阻滞剂，但应注意体直立低血压的发生，特别是老年患者。

（七）高血压合并痛风

将近 50% 的痛风患者同时伴高血压病。很多降压药会影响尿酸生成和排泄，导致血尿酸水平增高，甚至诱发或加重高尿酸血症和痛风关节炎。

1. 利尿剂多通过增加尿量排泄，降低血容量而起降压作用。都有升高血尿酸、增加肾脏尿酸盐沉积等不良作用，所以痛风伴高血压患者，尽量不用、严禁久用这些利尿药。

2. CCB 种类多，不同的钙拮抗剂对血尿酸的影响也不一样，其中硝苯地平（心痛定）长期服用可使血尿酸升高明显；尼群地平对血尿酸影响稍小；氨氯地平（络活喜）、左氨氯地平（施慧达）等对血尿酸几乎无影响。

3. β 受体阻滞剂中有些阻碍尿酸排泄，升高血尿酸作用较明显，如普萘洛尔（心得安）；有些药影响尿酸作用极小，如美托洛尔（倍他乐克），一般不会使血尿酸升高。

4. ACEI 能否在降压同时能促进尿酸排泄，目前多个研究争论不一。

5. ARB 增加肾脏血流量，加速尿液、尿酸的排泄。有报道称氯沙坦、坎地沙坦酯、替米沙坦偶引起痛风，厄贝沙坦可升高尿酸水平。

（八）高血压合并外周动脉疾病

外周动脉疾病（peripheral arterial disease，PAD）的定义可分为广义和狭义两种：广义 PAD 泛指除冠状动脉外的所有主动脉及其分支狭窄、闭塞或瘤样扩张性疾病；狭义的 PAD 则主要是指下肢动脉疾病。PAD 作为高血压的重要靶器官损伤之一，其与高血压的相关性已得到广泛验证。在多数大本人群研究中，高血压尤其收缩压是 PAD 的关键、独立危险因素。约 50% PAD 患者存在高血压，并增加心血管事件和死亡风险。

1. 降压目标　下肢 PAD 伴高血压的患者血压应控制在 < 140/90mmHg。达标不仅可降低此类患者心脑血管事件的发生率，而且也能减缓病变的进程，降低患者的截肢率，降压过程中患肢血流可能有所下降，多数患者均可耐受。

2. 降压药物应用原则

（1）CCB 和 ACEI 或 ARB，在降低血压的同时也能改善病变血管的内皮功能，应首先选用。

（2）选择性 β_1 受体阻滞剂治疗 PAD 合并高血压有效，一般并不会增加病变血管的阻力，对冠心病事件有一定的预防作用。

（3）利尿剂减少血容量，增加血液黏滞度，一般不推荐应用。

（九）高血压合并代谢综合征

代谢综合征（MS）主要包括中心性肥胖、血糖升高和（或）胰岛素抵抗、血脂代谢异常以及高血压。其中，高血压的发生原因复杂，代谢综合征中的其他组分最终都能引起高血压并影响其发展过程。中心性肥胖是胰岛素抵抗的重要危险因素，肥胖是引起代谢综合征的必要条件。

1. 诊断标准　具备以下 3 项或以上即可做出诊断：①腹型肥胖：腰围男性 ≥ 90cm，女性 ≥ 85cm；②血压增高：血压 ≥ 130/85mmHg 和（或）已确诊为高血压并治疗者；③血脂异常：空腹三酰甘油 ≥ 1.7mmol/L，空腹 HDL-C < 1.4mmol/L，或确诊血脂异常并药物治疗者；④高血糖：空腹血糖 ≥ 6.1mmol/L 或糖负荷 2h 血糖 ≥ 7.8mmol/L，和（或）已确诊为糖尿病并治疗者。在代谢综合征各组分中，我国患者以合并高血压最为常见（65.4%），其次为血脂异常（男性高脂血症 53.6%，女性低 HDL-C 血症 49.4%）。

2. 降压目标　没有靶器官损害时应为 < 130/85mmHg，有靶器官损害（2 型糖尿病、心肌肥厚等）时应 ≤ 130/80mmHg。

3. 降压药物应用原则　首先推荐 ACEI 和 ARB 应用，尤适用于伴糖尿病或肥胖患者；也可应用二氢吡啶类 CCB；伴心功能不全及冠心病者，可应用噻嗪类利尿剂和 β 受体阻滞剂。

（十）顽固性高血压

详见第 13 章第四节。

五、其他治疗方法

（一）肾动脉去神经消融术

顽固性高血压的病因及病理生理学机制是多方面的，其中包括中枢及局部的神经体液调节失常因素，中枢或局部组织特别是肾交感神经活性的持续增高可能使血压难以控制持续主动的交感神经高活性导致肾交感系统的高负荷和高血压；持续的高血压导致血管重塑和组织灌注不良；以及 RAAS 长期激活导致的体液刺激可能产生肾交感乃至全身交感系统的功能和解剖重塑。即便是精神紧张等外在刺激因素降低，依然可能产生内源性交感兴奋驱动的持续血压增高，因而可能形成顽固性高血压状态。而人为阻断该交感兴奋循环，降低交感活性可能产生重要的治疗作用。

原始的肾动脉去神经技术是通过外科或化学方法切除或灭活肾动脉周围的神经束和神经节，达到使肾及肾血管失去自主神经控制和反馈的能力。由于手术损伤巨大，围术期并发症和缺乏去除神经选择性相关副作用限制了其在临床上的推广，随后抗高血压药物的迅速发展使该技术被放弃。一种基于射频导管的介入消融技术被用于肾动脉去神经消融（RDN）试验和临床研究。

目前 RDN 的局限性和不足：①尚缺乏检测交感神经活性的金标准。②目前尚缺乏评价 RDN 技术是否操作成功的有效方法。③目前获得的 RDN 临床研究资料的问题。④ RDN 技术安全性的评价不足。

RDN 本质上要依靠器械技术矫正过度增高的交感神经张力，但微创或无创的 RDN 技术问世时间尚短，大量的科学或临床问题尚需进一步探索。肾动脉去神经消融高血压是一种多病因疾病，其发展和维持包括多种机制参与，只针对单一机制的药物和技术不可能适应所有高血压患者。大量投入的研究力量使交感高活性的危害和调节自主神经治疗现代生活方式疾病的作用逐渐明晰，RDN 技术发展中的起起落落是科学发展和认识深化的自然过程，应客观看待 RDN 对顽固性高血压治疗的建设性作用和局限性。目前的 RDN 技术确实需要更多的改进和完善，更全面的认识和理论提升才能使之成为安全高效的高血压治疗技术。我们应该以理性的态度去看待这一技术，同时也相信许多关于 RDN 的认识和研究才刚刚开始。

（二）基因治疗

高血压的基因研究成为近年来高血压领域的研究重点和热点。功能克隆、候选基因策略、定位克隆以及定位候选策略等均是高血压基因研究的主要策略。既往研究提示，高血压有明显的家族聚集性，并有遗传流行病学调查数据显示约有 60% 高血压患者有高血压家族史。高血压的家族聚集现象提示了遗传因素在高血压发病中的重要作用。

原发性高血压属于多基因疾病，传统的药物治疗并不能从根本上解决问题，基因治疗是目前高血压治疗研究的热点，包括正义基因治疗、反义基因治疗和 RNA 干扰。

1. 正义基因治疗　正义基因治疗是指以脂质体或病毒为基因载体，将目的基因转染到体内使之表达，以达到治疗高血压的目的。

2. 反义基因治疗　反义基因治疗是根据靶基因的结构设计反义寡核苷酸（AS-ODN），通过各种方式将 AS-ODN 导入靶细胞或机体，使其与双链 DNA 或 mRNA 结合，从而完全或部分抑制升血压相关基因的复制或表达，进而达到降压目的。

3. RNA 干扰　近年来，非编码 RNA 研究为心血管疾病的诊断和治疗提供了新的可能，其中小干扰 RNA（siRNA）和微小 RNA（miRNA）研究取得了显著进展。以血管紧张素原为靶点的短发夹 RNA（shrNA）在纳米粒子载体的介导下导入 SHR 后，血浆中血管紧张素原和 Ang Ⅱ 的浓度下调，血管的动脉粥样硬化性损伤也明显减轻。

高血压的基因治疗究已经取得了很大的成就，但大部分研究成果处于临床转化应用前期阶段，尚有许多问题需要解决。高血压发病涉及多基因、多因素，尽管目前已经发现了许多与高血压发病相关的基因变异位点，但要通过基因治疗技术从根本上治疗高血压，尚需开展更多动物实验和临床研究，进一步深入了解高血压相关基因的调控机制，为基因治疗安全转向高血压患者临床最终应用提供科学依据。

第 13 章

特殊类型高血压

第一节　老年高血压

一、老年高血压的定义

年龄 ≥ 65 岁，在未使用降压药物的情况下，非同日 3 次测量血压，收缩压（SBP）≥ 140mmHg 和（或）舒张压（DBP）≥ 90mmHg，诊断为老年高血压。老年高血压分级及分层与高血压分级及分层一致。

二、老年高血压的流行现状

2012 ～ 2015 年调查显示，60 岁以上人群高血压的知晓率、治疗率和控制率分别为 57.1%、51.4%、18.2%。其他城乡分布、地理分布、民族分布与我国高血压人群调查一致。

三、老年高血压的特点

（一）收缩压增高为主，脉压增大

单纯收缩期高血压占老年高血压总人数的 53.21%。老年人神经体液调节能力下降，表现为容量负荷增多和血管外周阻力增加，老年高血压患者常见 SBP 升高和脉压增大。若脉压过大，SBP 明显升高且 DBP 水平 < 50mmHg，应注意合并主动脉瓣关闭不全的可能。

（二）血压波动大；容易发生直立性低血压；常见血压昼夜节律异常

老年人血压调节能力下降，血压水平易受各种因素，如体位、进餐、情绪、季节或温度等影响，称为异常血压波动。

（三）常与多种疾病并存，并发症多

高龄老年高血压患者常伴有多种危险因素和相关疾病，合并糖尿病、高脂血症、冠心病、肾功能不全和脑血管病的检出率分别为 39.8%、51.6%、52.7%、19.9% 和 48.4%。

（四）假性高血压多见

老年高血压患者伴有严重动脉硬化时，可出现袖带加压时难以压缩肱动脉，所测血压值高于动脉内测压值的现象，为假性高血压。假性高血压发生率随年龄增长而增高。当 SBP 测量值异常升高，但未合并相关靶器官损害或药物降压治疗后即出现低血压症状时，应考虑假性高血压可能。假性高血压可导致过度降压治疗，SBP 过低在高龄患者可引起跌倒、衰弱等不良预后的增加。

四、老年高血压起始降压目标值

（一）老年患者人群

年龄≥ 65 岁，血压≥ 140/90mmHg，在生活方式干预的同时启动降压药物治疗，将血压降至 < 140/90mmHg。

（二）高龄老年患者人群

年龄≥ 80 岁，血压≥ 150/90mmHg，即启动降压药物治疗，首先应将血压降至 < 150/90mmHg，若耐受性良好，则进一步将血压降至 < 140/90mmHg。

（三）衰弱的高龄老年患者人群

经评估确定为衰弱的高龄高血压患者，血压≥ 160/90mmHg，应考虑启动降压药物治疗，收缩压控制目标为 < 150mmHg，但尽量不低于 130mmHg，如果患者对降压治疗耐受性良好，不应停止降压治疗。

五、老年高血压的治疗

老年高血压的治疗包括非药物治疗和药物治疗。

（一）非药物治疗

非药物治疗是降压治疗的基本措施，无论是否选择药物治疗，都要保持良好的生活方式，主要包括：健康饮食、规律运动、戒烟限酒、保持理想体重、改善睡眠、控制情绪和注意保暖（详见第 12 章第十节高血压的非药物治疗）。

（二）药物治疗

1. 药物治疗原则

（1）小剂量：初始治疗时通常采用较小的有效治疗剂量，并根据需要，逐步增加剂量。

（2）长效：尽可能使用一天一次、具有 24h 持续降压作用的长效药物，有效控制夜间和清晨血压。

（3）联合：若单药治疗疗效不满意，可采用两种或多种低剂量降压药物联合治疗以增加降压效果，单片复方制剂有助于提高患者的依从性。

（4）适度：大多数老年患者需要联合降压治疗，包括初始阶段，但不推荐衰弱老年人和≥ 80 岁高龄老年人初始联合治疗。

（5）个体化：根据患者具体情况、耐受性、个人意愿和经济承受能力，选择适合患者的降压药物。

2. 常用降压药物种类及特点（详见第 12 章第十节药物治疗） CCB、ACEI/ARB、β受体阻滞剂、利尿剂、α受体阻滞剂这五类降压药都可选用。首选 CCB。老年人使用利尿剂和长效钙拮抗剂降压疗效好、副作用较少，推荐用于无明显并发症的老年高血压患者的初始治疗。二氢吡啶类 CCB 联合 ARB 或 ACEI，二氢吡啶类 CCB 联合利尿剂是常见的联合方案。若需三药联合时，二氢吡啶类 CCB 联合 ARB 或 ACEI 再加利尿剂最为常用。对于难治性高血压患者，需要四联时，再加用醛固酮受体拮抗剂、β受体阻滞剂或α受体阻滞剂。

六、老年高血压患者异常血压波动

（一）体位性血压波动

1. 直立性低血压（orthostatic hypotension，OH）

（1）直立性低血压概述：由卧位转为直立位时（或头部倾斜60°以上）收缩压下降 $\geqslant$ 20mmHg 和（或）舒张压下降 $\geqslant$ 10mmHg，称之为直立性低血压；根据发生速度分为早期型（$\leqslant$ 15s）经典型（3min 内）和迟发型（> 3min）。OH 患者可无任何临床表现，严重者致卧床不起，其常见的临床症状包括疲乏、头晕、目眩、晕厥、跌倒，不常见的临床表现包括颈部及肩背部疼痛、衰弱等。部分病例可出现 OH 伴卧位高血压，即卧位时收缩压 $\geqslant$ 150mmHg 或者舒张压 $\geqslant$ 90mmHg。OH 可增加心血管死亡、全因死亡、冠心病事件、心力衰竭和脑卒中的风险，还可以增加发生反复跌倒及衰弱的风险，严重影响患者的生活质量。因此在老年高血压患者的诊疗过程中需要测量卧位、立位血压。

（2）直立性低血压的治疗：老年高血压合并 OH 主要以平稳缓慢降压、减少 OH 发生、预防跌倒为治疗目标。①应维持血压稳定，应选择可改善大脑血流量的降压药物，如 ACEI 或 ARB，并从小剂量起始，每隔 1～2 周缓慢增加剂量，避免降压过度。②患者在起身站立时应动作缓慢，尽量减少卧床时间，避免使用可加重 OH 的药物，如 α 受体阻滞剂、利尿剂、三环类抗抑郁药物等。③患者还可以通过物理对抗或呼吸对抗的手段改善体位不耐受的相关症状，包括双腿交叉站立、蹲位、下肢肌肉的紧张状态、穿戴弹力袜及腹带、缓慢深呼吸、用鼻吸气、嘬起嘴唇呼气等。如果经过非药物治疗，OH 或体位不耐受症状仍然持续存在，特别是神经源性 OH，可以考虑药物治疗。其中米多君是美国食品药品监督管理局推荐治疗 OH 的一线用药，其他药物还包括屈昔多巴氟氢可的松等。

2. OH 伴卧位高血压　一类特殊的血压波动。应在夜间尽量抬高床头（10°～15°），避免在白天仰卧，避免在睡前 1h 内饮水，应根据卧位血压水平进行降压治疗，推荐在夜间睡前使用小剂量、短效降压药，如卡托普利或氯沙坦，并避免使用中长效降压药物或利尿，OH 症状明显的患者，可在清晨使用米多君或氟氢可的松。

（二）昼夜节律异常

根据夜间血压（22：00～8：00）较白天血压（8：00～22：00）的下降率，把血压的昼夜节律分为：杓型(dipper)：10%～20%、非杓型(non-dipper)：< 10%、超杓型(extreme dipper)：> 20%。如果夜间血压高于白天血压称为反杓型（inverted dipper）。血压节律异常是心血管事件、脑卒中和死亡的独立预测因素。

1. 非杓型或反杓型高血压　降低夜间血压，恢复杓型节律，可以显著减少心血管风险和不良事件。可于晚间（17：00～19：00）进行适当的有氧运动（30min 左右）有助于纠正血压节律异常。药物治疗首选 24h 平稳降压的长效降压药物，单药或联合用药。若夜间血压控制仍不理想，可将一种或数种长效降压药改为晚间或睡前服用，能够使 70% 以上的患者恢复杓型血压节律，若采用上述方法后夜间血压仍高，可根据药物的作用时间，在长效降压药的基础上，尝试睡前加用中短效降压药。但应警惕夜间血压过低以及夜间起床时发生 OH 的可能。

2. 超杓型高血压　降低白天血压，恢复杓型节律。应在非药物治疗的基础上清晨服用长效降压药，在降低白天血压的同时一般不会过度降低夜间血压。若白天血压控制仍不理想，可结合血压波动的规律和药代动力学特点，选择长效＋中短效药物的组合，进一步控制白天血压，但应注意中短效降压药可能增加 OH 的风险。应避免夜间服用降压药，否则会加重超杓型血压模式。

（三）餐后低血压

1. 餐后低血压概述　餐后 2h 内 SBP 较餐前下降 20mmHg 以上；或餐前 SBP ≥ 100mmHg，而餐后 SBP ＜ 90mmHg；或餐后血压下降未达到上述标准，但出现餐后心脑缺血症状，称之为餐后低血压。在我国住院老年患者中发生率可高达 80.1%。

2. 餐后低血压的治疗

（1）非药物治疗

①饮水疗法：自主神经系统功能障碍的患者，餐前饮水 350 ～ 480ml，可使餐后血压下降幅度减少 20mmHg，并有效减少症状的发生，对于需要限水的严重心力衰竭及终末期肾病患治疗者需慎重。

②少食多餐：可以减少血液向内脏转移的量和持续时间，对餐后低血压患者可能有利，但进餐量与血压的关系还有待深入研究。

③减少糖类摄入：与蛋白质和脂肪相比，糖类在胃中的排空最快，诱导胰岛素释放作用最强，因此摄入富含糖类的食物更容易导致餐后血压迅速下降。中国人早餐以糖类为主，因此，早餐后低血压最为多见。可适当改变饮食成分配比，适当减少糖类摄入。

④餐后运动：老年人餐后 20 ～ 30min 间断进行低强度的运动（如步行 30m，每隔 30min 一次）有助于提高心排血量，降低收缩压的下降幅度和跌倒的发生，但运动量过大则起到相反的作用。

（2）药物治疗：餐前血压过高可以导致更为严重的餐后低血压，因此，首先通过合理的降压治疗使血压达标，尤其是有效降低清晨血压。

老年人服用 α- 葡萄糖苷酶抑制剂阿卡波糖，可显著降低餐后胃肠道的血流量，减少餐后收缩压和舒张压的降低，有效控制症状适用于合并糖尿病的老年患者。

（四）晨峰血压升高

1. 晨峰血压升高的概述　清晨起床后 2h 内的 SBP 平均值－夜间睡眠时 SBP 最低值(夜间血压最低值前后共 3 次 SBP 的平均值) ≥ 35mmHg 即为晨峰血压升高。我国老年人晨峰血压增高的发生率为 21.6%。

2. 晨峰血压升高的治疗

（1）非药物治疗：包括戒烟限酒，低盐饮食，避免情绪波动，保持夜间睡眠良好，晨起后继续卧床片刻、起床动作放缓，起床后避免马上进行较为剧烈的活动。

（2）药物治疗：选择 24h 平稳降压的长效降压药可以控制清晨血压的大幅度波动，并能减少因不能按时服药或漏服导致的晨峰血压增高。此外，维持夜间血压的适度下降（杓型血压），能够有效抑制血晨峰血压升高。非杓型或反杓型的高血压患者，可选择睡前（晚间 19：00 ～ 21：00）服用长效降压药。对于超杓型高血压，可以尝试在长效降压药物的基础上，清晨加用短效降压药抑制血压晨峰。

（五）长时血压变异

血压的季节性变化随年龄增长而增加，特别是老年高血压患者，冬季血压明显高于夏季血压，这与气温下降、神经内分泌激活、肾脏排钠负荷增加等相关。因此对于老年高血压患者，应根据季节变化及时调整用药方案。

（六）白大衣性高血压

白大衣性高血压指诊室血压≥ 140/90mmHg，但诊室外血压不高的现象。老年人高发。白大衣性高血压并非完全良性状态，发展为持续性高血压和 2 型糖尿病风险更高，总体心血管风险增加。应给予生活方式干预，并定期随访。

七、社区管理支持

（一）社区支持

老年高血压患者的特点使得社区环境的支持十分必要。老年患者易发生血压异常波动，同时常合并多种疾病，同时服用多种药物，需要个体化的服药指导，而社区医务人员对居民的健康状况、生活习惯比较了解，干预措施更有针对性，是高血压教育的主要力量。还可以定期随访，例如入户随访、家庭监测和远程服务等，提供居家医疗服务外，还可以提供情感支持和人文关怀。另外，社区医疗方便、快捷，集治疗和预防为一体，解决了患者自理能力相对下降，行动不便的问题。

（二）远程管理

远程动态监测有助于主管医生实时掌握患者血压波动情况，及时有效采取治疗措施，防止病情恶化，使患者个体化治疗落实到实处；同时，通过远程视频等技术还可利用优质的专家资源进行培训、咨询和指导，提高诊治水平。

第二节　儿童、青少年高血压

一、儿童、青少年高血压诊断标准

目前国际上统一采用不同年龄性别血压的 90、95 和 99 百分位数作为诊断"正常高值血压""高血压"和"严重高血压"的标准。根据三次非同日的血压水平进行，三次 SBP 和（或）DBP 均≥ P^{95} 时诊断为高血压；但一次的 SBP 和（或）DBP 达到 2 级高血压分界点时，即可诊断为高血压。高血压 1 级：血压水平在 95 ～ 99 百分位 +5mmHg；高血压 2 级：血压≥ 99 百分位 +5mmHg。见表 13-1。

二、儿童、青少年高血压临床表现

症状及体征常无明显症状；查体应注意体重、腹围测量；血压明显升高者应注意继发性高血压相关疾病临床表现的检查。血压测量不同年龄的儿童及肥胖儿童应选用合适的袖带测量；建议采用听诊方法测量血压；测量时应注意环境因素及患儿情绪对测量结果

表 13-1　中国 3 ~ 17 岁儿童、青少年高血压筛查的简化公式标准

性别	SBP （mmHg）	DBP （mmHg）
男	100+2×Age	65+Age
女	100+1.5×Age	65+Age

注：Age 为年龄（岁）；本表基于"表格标准"中的 P^{95} 制定，用于快速筛查可疑的高血压儿童；与"表格标准"诊断一致率接近 95%

的影响。

三、儿童、青少年高血压的治疗

1. 调整生活方式　调整生活方式是基础治疗。高血压儿童应首先改善生活方式并贯穿始终。包括：①肥胖儿童应控制体重，在保证身高发育同时，延缓 BMI 上升趋势，降低体脂肪含量；②增加有氧和抗阻力运动，减少静态活动时间；③调整膳食结构及品种多样化，控制总能量及脂肪供能比；按照 WHO 针对儿童的建议标准，控制膳食盐和含糖饮料摄入，养成健康饮食习惯；④避免持续性精神紧张状态；⑤保证足够睡眠时间等。多数患儿经过生活方式干预后，其血压可达到控制标准。

2. 药物治疗　儿童高血压首先要除外继发性高血压，在进行了生活方式干预后血压仍不能控制，再决定药物治疗。

（1）药物治疗适应证：症状性高血压、继发性高血压、合并靶器官损害或糖尿病、非药物治疗 6 个月无效者。

（2）目标血压无合并症者应降至同年龄、性别及身高的儿童青少年血压的第 95 百分位以下；有合并症或继发性高血压应降至第 90 百分位以下。

（3）用药原则起始单药治疗，小剂量开始。

（4）ACEI：是最常使用的儿童降压药之一，被批准的儿童用药仅有卡托普利。利尿剂：被批准的儿童用药有氨苯蝶啶、氯噻酮、氢氯噻嗪、呋塞米。二氢吡啶类 CCB：被批准的儿童用药有氨氯地平。α 受体阻滞剂：被批准儿童用药有普萘洛尔、阿替洛尔及哌唑嗪。ARB：目前尚无被批准的儿童用药。

第三节　妊娠高血压

一、妊娠高血压诊断标准及临床表现

妊娠高血压分四类：妊娠期高血压、子痫前期 / 子痫、妊娠合并慢性高血压、慢性高血压并发子痫前期。

妊娠期高血压是指妊娠 20 周后发生的高血压，不伴明显蛋白尿，分娩后 12 周内血压恢复正常。

妊娠合并慢性高血压是指妊娠前即存在或妊娠前 20 周出现的高血压或妊娠 20 周后出现高血压而分娩 12 周后仍持续血压升高。

子痫前期是指妊娠 20 周后的血压升高临床蛋白尿（尿蛋白 ≥ 300mg/d）或无蛋白尿伴有器官和系统受累，如：心、肺、肝、肾、消化系统及神经系统等。重度子痫前期是指血压 ≥ 160/110mmHg，伴临床蛋白尿，和（或）出现脑功能异常、视物模糊、肺水肿、肾功能不全、血小板计数 < 10 万 /mm³、肝酶升高等，常合并胎盘功能异常。子痫前期患者出现抽搐可诊断为子痫。

慢性高血压并发子痫前期是指妊娠前或孕龄 20 周前出现 SBP ≥ 140mmHg 和（或）DBP ≥ 90mmHg，并在妊娠过程中发生子痫前期或子痫。

二、妊娠高血压的治疗

（一）慢性高血压在妊娠前的处理

改善生活方式和非药物干预为主，部分患者在松弛情绪并将摄盐量控制到 6g 左右后，血压可降低到 150/100mmHg 以下，从而缩短妊娠期间降压药的服用时间，减少药物对胎儿的可能影响。但不应过度限盐，以免导致低血容量，影响胎盘循环。不建议患者在血压 ≥ 160/110mmHg 的情况下受孕。避免血压降至 130/80mmHg 以下，以免影响胎盘血流灌注。

（二）妊娠合并轻度高血压的处理

对轻度高血压患者应强调非药物治疗，并积极监测血压、定期复查尿常规等相关检查。对存在靶器官损害或同时使用多种降压药物的慢性高血压患者，应根据妊娠期间血压水平进行药物治疗，原则上采用尽可能少的用药种类和剂量。对血压轻度升高伴先兆子痫，由于其子痫的发生率仅 0.5%，不建议常规应用硫酸镁。

（三）妊娠合并重度高血压的处理

对妊娠合并重度高血压治疗的主要目的是最大程度降低母亲的患病率和病死率。在严密观察母婴状态的前提下，应明确治疗的持续时间、降压目标、药物选择和终止妊娠的指征。对重度先兆子痫，建议静脉应用硫酸镁，并确定终止妊娠的时机。当 SBP ≥ 180mmHg 或 DBP ≥ 120mmHg 时，应按照高血压急症处理。

（四）药物的选择和治疗

1. β 受体阻断剂拉贝洛尔是兼有 α 受体及 β 受体阻断作用的药物，降压作用显著且副作用较少，故可优先考虑选用。美托洛尔缓释剂对胎儿影响很小，也可考虑选用。用法：拉贝洛尔 50 ～ 200mg 每 12 小时一次，最大剂量 600mg/d。

2. 钙拮抗剂硝苯地平在妊娠高血压的临床应用非常广泛，研究显示妊娠早、中期服用硝苯地平不会对胎儿产生不良影响，故也可首选用于妊娠早、中期的高血压患者。氨氯地平、非洛地平、地尔硫䓬、维拉帕米等目前尚无相关药物导致胎儿畸形的报道，但其对胎儿的安全性仍有待论证。值得注意的是，孕妇服用钙拮抗剂可能会影响子宫收缩，在临产前应慎用。用法：硝苯地平片 5 ～ 20mg 每 8 小时一次或缓释片 10 ～ 20mg 每 12 小时一次或控释片 30 ～ 60mg 每日一次。

3. 利尿剂妊娠前已服用噻嗪类利尿剂治疗的孕妇可继续应用，如并发子痫前期则应停止服用。用法：6.25 ～ 12.5mg/d。

4. RAS 阻断剂妊娠期全程禁忌应用此类药物。

5. 甲基多巴通过降低脑干交感神经张力起到降压作用，为目前常用药物。用法：200 ～ 500mg，每日 2 ～ 4 次。

6. 静脉或肌内注射药物的选择拉贝洛尔、尼卡地平、乌拉地尔的注射剂型可用于静脉注射或肌内注射。尼卡地平降压作用显著，静脉应用时应从小剂量开始，避免引起低血压反应。硝普钠可增加胎儿氰化物中毒风险，除非其他药物疗效不佳时才建议使用。

第四节　难治性高血压（顽固性高血压）

难治性高血压是指在改善生活方式的基础上，应用了合理、可耐受的足量 3 种或 3 种以上降压药物（包括利尿剂）1 个月以上血压仍未达标，或服用 4 种或 4 种以上降压药物血压才能有效控制。

一、假性难治性高血压

血压测量方法不正确是假性难治性高血压的常见原因。例如，患者背部没有支撑可使舒张压升高、双腿交叉可使收缩压升高、上臂较粗者未使用较大的袖带、袖带置于有弹性阻力的衣服（毛线衣）外面、放气速度过快、听诊器置于袖带内在听诊器上向下压力较大均可使血压测量数据有误。单纯性诊室（白大衣）高血压结合家庭自测血压、动态血压监测可使血压测定结果更接近真实。假性难治性高血压可发生在广泛动脉粥样硬化和钙化的老年人，测量肱动脉血压时需要比硬化的动脉腔内压更高的袖带压力方能阻断血流。以下情况应怀疑假性高血压：血压明显升高而无靶器官损害；降压治疗后在无血压过度下降时产生明显的头晕乏力等低血压症状；肱动脉处有钙化证据；肱动脉血压高于下肢动脉血压；重度单纯收缩期高血压。

二、生活方式未获得有效改善

比如存在高盐摄入，过度焦虑，大量吸烟，重度肥胖，容量负荷过重（利尿剂治疗不充分、高盐摄入、进展性肾功能不全）和慢性疼痛等。严格限制钠盐摄入，强化生活方式的改善，减轻体重，戒烟、戒酒，采用高纤维、低脂饮食，增加体力活动，同时注意心理调节，减轻精神压力，保持心理平衡。

三、降压治疗方案不合理

采用了对某些患者有明显不良反应的降压药，导致无法增加剂量提高疗效和依从性；采用不合理的联合治疗方案；在多种药物联合方案中未包括利尿剂（包括醛固酮拮抗剂）。应多与患者沟通，提高长期用药的依从性。

四、其他药物干扰降压作用

同时服用干扰降压作用的药物是血压难以控制的一个较隐蔽的原因。NSAIDS（包括阿司匹林，选择性 COX-2 抑制剂）引起水、钠潴留，增强对升压激素的血管收缩反应，可抵消除钙通道阻滞剂以外各种降压药的作用。拟交感胺类药物具有激动 α 肾上腺素能活性作用，例如某些滴鼻液、抑制食欲的减肥药（盐酸西布曲明），长期使用可升高血压或干扰降压药物作用。三环类抗抑郁药阻止交感神经末梢摄取利血平、可乐定等降压药。环孢素（cyclosporine）刺激内皮素释放，增加肾血管阻力，减少水钠排泄。重组人促红细胞生成素可直接作用于血管升高周围血管阻力。口服避孕药和糖皮质激素、拟交感胺类药物（去充血剂、可卡因）、兴奋剂（哌甲酯、右苯丙胺、苯丙胺、去氧麻黄碱、莫达非尼）、过量酒精、天然甘草及中药成分（麻黄）也可拮抗降压药的作用。

五、容量超负荷

高钠饮食抵消降压药作用。糖尿病合并肥胖、肾脏损害和慢性肾功能不全时通常有容量超负荷。在一些联合治疗依然未能控制血压的患者中，常发现未使用利尿剂，或者利尿剂的选择和剂量不合理。可以采用短期强化利尿治疗试验来判断，联合服用长作用的噻嗪类利尿剂和短作用的袢利尿剂观察治疗效应。

六、胰岛素抵抗

胰岛素抵抗是肥胖和糖尿病患者发生顽固性高血压的主要原因。在降压药治疗基础上联合使用胰岛素增敏剂，可以明显改善血压控制。肥胖者减轻体重 5kg 就可显著降低血压或减少降压药数量。

七、继发性高血压

详见第 15 章。其中 SAHS、肾动脉狭窄和原发性醛固酮增多症是最常见的原因。

第五节　围术期高血压

既往有高血压病史，术前血压控制不理想，有继发高血压或颅内高压者，有紧张、焦虑、恐惧、睡眠等心理因素不良，尤其是 DBP 超过 110mmHg 者易发生围术期血压波动。实施颈动脉、腹部主动脉、腹腔、胸腔、外周血管手术患者，容易发生围术期急性血压升高。在进行心脏、大血管（颈动脉内膜剥脱术、主动脉手术）、肾脏移植或头颈部手术，以及处理大面积创伤或烧伤时，容易诱发手术时急性血压升高。一旦发生应积极寻找并处理手术中血压骤升的各种可能原因，如疼痛、血容量过多、低氧血症、高碳酸血症和体温过低等。

一、围术期高血压诊断标准

满足下面两个条件。

1. 围术期　从确定手术治疗（一般指外科手术）期间到与本手术有关的治疗基本结束期间（包括手术前、手术中和手术后）。

2. 血压变化　血压（SBP、DBP 或 MAP）升高幅度大于基础血压的 30%，或 SBP ≥ 140mmHg 和（或）DBP ≥ 90mmHg。

二、围术期高血压的治疗

（一）围术期高血压的治疗原则

基本原则是保证重要脏器灌注保护靶器官，降低心脏后负荷，保护心功能。术前服用 β 受体阻滞剂和 CCB 可以继续维持，术前 β 受体阻断剂的应用可以有效减少血压波动、心肌缺血以及术后心房颤动发生，还可降低非心脏手术的死亡率。不建议继续使用 ACEI 及 ARB。

（二）围术期高血压的控制目标

1. 年龄 < 60 岁患者，血压应控制 < 140/90mmHg。

2. 年龄 ≥ 60 岁，如不伴糖尿病、CKD，SBP 应 < 150mmHg。

3. 高龄患者（> 80 岁），SBP 应维持在 140 ～ 150mmHg，如伴糖尿病、CKD，血压控制目标 < 140/90mmHg。

4. 进入手术室后血压仍高于 180/110mmHg 的择期手术患者，建议推迟手术，如确有手术需要（如肿瘤伴少量出血），家属同意可手术。

5. 术前血压 > 180/110mmHg 者，不建议在数小时内紧急降压治疗，否则常带来重要靶器官缺血及降压药物的副作用。

6. 对轻、中度高血压（< 180/110mmHg）可进行手术。

7. 对危及生命的紧急状况，为抢救生命，不论血压多高，都应急诊手术。

8. 对严重高血压合并威胁生命的靶器官损害及状态，如高血压伴左心衰竭、不稳定型心绞痛或变异型心绞痛、少尿型肾衰竭、严重低钾血症（< 2.9mmol/L）等，应在短时间内采取措施改善生命脏器功能。

（三）围术期高血压的药物治疗

通常需要静脉降压药物，即刻目标是在 30 ～ 60min 使 DBP 降至 110mmHg，或降低 10% ～ 15%，但不超过 25%。如可以耐受，在随后 2 ～ 6h 将血压降低至 160/100mmHg；主动脉夹层患者降压速度应更快，在 24 ～ 48h 将血压逐渐降至维持组织脏器基本灌注的最低血压水平。应选用起效迅速，作用持续时间短的药物，如拉贝洛尔、艾司洛尔、尼卡地平、硝酸甘油、硝普钠或非诺多泮。治疗过程中，须严密监测患者对治疗的反应，观察血压及心率的变化，及时调整降压药物的剂量。

第六节　围绝经期高血压

由于女性特殊的生理结构和特点，围绝经期又是女性自然生理过程中重要的一种自然现象，围绝经期女性体内激素及身体结构发生一定变化，女性雌激素逐渐下降，导致女性容易出现焦虑紧张等情绪，交感神经的活动主要保证人体紧张状态时的生理需要，交感神经的激活可使人体内血浆肾素和去甲肾上腺素水平增加，从而导致血管的应激反应增强，进而导致心肌收缩力增强，心率加快，回心血量增加，外周动脉收缩，最终导致血压升高。

一、围绝经期高血压诊断标准

满足下面两个条件。

（一）围绝经期

妇女从 45 岁左右开始月经改变到持续停经后 1 年内。

（二）血压变化

血压值持续或非同日 3 次以上超过标准血压诊断标准，即 SBP ≥ 140mmHg 和（或）DBP ≥ 90mmHg 者，需排除继发性高血压。

二、围绝经期高血压的治疗

按照高血压非药物治疗方法改善生活方式、加强体育锻炼等（详见第 12 章第十节），并遵循降压药物基本原则即小剂量开始、优先选择长效制剂、联合用药及个体化。ACEI、ARB、β 受体阻滞药、CCB、利尿药等降压药物都可以作为围绝经期高血压治疗药物选择，可根据患者实际情况选择合适的药物。

第七节　高血压急症和亚急症

高血压急症与高血压亚急症是指短期内血压突然增高的一系列临床紧急情况，需要快速降低动脉血压。区别两者的唯一标准，并非血压升高的程度，而是有无新近发生的急性进行性的靶器官损害。是否需要立即降压不依赖于血压的绝对值，而取决于血压增高对靶器官的影响。

一、高血压急症定义

高血压急症（hypertensive emergencies）是指原发性或继发性高血压患者，在某些诱因作用下，血压突然和显著升高（一般超过 180/120mmHg），同时伴有进行性心脑、肾等重要靶器官功能不全的表现。

二、高血压急症临床表现

数小时或数日内血压重度升高，SBP > 200mmHg 和（或）DBP > 130mmHg，并伴有重要器官组织如心、脑、肾、大动脉的严重功能障碍或不可逆性损害。包括高血压脑病、颅内出血（脑出血和蛛网膜下腔出血）、脑梗死、急性心力衰竭、肺水肿、急性冠状动脉综合征（不稳定型心绞痛、急性非 ST 段抬高型心肌梗死和 ST 段抬高型心肌梗死）、急慢性肾衰竭、主动脉夹层动脉瘤、嗜铬细胞瘤危象、使用毒品如安非他明、可卡因、迷幻药等、围术期高血压、子痫前期或子痫等。血压水平的高低与急性靶器官损害的程度并不成正比。

三、高血压亚急症定义

高血压亚急症是指血压显著升高但不伴急性靶器官损害。

四、高血压亚急症临床表现

患者可以有血压明显升高造成的症状，如头痛、胸闷、鼻出血、烦躁不安等。无靶器官损害。

五、高血压急症及亚急症的治疗

（一）高血压急症的治疗

1. 治疗原则　应持续监测血压及生命体征；去除或纠正引起血压升高的诱因及病因；酌情使用有效的镇静药以消除恐惧心理；尽快静脉应用合适的降压药控制血压，以阻止靶器官进一步损害，对受损的靶器官给予相应的处理；降低并发症并改善结局。

2. 降压目标　降压时需充分考虑到患者的年龄、病程、血压升高的程度、靶器官损害和合并的临床状况，因人而异地制定具体的方案。初始阶段（1h 内）血压控制的目标为平均动脉压的降低幅度不超过治疗前水平的 25%。在随后的 2～6h 将血压降至较安全水平，一般为 160/100mmHg 左右。如果可耐受这样的血压水平，在以后 24～48h 逐步降压达到正常水平。如果患者为急性冠状动脉综合征或以前没有高血压病史的高血压脑病（如急性肾小球肾炎、子痫所致等），初始目标血压水平可适当降低。对于妊娠合并高血压急症的患者，应尽快、平稳地将血压控制到相对安全的范围（＜ 150/100mmHg），并避免血压骤降而影响胎盘血液循环。

3. 药物选择　根据受累的靶器官及肝肾功能状态选择药物。理想的药物应能预期降压的强度和速度，保护靶器官功能，并方便调节。经过初始静脉用药血压趋于平稳，可以开始口服药物，静脉用药逐渐减量至停用。不同靶器官受损的高血压急症降压的幅度及速度不同。如为合并急性冠脉综合征、急性左心衰竭，需要尽快将血压降至可以改善心脏供血、降低心肌氧耗量、改善心功能的水平。如为合并主动脉夹层，应该迅速降压至维持组织脏器基本灌注的最低血压水平（SBP 在 100～110mmHg），一般需要联合使用降压药，并要重视足量 β 受体阻滞剂的使用如不适用（如气道阻力增加），可考虑改用非二氢吡啶类 CCB。常用的静脉和肌注药物有：硝普钠、硝酸甘油、乌拉地尔、酚妥拉明、尼卡地平、艾司洛尔、地尔硫䓬、拉贝洛尔等。

4. 注意事项　高血压急症的血压控制是在保证重要脏器灌注基础上的迅速降压。已经存在靶器官损害的患者，过快或过度降压容易导致其组织灌注压降低，诱发缺血事件，应注意避免。

（二）高血压亚急症的治疗

一般在 24～48h 将血压缓慢降至 160/100mmHg。没有证据说明紧急降压治疗可以改善预后。许多高血压亚急症患者可通过口服降压药控制血压。初始治疗可以在门诊或急诊室，用药后观察 5～6h，2～3d 后门诊调整剂量，此后可应用长效制剂控制至最终的靶目标血压。

第 14 章

低 血 压

第一节 低血压概述及常见原因

一般认为成人 SBP < 90mmHg，DBP < 60mmHg，称为低血压。低血压根据不同病因可分为功能性和器质性。血压处在不断的波动中，机体通过自身调节机制将血压控制在一定的波动范围内。当某种原因引起血压下降时，刺激颈动脉窦和主动脉弓压力感受器，中枢神经系统交感冲动发放增加，从而使血管收缩，心率增快，血压上升，当这种自身调节机制任何一个环节受到损害，都可能发生低血压。短时间内患者血压由相对正常突然下降至低血压状态，为急性低血压，主要表现在失血、休克等。下面探讨的一般为慢性低血压。

一、生理性低血压状态

某些无器质性疾病患者，多次测量血压均符合低血压标准，常见于瘦长体形或体质较弱的年轻女性。这些患者通常无自觉症状，偶有头晕、乏力。患者的预后良好，不需要特殊处理。

二、病理性低血压病

（一）原发性低血压病

原发性低血压是指内分泌功能失调所致的低血压常由于低钠、血容量减少、心搏减少等引起。

（二）继发性低血压病

凡影响交感神经系统的病变或疾病，均可引起低血压，主要见于脊髓结核、糖尿病性神经病变、脑部肿瘤、卟啉病、肾上腺皮质功能减退、心肌淀粉样变等。继发性低血压亦常继发于急性失血、休克、心脏病发作、慢性贫血、胃出血、脑动脉硬化、脑卒中等病症中。慢性消耗性疾病及营养不良也可引起继发性低血压，如结核病，慢性肝病，肾病，重症糖尿病等。

第二节 诊断及鉴别诊断

诊断取决于多次测量的平卧位和直立位血压水平是否符合低血压标准（成人血压低于90/60mmHg），以及是否有器质性疾病。在不同日同一时间三次测量血压为准。

一、体质性低血压

多见于情绪不稳，体质瘦弱的老人、女性，因心肌缺血、心肌张力减弱，血管壁弹性降低所致，有头晕、心跳、乏力的感觉。

二、体位性低血压（亦称直立性低血压）

患者从卧位改变到直立位时，或长时间站立时出现血压突然下降超过 20mmHg，并伴有明显症状，如：头晕、视物模糊、乏力、恶心、认知功能障碍、心悸、颈脊部疼痛等。多种疾病可用起直立性低血压，如多系统萎缩、糖尿病、帕金森综合征，或其他情况如：久病卧床，体质虚弱的老年人。直立性低血压的发生主要与下列机制有关：①有效循环血量的减少：包括失血失液所致的血容量绝对不足和血管扩张剂所致的血容量相对不足。②心血管反应性的降低：主要表现为交感神经兴奋时心脏和血管反应性的降低，临床上主要见于年老体弱、长期卧床或慢性消耗性疾病患者。③自主神经系统功能障碍：常因阻断压力感受器反射弧的某一部分使周围血管张力不能随体位改变而变化，交感神阻滞剂、周围交感神经节切除术、脊髓病变或损伤、糖尿病神经病变、血管运动中枢周围病变（如第四脑室肿瘤）、某些中枢镇静药、抗抑郁药等所致的直立性低血压皆与此有关。④舒血管因子的释放增多：如组胺、5-羟色胺、缓激肽、前列腺素等的血液浓度升高引起周围血管舒张等。

（一）特发性直立性低血压

特发性低血压，病因不明。患者平卧位时血压正常，但站立位时血压立刻下降，收缩压和舒张压下降达 30mmHg 和 20mmHg 以上，而心率无改变。由于站立时血压下降迅速，可引起晕厥，患者往往难以正常生活和工作。患者常伴随有性欲减退、无汗和皮肤干燥。虽然无汗，但是仍有唾液分泌与眼泪，不同于干燥综合征。部分患者有神经系统异常表现，如肌肉强直、震颤、步态不稳等。

（二）继发性直立性低血压

慢性肾上腺皮质功能减退（Addison 病）较常见。

各种原因导致双侧肾上腺皮质大部分破坏，肾上腺皮质激素分泌不足所致，临床表现为疲乏、软弱、色素沉着、低血压、水盐代谢失常、胃肠功能紊乱。常见原因有肾上腺结核、肾上腺真菌感染、巨细胞病毒感染、自身免疫性肾上腺炎，其他少见的原因有恶性肿瘤转移、白细胞浸润、淋巴瘤等。如果出现肾上腺危象时会出现恶心、呕吐、腹泻、严重脱水、血压降低甚至休克。常用的实验室检查有：①肾上腺皮质激素水试验，此试验不仅能够反映肾上腺皮质功能减退症的水利尿反应缺陷，同时也显示此种缺陷能用肾上腺皮质激素纠正。患此症者，水利尿试验每分钟最高排尿量少于 3ml，加用肾上腺皮质激素后可以纠正至正常水平，超过 10ml/min。② 24h 尿 17-羟皮质类固醇和 17-酮类固醇测定，若二者排出量显出减低，对本病的诊断具有肯定意义。③腹部 X 线片或 CT，对因结核所致本病者可发现钙化阴影。④血常规可见血中嗜酸性粒细胞增多，血生化可见血清钾浓度升高、血清钠氯水平降低，葡萄糖耐量水平曲线平直，均有助于诊断。

三、排尿性低血压

排尿性低血压多因夜间膀胱胀满后突然排空，使腹腔压力骤减，静脉随之扩张，回心血量减少，血压下降，常致突然晕倒，神志不清，造成一过性低血压晕厥，发作前无先兆，发作后 2～3min 恢复正常。

四、进餐后低血压

进食后低血压是餐后发生的低血压。是一种临床上见于老年人的血压内环境稳定方面的异常。对临床情况稳定、未服药的老年住院和非住院病人的研究显示，早餐和午餐后血压显著降低，此种情况在较年轻人或未进餐的老年人中不出现。如在餐前服用过降压药物，餐后血压减低可能更显著。在老年高血压病人和有进食后晕厥或自律神经系统功能失调者中进餐后低血压的发病率最高。进食后低血压可能是老年人晕厥和跌倒的常见原因。一组住院老年人的研究显示它占晕厥发作的 8%。进食后低血压的机制被认为与消化时内脏血液积聚的压力反射代偿受到损害有关。自律神经功能失调病人伴进餐后低血压者进餐后有前臂血管收缩功能减弱、体循环血管阻力降低和控制心率的交感神经系统异常等情况。

五、药物性低血压

老年因病服用降压药如甲基多巴，胍乙啶、优降宁、安定类、氯丙嗪、奋乃静，氢氯噻嗪、呋塞米、抗心绞痛药如消心痛、硝酸甘油等也可引起低血压。

六、其他不常见原因引起的低血压

（一）多发性内分泌功能减退症

患者同时或者先后发生两种以上的内分泌功能减退症。属于自身免疫性疾病者称为多腺体自身免疫综合征。

（二）垂体前叶功能减退 （Simmonds-Sheehan 综合征）

垂体前叶内分泌功能并非直接作用于周围器官，而是通过起作用的内分泌腺体发挥生理功效，故垂体前叶功能减退常有多个腺体功能不全的表现。

（三）甲状腺功能减退

本病早期即可出现毛发稀少，但同时伴有四肢黏液性水肿，畏寒，胆固醇增高等表现。依靠甲状腺功能检查可鉴别。

（四）腹腔、盆腔压力增大

足月妊娠的孕妇或腹腔、盆腔有巨大肿瘤者，有的是在硬膜外麻醉实施手术时取仰卧位，会突然发生血压下降（亦称为卧位低血压），此时只要将子宫或者肿瘤向左推移，症状即可缓解。

第三节　治　　疗

低血压的治疗取决于低血压的类型。功能性低血压一般不需特殊治疗，平时注意营养，适当体育运动，增强体质，当发生直立性低血压症状时，应采取平卧位。特发性低血压患者可选用肾上腺皮质激素治疗，下肢使用绷带或弹性长袜。继发性低血压应积极治疗原发疾病。

饮食疗法也是治疗本病的有力措施之一，要荤素兼吃，合理搭配膳食，多食易消化蛋白食物，保证摄入全面充足的营养物质。可逐渐提高病患者的身体素质，改善心血管功能，增加心肌收缩力，增加心排血量，提高动脉管壁紧张度，从而逐步使血压上升并稳定。常淋浴以加速血液循环，或以冷水，温水交替洗足。

当日常治疗无效时，就必须给予药物治疗，缓解症状，减少严重并发症危险。管通（盐酸米多君片），成人及 12 岁以上青少年，2.5mg 每日 3 次，根据症状和对药物的反应及耐受力，间隔 3 ~ 4d 增加一次剂量，达到 10mg 每日 3 次。

第四节　低血压患者注意事项及日常护理

少食多餐，禁止饮酒、吸烟，避免过度疲劳；调整睡眠方式，将床头抬高 20 ~ 30cm 可减轻低血压症状；做些复杂的心算；体格瘦小者每日多喝水以增加血容量避免体制性低血压症状。

老年人直立性低血压比较常见，在日常生活中应注意采取下列预防措施：

1. 少食多餐，不宜吃得过饱。餐后不要马上活动，可适当休息（30 ~ 60min）后再站起行走或做其他事情。同时要多饮水，每日至少 2L（左心功能正常的患者）。

2. 热水浴时要事先准备好浴垫或小椅子，洗时坐在浴垫或椅子上，洗完后要适当躺一会儿再站立活动。

3. 不宜久站，呈站立状态时要每隔几分钟活动一下。另外，弯腰后不可突然站起，应扶墙或借助其他物体逐渐起立。

4. 运动锻炼可改善人体对血压的调节，持之以恒的运动有助于减少低血压发生，但应注意运动量不宜过大，也不可做体位变动过大的运动，以步行、慢跑、游泳等项目为宜。

5. 服药前要仔细阅读药品说明书，凡可引起头晕及低血压的药物应慎用，用药期间注意观察有无头晕、头痛、视力改变等症状。一旦有这些症状发生，应立即坐下或躺下，并测量血压防止病情加重。

第15章

常见继发性高血压

继发性高血压也称为症状性高血压，是由某些疾病在发生发展过程中产生的症状之一，当原发病治愈后血压也会随之下降或恢复正常。目前常见的继发性高血压包括肾脏相关性继发性高血压（如肾实质性高血压、肾血管性高血压等），内分泌性高血压（包括嗜铬细胞瘤、库欣综合征、原发性醛固酮增多症等）及其他类型继发性高血压（如睡眠呼吸暂停低通气综合征、大动脉炎、药物性高血压等）。继发性高血压除了高血压本身造成的危害以外，与之伴随的电解质紊乱、内分泌失衡、低氧血症等还可导致独立于高血压之外的心血管损害，其危害程度较原发性高血压更大，早期识别、早期治疗尤为重要。

第一节　肾脏相关继发性高血压

一、肾实质性高血压

肾实质性高血压是由于原发或继发的肾小球、肾小管和肾间质疾病使有效肾单位减少，从而引起高血压，是最常见的一种继发性高血压。其病因复杂，几乎所有的肾实质疾病都可以引起高血压，多为慢性进展，与肾原发病相互促进，相互影响。具体包括原发性肾小球肾炎（IgA 肾病、局灶节段肾小球硬化、膜增生性肾小球肾炎等），多囊肾，慢性肾小管-间质病变（慢性肾盂肾炎、梗阻性肾病、反流性肾病等），代谢性疾病肾损害（糖尿病肾病、痛风性肾病），系统性或结缔组织疾病肾损害（狼疮性肾炎、硬皮病），亦可见于遗传性肾疾病（Liddle 综合征）等。

（一）发病率

来自 2011 年美国肾病数据系统的年度报告表明，随着肾小球滤过率逐渐下降，高血压的发生率随之上升。当肾小球滤过率 $> 60\text{ml}/(\text{min} \cdot 1.73\text{m}^2)$ 时，高血压患病率为 26%，肾小球滤过率 $< 60\text{ml}/(\text{min} \cdot 1.73\text{m}^2)$ 的慢性肾疾病患者高血压患病率高达 64%～68%；在老年（年龄 > 65 岁）慢性肾病患者和终末期肾病患者中高血压的患病率更是显著升高，其中终末期肾病患者高血压发生率可高达 84.2%。

（二）发病机制

肾实质性高血压病的发病机制复杂，主要表现为以下几个方面：①水、钠平衡失调，肾实质弥漫性损伤造成有效肾单位减少，进而导致肾小球滤过率下降，这是就会发水钠潴留，致使细胞外液容量扩张，引起血压升高。②血管活性物质平衡失调。主要包括肾素-

血管紧张素 II - 醛固酮系统（RAAS）活化及交感神经兴奋，而降压因子如激肽、肾上腺素、前列腺素（PGs）、心房肽（ANP）等的平衡作用减弱。③其他发病机制还包括贫血、甲状旁腺功能亢进等。上述因素导致有效循环血容量及外周血管阻力增加，引起血压升高。

（三）临床表现

肾实质性高血压除存在高血压的各种临床表现外，还具有某些特殊表现，其临床特点如下：①一般情况较差，多合并水肿及贫血等；②眼底病变重，更易发生心血管并发症；③尿常规检查多有异常发现，如血尿、蛋白尿等，生化检查可有尿素氮、血肌酐升高等肾功能不全的表现；④进展为急进性或恶性高血压的可能性为原发性高血压的 2 倍；⑤预后比原发性高血压差。

（四）诊断

发病前有链球菌等细菌或病毒的感染史，伴有发热、水肿、血尿，或有反复的尿路感染病史，有发热、腰酸痛、尿频、尿痛、血尿等病史，或既往有肾小球肾炎病史，或有反复水肿史等。血压持续增高，对降压药物不敏感，眼底病变重。体格检查示贫血貌、肾区肿块等，辅助检查如血、尿常规，血电解质（钠、钾、氯），肌酐，尿酸，血糖，血脂。24h 尿蛋白定量或尿白蛋白 / 肌酐比值、12h 尿沉渣检查，如发现蛋白尿、血尿及尿白细胞增加，则进一步进行中段尿细菌培养、尿蛋白电泳、尿相差显微镜检查，明确尿蛋白、红细胞来源及排除感染。肾 B 超，肾 CT/MRI，有条件的医院可行肾穿刺及病理学检查。同时需与高血压引起的肾脏损害相鉴别，前者肾脏病变的发生常先于高血压或与其同时出现；血压较高且难以控制；蛋白尿 / 血尿发生早、程度重、肾脏功能受损明显。

（五）治疗

①早期及时。②一般治疗为基础：肾实质性高血压者，宜低盐饮食（NaCl < 6.0g/d，Na < 2.3g/d）。肾功能不全者，宜选择高生物价优质蛋白 [0.3 ～ 0.6g/（kg・d）]，保证足够能量摄入，配合 α- 酮酸治疗；目标血压 130/80mmHg；有蛋白尿的患者首选血管紧张素转化酶抑制药（ACEI）或血管紧张素受体阻滞药（ARB），因其可降低肾小球毛细血管内压，改善基底膜通透性，减少蛋白尿，从而延缓肾功能恶化。亦可联合用药，如长效钙通道阻滞药、利尿药、β 受体阻滞药均是可选择的联合用药配伍。

二、肾血管性高血压

肾血管性高血压是指各种病因引起的单侧或双侧肾动脉入口、主干及其主要分支狭窄或完全闭塞导致肾实质部分或广泛缺血所致高血压，多为急进型高血压（舒张压 > 130mmHg，有眼底改变），经介入或手术治疗后血压可恢复正常或改善。

1. **病因及发病率**　肾动脉狭窄是引起高血压和（或）肾功能不全的重要原因之一，患病率占高血压人群的 1% ～ 3%。其中，动脉粥样硬化是引起我国肾动脉狭窄的最常见病因，约为 82%，其次为大动脉炎（约 12%）、纤维肌性发育不良（约 5%）及其他病因占 1%。

2. **发病机制**　肾动脉狭窄将导致短暂的肾素 - 血管紧张素 - 醛固酮系统（RAS）激活，氧化应激、交感神经及内皮功能紊乱等升压系统随病程进展被激活，肾动脉持续阻塞将导致炎症与促纤维化径路激活，造成肾不可逆损伤。

3. 临床表现　肾血管性高血压以急进性高血压及进行性肾衰竭为其特征性临床表现。

（1）典型病史：①无原发性高血压病家族史。②病程短，一般不超过 2 年，或病史较长，突然发生急进－恶性高血压。③大动脉炎及肾动脉纤维肌性结构不良（FMD）均好发于女性，动脉粥样硬化则多见于 50 岁以上的男性。④应用抗肾素－血管紧张素－醛固酮系统（RAAS）药物后血肌酐异常升高（超过用药前基线的 30.0%），甚至诱发急性肾衰竭。单侧肾血管狭窄时可能对 ACEI、ARB 敏感，单纯血压控制后部分症状消失。

（2）体格检查：①收缩压＞200mmHg 和（或）舒张压＞120mmHg 者约占 60%，以舒张压增高幅度较大为特点，肾动脉狭窄越严重，舒张压越高。②腰部或腹部可闻及血管杂音（高调、粗糙收缩期或双期杂音），血压控制后体征不能消失。③上下肢收缩压差。正常人经动脉内直接测压时，上肢与下肢血压相等。当采用血压计测压时，下肢动脉收缩压水平较上肢高 20 ～ 40mmHg，若下肢收缩压较上肢增高小于 20mmHg，则反映主动脉或锁骨下动脉有狭窄存在。

（3）辅助检查：根据上述典型病史及体征，对疑有肾血管性高血压的患者进行相关筛选检查，最终明确诊断。但迄今为止，没有完美的筛选试验。目前所用的筛选试验和检查分为有创检查及创伤性检查两类。

常用的无创检查包括以下几种。

①外周血浆肾素活性的测定：肾血管性高血压首选的筛查试验之一。清晨坐位抽血检测，对确定异常高肾素分泌有重要意义。

②放射性核素扫描：卡托普利肾闪烁显像是诊断肾血管性高血压及判定介入或手术疗效的一种有价值的非创伤性检查方法。当肾动脉发生狭窄时，由于肾缺血引起肾素系统活性增强，血管紧张素 Ⅱ 增高，通过肾自身调节机制，使出球小动脉收缩，肾小球滤过压增高，代偿性来维持肾小球滤过率。当口服血管紧张素转化酶抑制药卡托普利后可以阻断肾出球小动脉的代偿性收缩作用，此时再进行肾动态显像，患侧肾会表现血流灌注下降。服用卡托普利 25mg 前及服后 60min，以显像剂行肾 γ 照相，如符合肾体积缩小、20min 清除率下降＞10%、峰值比下降＞10%、峰时延长＞2min、肾血流灌注时间延长 5 项标准中的 3 项则为阳性，否则为阴性。

③彩色多普勒超声：此为肾动脉狭窄患者的首选的筛查工具，可观察到腹主动脉与双侧肾动脉近端的狭窄程度与肾形态。特别适合于有肾功能损害的患者或者肾动脉狭窄行介入及外科手术治疗的对照及追踪观察。但是使用肾动脉彩超诊断肾动脉狭窄的准确性是不稳定的，受超声仪穿透力、流速测量误差、肥胖、肠道气体等因素的影响，超声检查在 RVH 诊断中应用价值有限。

④磁共振血管造影（MRA）：本法属无创性肾动脉狭窄筛选方法，静脉注入造影剂后能清晰观察到主肾动脉狭窄的部位与程度，其敏感性为 80% ～ 100%，特异性 93% ～ 99%。但本法对肾动脉分支以下观察不清，造成对远端或肾副动脉常易漏诊。又因信号的丢失易高估肾动脉的狭窄程度，对狭窄病变程度显示较实际为重，较易出现假阳性结果。

⑤计算机断层扫描血管造影（CTA）：CTA 是一个可靠的检查手段，其敏感性和特异性均达 95%。对肾动脉钙化及狭窄的定位和定量超过任何一种检查方法包括肾动脉造影。但因其需要的造影剂量较大，常为 130～150ml，造影时要求注射时间达 20～30s，而肾动脉狭窄患者常有潜在肾衰竭存在，致造影剂肾病的风险较大。临床仅对 MRA 禁忌、肾功能正常者采用此法。

创伤性检查包括：肾动脉血管造影与数字减影血管造影：肾动脉血管造影目前仍然是诊断肾动脉狭窄的金标准，属于有创性操作，不仅能确定是否存在狭窄和阻塞，而且可以诊断其病因和程度，为是否可行血运重建术做出临床评估，其敏感性和特异性均超过 95%。数字减影血管造影（DSA）能消除与血管影像无关的其他影像（如骨骼、软组织阴影），使血管像显影更清晰。

4. 诊断　根据患者症状、体征，实验室及影像学检查，从肾动脉狭窄的程度和肾功能意义综合判定，方能明确诊断。①肾动脉狭窄程度：一般公认肾动脉狭窄小于 50% 没有功能意义。狭窄 50%～60%，由于狭窄区血流速度加快的代偿，肾血流量无明显改变，一般不会引起肾血管性高血压。若肾动脉狭窄 ≥ 70%，肾血流量降低，肾缺血，才能发生肾血管性高血压。②肾功能意义：当肾动脉狭窄引起肾缺血及肾素 - 血管紧张素系统活性增高时，才会发生肾血管性高血压。肾动脉狭窄是否有功能意义，对介入或手术治疗的效果及预后估计具有较大的诊断价值。

5. 治疗

（1）药物降压：药物治疗是肾血管性高血压的基础治疗，适用于介入治疗、外科手术有绝对禁忌证或拒绝接受上述治疗的患者。ACEI 或 ARB 是最有针对性的药物，但易引起肾小球滤过率下降，血肌酐急剧上升，甚至引起急性肾衰竭，特别是双侧肾动脉狭窄或独肾的患者。故对只有单侧肾动脉狭窄而对侧肾功能正常者，可从低剂量开始，逐渐加量，并密切观察尿量、血清肌酐及尿素氮水平变化，如服药后血清肌酐较基线值上升 > 30%，需要停药。其他治疗肾血管性高血压的药物包括长效 CCB、利尿剂、β 受体阻滞剂、α 受体阻滞剂。对于肾血管性高血压的药物治疗，单一用药效果较差，应联合用药使血压保持在正常范围的低限。

（2）介入治疗：介入治疗已成为目前临床上首选的治疗方法，主要术式包括肾动脉球囊扩张术（PTRA）、肾动脉球囊扩张伴支架置入术，目前对粥样硬化性肾动脉狭窄及大动脉炎患者具有介入指征者，采用支架置入治疗。而先天性纤维肌性发育不良对 PTRA 疗效好，再狭窄率仅 5%～10%，故一般不需置入支架。能否行介入治疗主要决定于患者临床症状及其能被改善的程度，其成功标准为术后狭窄 < 30%，血流压差 < 20mmHg。

（3）外科治疗：外科手术方式包括自体肾移植术、血管重建术及肾切除术（患肾萎缩小于健肾 1/2 以上，或功能严重丧失，而对侧肾大小正常，功能良好，可切除患肾）三种，各有优缺点。对双侧肾动脉狭窄或阻塞者，可采用介入与手术相结合的方法加以治疗。因外科手术创伤大、术后并发症多及病死率高，目前主要用于不适合经皮血管内介入治疗者。

三、肾脏肿瘤相关性高血压

肾脏肿瘤可分为良性肿瘤和恶性肿瘤，其引起高血压的原因大致可分为肿瘤的占位效应（压迫肾脏实质、血管、阻塞输尿管等）、肿瘤直接分泌肾素、肾衰竭等。其机制要是肾素-血管紧张素-醛固酮系统（RAAS）激活引起水、钠潴留或直接导致的水钠潴留，可能还有其他血管活性物质的参与从而导致继发性高血压。常见肾脏肿瘤包括肾囊肿、多囊肾、肾错构瘤、肾癌以及分泌肾素的肿瘤（肾素瘤、肾胚胎细胞瘤）等。它们在高血压病因构成中所占比例均小于 1%，在此不一一赘述。上述类型高血压病的治疗以高血压常规治疗即可，优先选择血管紧张素转化酶抑制剂或血管紧张素受体拮抗剂。

第二节　内分泌性高血压

一、嗜铬细胞瘤 / 副神经节瘤

嗜铬细胞瘤（PHEO）是来源于肾上腺髓质或肾上腺外神经链嗜铬细胞的肿瘤，瘤体可分泌过多儿茶酚胺（CA），引起持续性或阵发性高血压和多个器官功能及代谢紊乱。根据嗜铬细胞的来源分两大类，起源于肾上腺髓质的称为肾上腺嗜铬细胞瘤（PCC）；而起源于肾上腺外嗜铬组织的，称为副神经节瘤（PGL），常见的位置有主动脉旁、骨盆、胸部甚至心脏。而非嗜铬组织（肝、骨骼、肺、肾淋巴结等）出现肿瘤转移灶则为恶性嗜铬细胞瘤。

1. **患病率**　临床上较少见，门诊高血压患者中患病率占 0.1%～0.6%，对阵发性高血压患者常需考虑鉴别此病，亦是顽固性高血压和继发性高血压的重要病因。90% 以上嗜铬细胞瘤为良性肿瘤，80%～85% 嗜铬细胞瘤起源于肾上腺髓质，其 90% 左右为单侧单个病变。起源肾上腺以外的副神经节瘤，占 15%～20%，恶性率较高（13%～26%）。

2. **临床表现**　嗜铬细胞瘤能自主分泌儿茶酚胺（CA），包括肾上腺素、去甲肾上腺素以及多巴胺。肾上腺素和去甲肾上腺素作用于肾上腺素能受体（α 和 β 受体）影响相应的组织器官。由于肿瘤持续或脉冲式地释放儿茶酚胺激素，其作用于肾上腺素能受体后可表现为阵发性、持续性或阵发性加重的高血压，可伴有糖、脂代谢异常，并 20%～40%的患者伴典型的嗜铬细胞瘤三联征，即阵发性"头痛、心悸、多汗"；当肿瘤释放的大量儿茶酚胺入血导致剧烈的临床症候群，如高血压危象、低血压休克及严重心律失常等时称为嗜铬细胞瘤危象；也有约 13% 的患者因外周肾上腺素能受体下调仅存在高儿茶酚胺血症，无典型临床症状。

3. **诊断**　儿茶酚胺及其代谢产物的测定是其定性诊断的主要方法，包括：尿香草基苦杏仁酸（VMA）测定，血浆 MN 及 NMN 测定及相关的药理试验和物理试验（如酚妥拉明试验、可乐定试验）等。建议增强 CT 作为胸、腹、盆腔病灶，磁共振成像（MRI）作为颅底和颈部病灶首选定位方法。另外间碘苄胍（MIBG）、18F-FDG PET 及生长抑素显像对转移性、肾上腺外的肿瘤可进行功能影像学定位。

4. **治疗**

（1）嗜铬细胞瘤一经诊断后应立即给予抗高血压药物治疗来防止高血压危象的发生。

先服用 α 受体阻滞剂，再加用 β 受体阻滞药，注意不要在未用 α 受体阻滞剂的情况下使用 β 受体阻滞剂。当应用 α 受体阻滞药患者难以耐受或单药治疗效果欠佳时，可以更换为钙通道阻滞药或与其联合用药。

（2）手术治疗：手术切除肿瘤是重要的治疗方法。分为腹腔镜肾上腺切除术与开放式手术治疗，开放手术主要用于切除巨大肿瘤和术前良恶性不明的肿瘤。术后应终身随访。

二、库欣综合征

库欣综合征（Cushing Syndrome，CS）又称皮质醇增多症是由于多种病因引起肾上腺皮质长期分泌过量糖皮质激素（主要是皮质醇）所产生的一组临床症候群，典型的临床表现为向心性肥胖、满月脸、多血质、皮肤紫纹等。近年来有实验室将仅有检查异常而无明显临床表现的类型则称为亚临床库欣综合征。

1. 病因及发病率　库欣综合征的病因可分为两大类，即促肾上腺皮质激素（ACTH）依赖性或非依赖性。前者是由垂体或某些肿瘤如小细胞肺癌等垂体以外的组织分泌过量的 ACTH，刺激双侧肾上腺皮质束状带增生并分泌过量的皮质醇所致。此种类型称为 ACTH 依赖性库欣综合征，包括库欣病（CD）、异位 ACTH 综合征等；后者是因肾上腺皮质腺瘤或腺癌自主性地分泌过量皮质醇，故称为 ACTH 非依赖性库欣综合征，包括肾上腺皮质腺瘤、肾上腺皮质癌等。

CS 可以发生于任何年龄，成人较儿童多见，高峰在 20 ～ 40 岁，女性较男性多见，比例为（2 ～ 3）：1。库欣综合征在高血压人群中的患病率为 0.1% ～ 2.1%。约 80% 的库欣综合征患者合并高血压症状。

2. 临床表现　CS 临床表现差异较大，常表现为高血压、糖耐量异常或糖尿病、骨质疏松、向心性肥胖、满月脸、多血质、皮肤紫纹、性功能障碍、月经紊乱、痤疮、多毛、水肿、精神症状等临床特点。高血压为 CS 的常见症状，成人患者中约 80% 合并高血压，异位 ACTH 分泌的疾病中高血压发生率高达 95%。高血压的严重程度不一，一般轻、中度多见，血压的波动不像嗜铬细胞瘤那么大。

3. 诊断　对有典型体貌，即向心性肥胖、面色红润、皮肤紫纹毛发增多以及血糖增高等临床体征患者，高度怀疑库欣综合征。应施行以下定性诊断、病因诊断和定位诊断。

（1）定性诊断包括 24h 尿游离皮质醇测定（FC）、尿 17- 羟皮质类固醇和 17 酮类固醇测定、小剂量地塞米松抑制试验等。

（2）病因诊断包括大剂量地塞米松抑制试验、血浆 ACTH 测定、促肾上腺皮质激素释放激素（CRH）兴奋试验等。

（3）定位诊断包括 CT、MRI，亦可选择性静脉取血测定 ACTH，可明确病变位置。

4. 治疗　库欣综合征的治疗目标包括症状和体征改善，激素水平、生化指标恢复正常或接近正常，下丘脑 - 垂体 - 肾上腺轴（HPA）恢复正常，长期控制病情防止复发。治疗方式包括药物治疗及手术治疗，药物治疗为辅，手术治疗为主。CS 相关性高血压起始治疗首选 ACEI 或 ARB 类降压药物，如果血压仍高于 130/80mmHg，则根据疾病的严重程度和有无合并低钾血症，可选择与盐皮质激素受体拮抗剂或 CCB 联合；如果血压仍高于

130/80mmHg，可在此基础上加用 α 受体阻滞剂或硝酸制剂，滴定剂量后血压仍不能达标，可再谨慎选用 β 受体阻滞剂和利尿剂。

三、原发醛固酮增多症

原发性醛固酮增多症是肾上腺皮质球状带自主分泌过多醛固酮导致高血压、低血钾、低血浆肾素及高血浆醛固酮水平为主要特征的临床综合征。

1. 患病率　其发病年龄高峰为 30～50 岁，女性多于男性。原发性醛固酮增多症在高血压人群中占 5%～10%，仅有部分存在低血钾，在难治性高血压中约占 20%，其增加代谢综合征、动脉硬化和心脑血管病的风险。常见类型有醛固酮瘤（35%）、特发性醛固酮增多症（60%），其他少见类型有肾上腺皮质癌、家族性醛固酮增多症。

2. 临床表现　典型表现为顽固性血压升高伴低血钾，呈"两高两低"（高血压、高醛固酮、低血钾、低肾素）表现。低钾血症常发生在高血压之后。其他表现包括：①神经-肌肉功能障碍：肌无力、发作性软瘫、周期性瘫痪或出现手足抽搐、肢端麻木等；②肾功能受损：蛋白尿、多尿和夜尿增多，严重者可有肾功能不全；③其他：可出现葡萄糖耐量减低甚至糖尿病，儿童患者可有生长发育障碍。

3. 诊断　临床诊断流程包括筛查、确诊、分型三个步骤。筛查主要采用血醛固酮/肾素比值（ARR）。筛查对象为：难治性高血压、高血压合并自发性或利尿药诱发低钾血症、或肾上腺意外瘤、或一级亲属患原醛症、睡眠呼吸暂停综合征、早发高血压或心血管事件家族史（＜40 岁）。确诊试验主要有：静脉生理盐水试验、高钠饮食试验、氟氢可的松抑制试验及卡托普利试验。分型诊断方法包括肾上腺影像学检查和分侧肾上腺静脉取血（AVS）。有手术意愿的适应证者需行 AVS 检查，仅对年龄小于 35 岁具有典型表现（高醛固酮、PRA 受抑、低钾血症、肾上腺单侧占位）的可免于 AVS 检查。

4. 治疗　包括外科手术及内科药物治疗。小于 35 岁并单侧腺瘤或大结节（＞1cm）者或经 AVS 确诊单侧优势分泌的腺瘤或结节采取手术治疗。无手术适应证、无手术意愿或不能耐受手术治疗者，采取药物治疗。一线用药为盐皮质激素受体拮抗剂，推荐首选螺内酯。

四、垂体瘤

垂体是机体内最重要的内分泌腺，各种垂体的疾病，造成激素分泌异常均可引起血压增高。垂体瘤所导致的高血压特点与垂体瘤的内分泌类型有关。据报道 25%～60% 的垂体生长激素瘤患者血压升高。肢端肥大症患者的高血压发生率较正常人高（30%～63%）。肢端肥大症患者的高血压一般较轻，为水、钠潴留型，对降压药有较好的反应。ACTH 瘤往往合并血压增高，血压升高的严重程度与病程有关，发病早期血压有一定程度升高，随着病程的延长，高血压的发生率增加，严重程度也随之增高。降压无特异性药，单纯血压控制后症状不能消失。

五、多囊卵巢综合征

多囊卵巢综合征（PCOS）是一种以内分泌紊乱为主、多种代谢异常导致的异质性临床综合征，以雄激素过多和持续无排卵为临床主要特征。PCOS 的临床可表现为月经不调、高雄激素、肥胖、胰岛素抵抗（IR）和血清黄体生成素（LH）水平升高，常合并高血压及其他心血管疾病。若 PCOS 临床表现为高血压，考虑到 AEI 可调节卵巢内肾素 - 血管紧张素系统功能相关，可加强餐后胰岛素敏感性，若患者无禁忌证可首先采用；ARB 也可用于 PCOS 患者；螺内酯（安体舒通）能使睾酮生成减少及清除率增加，降低循环中的睾酮和雄烯二酮水平，并可通过利尿作用降低血压，可用于 PCOS 患者。

六、甲状腺功能亢进症与高血压

血压轻度升高（以收缩压升高为主，脉压差大），诱因不明。表现为血压升高、怕热、多汗、多食、易饥饿、心悸、心率增快、心音增强，严重者出现心房颤动、心力衰竭，腹泻、易激动、眼征、双手细微颤抖、月经稀少、阳萎。对 β 受体阻滞药敏感，单纯血压控制后症状不能消失。

七、甲状腺功能减退症与高血压

轻度升高（以舒张压升高为主），诱因不明。特异性症状：表现为血压升高（以舒张压升高为主）、畏寒、乏力、表情淡漠、面色苍白、水肿、体重增加、唇厚舌大、皮肤粗厚、毛发稀疏、声音低沉、记忆力减退、智力低下、嗜睡、黏液性水肿、便秘、贫血。无特异性药，单纯血压控制后症状不能消失。

第三节　其他原因引起的继发性高血压

一、阻塞性睡眠呼吸暂停综合征

阻塞性睡眠呼吸暂停综合征（OSAS）：是指在睡眠过程中上呼吸道塌陷阻塞引起的呼吸暂停和通气不足，伴有打鼾、睡眠结构紊乱、频发血氧饱和度下降及白天嗜睡等病理综合征。该类患者中高血压的发病率为 35% ～ 80%。发病机制尚不明确，目前认为是由于睡眠呼吸暂停相关的觉醒和低氧血症引起的交感神经系统兴奋，特别是肾素 - 血管紧张素 - 醛固酮系统的激活发挥了重要作用。

1. 患病率　在中国成人中 OSAHS 的患病率为 2% ～ 5%；约 50% 的 OSAHS 患者有高血压，反过来至少 30% 的高血压患者有 OSAHS。多见于中年超重者，男性多于女性。

2. 临床表现　主要症状为打鼾，鼾声不规则，高低不等，往往鼾声—气流停止—喘气—鼾声交替出现。一般气流中断 20 ～ 30s，个别长达 2min。此时，患者出现明显发绀。还有频繁的呼吸暂停、憋醒，多动不安，夜尿多，睡眠行为异常等表现。由于夜间"打鼾"脑部缺氧造成晨起头痛，白天嗜睡、头晕头痛、乏力、精神行为异常、注意力不集中，记忆力下降，部分患者可出现个性变化，烦躁、激动、焦虑等。检查患者常有甲床或口唇发绀，肥胖、短颈或明显颌面部、鼻咽部解剖异常或神经系统异常。24h动态血压监测（ABPM）可表现为无昼夜节律甚至夜间血压明显升高，日间血压正常或轻度升高。

3. 诊断　多导睡眠呼吸监测仪（PSG）是诊断OSAS的"金标准"；呼吸暂停低通气指数（AHI）是指平均每小时睡眠呼吸暂停低通气的次数，依据AHI可分为轻、中、重三度，轻度：AHI5～15次/小时；中度：AHI15～30次/小时；重度：AHI≥30次/小时。

4. 治疗　各类降压药均可在OSAHS患者中使用，但OSAHS患者睡眠时经常发生心动过缓甚至心脏停搏，应尽量避免应用可进一步加重心动过缓的降压药物，如β受体阻滞药。除此之外，减轻体重、戒烟戒酒、侧卧位睡眠对OSAHS很重要，口腔矫治器对轻、中度OSAHS4有效；而中、重度OSAHS往往需要用持续气道正压通气（CPAP）呼吸机，对有鼻、咽、腭、颌解剖异常的患者可考虑相应的外科手术治疗，通过纠正OSAHS均可使血压不同程度地降低。

二、多发性大动脉炎

好发于40岁及以下人群，女性多于男性，胸、腹主动脉狭窄血压高，病程短，诱因不明。局部症状或体征出现前数周，少数患者可有全身不适，易疲劳、发热、食欲缺乏、恶心、出汗、体重下降、肌痛、关节炎和结节红斑等。局部症状和体征出现后，全身症状可逐渐消失或减轻。头晕、头痛、视力减退、四肢间歇性活动疲劳。红细胞沉降率增快。Ⅰ型（头臂动脉型）：颈动脉和椎动脉狭窄或闭塞导致脑部不同程度的缺血，表现为头晕、眩晕、头痛、记忆力减退、视物黑点、视力减退、视野缩小甚至失明，咀嚼无力和咀嚼疼痛等。上肢缺血导致无力、发凉、酸痛、麻木，甚至肌肉萎缩，出现锁骨下动脉盗血综合征。Ⅱ型（胸、腹主动脉型）：缺血导致下肢无力、酸痛、皮肤发凉和间歇性跛行等症状。肾动脉受累表现为高血压、头晕、头痛、心悸。合并肺动脉受累出现心慌、心悸。高血压为本型的一项重要临床表现。Ⅲ型（混合型）：兼具Ⅰ、Ⅱ型的特征，属多发性病变，病情重。Ⅳ型（兼有肺动脉型）。无特异性药，单纯血压控制后症状不能消失。

三、主动脉缩窄

多见于青少年或婴儿，男性多见，病程、诱因不明。狭窄发生于主动脉弓降部（腹主动脉分叉处以上），上肢血压升高，而下肢血压不高或降低。反常的上下肢血压差，下肢动脉搏动减弱或消失，有冷感和乏力感。在胸背部和腰部可闻及收缩期血管杂音，并在肩胛间区、胸骨旁、腋部和中上腹可能有侧支循环动脉的搏动、震颤和杂音。婴儿型位于主动脉峡部，成人型位于动脉导管相接处。无特异性药，单纯血压控制后症状不能消失。

四、药物性高血压

药物性高血压是常规剂量的药物本身或该药物与其他药物之间发生相互作用而引起血压升高。许多药物能增加钠水潴留而引起高血压，某些能降血压的降压药物反而使血压升高或停用时引起跳性高血压。原则上，一旦确诊高血压与用药有关，应该停用这类药物，换用其他药物或者采取降压药物治疗。相关药物包括以下几类。

1. **激素类药物** ①促肾上腺皮质激素与肾上腺糖皮质激素，两者都可增加心排血量，使外周血管平滑肌增敏而对血儿茶酚胺反应增强，增加外周阻力，而使血压升高。②盐皮质激素及其相关药物，比如甘草、清疮药物眼药水等都含有盐皮质激素，使钠水潴留而升高压。③雌激素与避孕药，雌激素能促进肝合成肾素基质，激活肾素 - 血管紧张素 - 醛固系统，使钠水潴留。外周血管阻力增高，从而使血压增高。④雄激素，可能与雄激素抑制11- 羟化酶而使肾上腺皮质产生更多 11- 去氧皮质酮有关。

2. **中枢神经类药物** ①麻醉剂，阿片类受体拮抗剂纳洛酮也有升压作用，而芬太尼和东莨菪碱静脉注射有致高血压危象风险。②毒扁豆碱，能兴奋交感神经，可引起老年痴呆患者血压升高。③单胺氧化酶抑剂（MAOI），此类药物有苯乙肼、托洛沙酮等，MAO 类药物诱发高血压的原因主要是抑制单胺氧化酶（MAO）的活性，升高神经突触间儿茶酚胺和 5- 羟色胺的浓度。

3. **非甾体抗炎药物** 水杨酸类（阿司匹林），乙酸苯胺类（对乙酰氨基酚），吲哚类（吲哚美辛）。非甾体抗炎药可抑制环氧化酶活性，使体内前列环素减少，导致血管扩张作用减弱。同时增强肾小管对水钠的重吸收，引起水钠潴留。

4. **甘草及其制剂** 甘利欣、美能等。甘草内所含的甘草酸可水解为甘草次酸，甘草次酸在化学结构上与皮质酮类似，可产生醛固酮样作用，导致水钠潴留，从而使血压升高。

5. **其他** 还有重组人促红细胞生成素、多巴胺受体拮抗剂甲氧氯普胺（胃复安）、免疫抑制剂环孢素、治疗勃起障碍的育亨宾、治疗肿瘤的烷化剂等。

第16章

高血压分级诊疗及基层高血压管理

第一节　高血压分级诊疗的实施

一、高血压分级诊疗的概念

高血压分级诊疗是各级医疗机构的医生对不同病因、不同水平、不同危险程度高血压患者进行连续诊疗活动的过程。参与高血压分级诊疗的医疗机构既包括乡村及社区医疗机构、县级医疗机构、专业高血压诊疗机构（如高血压科、高血压病区、高血压研究所、高血压诊疗中心等），又包括大医院的各专业学科，如心脏内科、内分泌科、肾内科等。

高血压分级诊疗制度的建立是完成高血压防治任务的制度保障。健全的医疗卫生服务体系和"小病就近就诊，大病县级医疗机构看，疑难杂症找专科专家"的诊疗模式是完成高血压防治工作的必备条件。依靠分级诊疗模式来解决人民"看病难、看病贵"的问题，让患者及时得到明确的诊断，获得最佳的治疗效果。各地区参加高血压分级诊疗的医疗机构的医疗、技术和护理人员可以组成高血压分级诊疗的团队，诊疗团队的工作必须要有相对的组织与分工，统一协调。不同医疗机构的设备条件、医疗技术水平不同，在医疗团队中承担着不同的角色，这也决定了他们要完成不同的任务。

高血压分级诊疗工作是由各地区所有医疗机构的医务人员共同承担对所属地区内高血压患者进行分工诊治的活动。一个行政地区内的各级医疗机构医务人员组成大的专业团队协同工作，要有组织领导与管理机构，离不开政府的领导与支持，同时也要靠各地区卫生和计划生育委员会（以下简称"卫计委"）的组织与管理。业务上，高血压分级诊疗工作主要依靠专业高血压诊疗机构完成，让这些专业高血压诊疗机构发挥其专业优势，培养一批高血压专业诊疗人才，从而提高一个区域的高血压诊疗技术水平，以此带动区域内的高血压防治工作，真正把高血压分级诊疗工作开展起来，落到实处，让广大城乡居民获益。

二、高血压分级诊疗的意义

通过高血压分级诊疗，使更多的高血压患者得到及时有效的治疗，从而提高高血压的治疗率与控制率，这是做好高血压防治工作的保证。具体意义如下：

1. 培养一批高血压防治人才　分级诊疗制度的建立为各级医疗机构明确了任务，提出了诊疗达到的水平和要求。这就要求医务人员要具备较强的医疗素质。通过对高血压采取分级诊疗，积累一些分级诊疗工作的经验，摸索出一套推进分级诊疗工作的方法，努力为进行慢性病全面分级诊疗做好示范工作。

2. **确定高血压防治的主力医疗机构**　各地区专业高血压诊疗机构要起到示范带头作用，带领基层医疗机构按照高血压分级诊疗制度解决本地区的高血压诊疗问题，通过这种方式提高基层医疗机构高血压的诊疗水平。

3. **解决老百姓实际问题**　各地区高血压诊疗水平提高后，既能满足当地患者"就近就地就医"的需要，也能减轻患者的经济负担，解决就医贵和看病难的问题。

4. **缓解三甲医院患者过多的压力**　我国高血压患者数量庞大，二级及以上医院的诊疗工作长期处于超负荷运转中，无力提供更多的资源为更多的高血压患者服务。基层医疗机构的医疗资源比较丰富，发展潜力很大，应充分发挥其自身优势，调动医务人员的积极性和创造性，努力解决患者的实际问题。

三、双向转诊是高血压分级诊疗的重要环节

部分高血压患者病情复杂，由于基层医疗机构设备条件和医生诊疗经验、技术水平有限，基层医疗机构难以完成高血压患者所涉及的各种疾病的诊疗工作。针对患者的具体情况，分别把患者转到相应的医疗机构进行诊治：把血压水平较高、心血管危险因素多、怀疑有靶器官损害或心血管疾病的患者转诊到二级及以上医院；把重症、复杂的高血压患者转到专业高血压诊疗机构。二级及以上医院和专业高血压诊疗机构的设备条件相对较好，医生的诊疗技术水平较高，能够利用自身优势把病情复杂的高血压患者的病因查清楚，制订最佳的诊疗方案。经过上级医疗机构诊疗后，患者的病情得到控制，血压恢复到一定程度后，要为患者制订长期随诊计划，或再转回到原基层医疗机构继续进行诊治。这就是双向转诊的流程。

（一）高血压分级诊疗服务目标

充分发挥团队服务的作用，指导患者合理就医和规范治疗，使患者血压达到控制目标，降低心脑血管疾病等并发症的发病率及死亡率。

（二）转诊的对象及标准

1. 向上级医疗机构转诊

（1）村卫生室和社区卫生服务站。对村卫生室和社区卫生服务站来说，主要是监测血压，发现高血压患者。绝大部分初发现的高血压患者应转诊：有靶器官损害特别是有心血管疾病的患者、有糖尿病或其他危险因素多的患者、存在继发性高血压线索的患者、有高血压危象倾向特别是有高血压危象发作史者、血压波动异常和顽固性高血压的高血压患者、特殊人群（如儿童、老年人、妇女高血压患者）等，应及时到上级医疗机构就诊。

（2）乡镇卫生院和社区卫生服务中心。乡镇卫生院和社区卫生服务中心遇到以下患者或情况时，应及时把患者转诊到二级以上医院或就近的专业高血压诊疗机构。

①高血压危象（高血压急症和亚急症）患者，经过现场处理且病情相对稳定后，应及时、安全地把患者送往二级以上医院或就近的专业高血压诊疗机构，途中必须有医护人员护送并有相应的抢救设备。

②伴靶器官损害和存在心血管疾病证据的高血压患者，为了防止心血管疾病的发作与

发展，应及时通过急救中心将患者转送到二级以上医院的相应科室或大医院相应的专业科室。

③难治的高血压患者，即应用利尿剂在内的 3 种抗高血压药物、正规足量治疗、血压仍然不能控制在 140/90mmHg 以下者为顽固性高血压，为了查清病因、控制血压和保护靶器官，应将患者及时转诊。

④血压波动异常的高血压患者，基层医疗机构难以控制时，应及时转诊。

⑤育龄期女性高血压患者，妊娠或哺乳期高血压患者，以及备孕的女性高血压患者，尤其伴高龄、肥胖、吸烟者，应及时转诊。

⑥有继发性高血压线索的患者，对有特殊症状、体征异常或某些生化结果异常、疑似继发性高血压患者，应及时转诊。

另外，患者或其家属有转诊要求，根据分级诊疗自愿的原则，应尽量满足。

2. 转回相应的医疗机构 专业高血压诊疗机构或二级以上医院相关专科的专家接到转诊患者后，经给予采集病史，体格检查，分析病情，完成相应的检查，经确诊与排除某些疾病，给予相应治疗并见到初步效果后，根据患者病情再将其转回相应的医疗机构。

第二节 基层高血压管理

一、基层高血压管理的目的

当前，估计我国高血压患病人数已达 2.7 亿。包括脑卒中、冠心病、心力衰竭、肾脏疾病在内的高血压严重并发症致残和致死率高，已成为我国家庭和社会的沉重负担。然而，高血压可防可控。研究表明，降低血压可降低脑卒中风险 35% ～ 40%，降低心肌梗死风险 20% ～ 25%，降低心力衰竭风险超过 50%。因此，预防和控制高血压，是遏制我国心脑血管病流行的核心策略。

基层医疗机构（社区卫生服务中心、社区卫生服务站、乡镇卫生院、村卫生室）是高血压管理的"主战场"，其管理水平的高低直接影响我国心脑血管疾病发展趋势。国家基本公共卫生服务项目中的高血压患者健康管理，旨在通过有效、合理的治疗，提高血压达标率，减少并延缓并发症的发生，以达到降低病死率、提供生活质量的最终目的。

二、基层高血压管理基本要求

1. 组建高血压管理团队 基层高血压管理基本要求依托家庭医生制度建设，基层医疗卫生机构成立由医生、护士、公共卫生人员等组成的高血压管理团队，在机构主要负责人的领导下，通过签约服务的方式，按照国家基层高血压防治指南要求，为辖区内高血压患者提供规范服务，并获得相应报酬。团队中的医生为经国家统一培训合格的医务人员。

2. 配置基本设备 血压计：推荐使用经认证的上臂式电子血压计；允许使用传统的台式水银柱血压计。不推荐使用腕式或手指式电子血压计。血压计应定期校准。其他应配备设备：身高体重计、心电图机、血常规分析仪、尿常规分析仪、血生化分析仪，定期校准。

还需准备测量腰围的软尺。

有条件的基层医疗卫生机构可配备动态血压监测仪、心脏超声设备、血管彩色多普勒超声波设备、胸部 X 线检查设备及眼底检查设备等。

3. **基本保障药物** 基层医疗卫生机构应配备下述几大类降压药，即：

A. ACEI 和 ARB，ACEI 与 ARB 降压作用机制相似，应至少具备 1 种。

B. β 受体阻滞剂。

C. CCB，即钙通道阻滞剂，二氢吡啶类钙通道阻滞剂常用于降压。

D. 利尿剂，噻嗪类利尿剂常用于降压。

第三节 基层高血压患者的筛查、诊断、评估

一、高血压筛查

（一）筛查类型

1. **定期筛查** 健康成人定期测量血压，每 2 年至少测 1 次。

2. **机会性筛查** 家庭自测血压、公共场所测量血压、健康体检等偶然发现血压升高者；在医院、单位医务室等日常诊疗过程中检测发现血压异常升高者。

3. **重点人群筛查** 35 岁首诊测血压；高血压易患人群，建议每半年测血压。高血压易患因素主要包括：①正常高值血压人群；②年龄 ≥ 55 岁；③超重与肥胖；④酗酒；⑤高盐饮食；⑥高血压家族史。

（二）筛查内容

1. **病史采集**

（1）病史：发病年龄，血压最高水平和一般水平，伴随症状（如头晕、头痛、耳鸣、记忆力下降、失眠、多梦、胸闷、心悸、气短、恶心、呕吐、乏力、活动能力下降等），注意筛查继发性高血压，并注意降压药使用情况及治疗反应。

（2）个人史：生活方式（饮食、酒、烟等），体力活动，已婚女性注意询问避孕药使用情况。

（3）既往史：了解有无冠心病、心力衰竭、脑血管病、外周血管病、糖尿病、血脂异常、痛风、支气管哮喘、睡眠呼吸暂停征、肾病、甲状腺疾病等病史。

（4）家族史：询问高血压、糖尿病、冠心病、脑卒中及其发病年龄等家族史。

（5）社会心理因素：了解家庭、工作、文化程度、个人心理等社会心理因素。

2. **体格检查**

（1）规范多次测量非同日血压，初诊患者测量双上肢血压，如怀疑直立性低血压，应测坐位及立位血压。

（2）测量身高、体重、腰围。

（3）心率、心律、大动脉搏动、血管杂音。

3. **实验室检查** 根据患者病情需要及医疗机构实际情况，科学选择相应的检查项目，具体分为基本项目，推荐项目和选择项目，详见表 16-1。

表 16-1　高血压患者危险分层的检查评估指标表

询问病史和简单体检（必做的基本检查项目）
测量血压，分为 1、2、3 级
肥胖：体重指数 ≥ 28kg/m² 或腹型肥胖：腰围男 ≥ 90cm，女 ≥ 85cm
年龄：男性 > 55 岁，女性 > 65 岁
正在吸烟
已知血脂异常
早发心血管病家族史（一级亲属，男 55 岁、女 65 岁以前发病）
脑血管病（脑卒中、短暂脑缺血发作）病史
心脏病（冠心病：心绞痛、心肌梗死、冠脉重建，心力衰竭）病史
周围血管病病史
肾脏病病史
糖尿病
实验室检查
基本项目（必做的基本检查项目）
血常规
尿常规
血生化（空腹血糖、空腹血脂、血肌酐、尿酸、血钾）
心电图
推荐项目
超声心动图
颈动脉超声
肾脏超声
X 线胸片
脉搏波传导速度、踝臂指数
血浆同型半胱氨酸
餐后 2h 血糖（空腹血糖增高者）
尿蛋白定量（尿蛋白定性阳性者）
尿微量白蛋白或白蛋白 / 肌酐比（糖尿病患者）
眼底检查
24h 动态血压
选择项目
激素水平及影像学检查（怀疑继发性高血压的患者）
负荷试验及影像学检查（有心血管合并症的患者）
糖化血红蛋白（合并糖尿病的患者）

4. 靶器官损害表现

（1）心脏：胸闷、胸痛、心悸、心脏病理性杂音、心电图异常表现、下肢水肿。

（2）脑和眼：头晕、头痛、视力下降、感觉和运动等神经系统表现异常。

（3）肾脏：多尿及夜尿增多、血尿、泡沫尿，腹部有无肿块，腰部及腹部有无血管性杂音。

（4）周围血管：有无间歇性跛行，四肢血压、脉搏、血管杂音、足背动脉减弱。

5.排除继发性高血压　以下几种情况应警惕继发性高血压的可能：

（1）发病年龄小于30岁。

（2）高血压程度严重（达3级以上）。

（3）血压升高伴肢体肌无力或麻痹，周期性发作或低血钾。

（4）夜尿增多，血尿、泡沫尿或有肾脏疾病史。

（5）阵发性高血压，发作时伴头痛、心悸、多汗、皮肤苍白等。

（6）下肢血压明显低于上肢，双侧上肢血压相差20mmHg以上，股动脉等搏动减弱或不能触及。

（7）降压效果差，不易控制。

（8）夜间睡眠时打鼾并出现呼吸暂停。

（9）长期口服避孕药及糖皮质激素等药物者。

二、高血压诊断

（一）测量方式

1.诊室血压　基层医疗卫生机构应以诊室血压作为确诊高血压的主要依据。

2.家庭自测血压　作为患者自我管理的主要手段，也可用于辅助诊断。

3.动态血压监测　有条件的基层医疗卫生机构可采用，作为辅助诊断及调整药物治疗的依据。

（二）测量仪器

详见第12章。

（三）测量方法

详见第12章。

（四）诊断标准

1.以诊室压测量结果为主要诊断依据：首诊发现收缩压 ≥ 140mmHg 和（或）舒张压 ≥ 90mmHg，建议在4周内复查2次，非同日3次测量均达到上述诊断界值，即可确诊；

若首诊收缩压 ≥ 180mmHg 和（或）舒张压 ≥ 110mmHg,伴有急性症状者建立即转诊，无明显症状者，排除其他可能的诱因，并安静休息后复测仍达此标准，即可确诊，建议立即给予药物治疗。

2.诊断不确定或怀疑"白大衣高血压"，有条件的可结合动态血压监测或家庭自测血压辅助诊断。动态血压和家庭自测血压诊断高血压的标准见表16-2；无条件的，建议转诊。

3.注意鉴别伴有紧急或危重情况、怀疑继发性高血压等需转诊的情况。

4.特殊定义：白大衣高血压：反复出现的诊室血压升高，而诊室外的动态血压监测或家庭自测血压正常。

单纯收缩性高血压：收缩压 ≥ 140mmHg 和舒张压 < 90mmHg。

表 16-2　诊室及诊室外高血压诊断标准

分类	收缩压（mmHg）		舒张压（mmHg）
诊室	≥ 140	和（或）	≥ 90
动态血压监测			
白天	≥ 135	和（或）	≥ 85
夜间	≥ 120	和（或）	≥ 70
24h	≥ 130	和（或）	≥ 80
家庭自测血压	≥ 135		≥ 85

三、高血压评估

目的是评估心血管疾病发病风险、靶器官损害及并存的临床情况。评估是确定高血压诊疗策略的基础。初诊时及以后每年建议评估 1 次。

评估内容包括病史、体格检查及辅助检查。

病史：既往是否有脑卒中、糖尿病、冠心病、心力衰竭、肾脏疾病、外周动脉硬化病等合并症；高血压、糖尿病、血脂异常及早发心血管病家族史；吸烟、饮酒史。

体格检查：血压、心率、心律、身高、体重、腰围，确认有无下肢水肿等。

辅助检查：建议做血常规、尿常规、生化检查（尿酸、肌酐、谷丙转氨酶、血糖、血脂）、心电图（识别有无左心室肥厚、心肌梗死、心律失常）。可选做：动态血压监测、超声心动图、胸部正侧位 X 线片、颈动脉超声、尿白蛋白 / 肌酐、眼底检查等。

第四节　高血压治疗

一、治疗原则

高血压三大治疗原则：达标、平稳、综合管理。治疗高血压的最终目的是降低心脑血管并发症的发生和死亡风险，因此：首先应该降压达标。不论采用何种治疗，将血压控制在目标值以下是根本。其次是平稳降压。告知患者长期坚持生活方式干预和药物治疗，保持血压长期平稳至关重要；因此，长效制剂有利于每日血压的平稳控制，对减少心血管并发症有益，推荐使用。第三，推荐对高血压患者进行综合干预管理。选择降压药物时应综合考虑其伴随合并症情况；此外，对于已患心血管疾病患者及具有某些危险因素的患者，应考虑予以抗血小板药物及调脂治疗，以降低心血管疾病再发及死亡风险。

二、降压目标

高血压患者的降压目标是：收缩压 < 140mmHg 且舒张压 < 90mmHg。年龄 ≥ 80 岁且未合并糖尿病或慢性肾脏疾病的患者，降压目标为：收缩压 < 150mmHg 且舒张压 < 90mmHg。

三、生活方式干预

对已确诊的高血压患者，应立即启动并长期坚持生活方式干预，即"健康生活方式六部曲"——限盐减重多运动，戒烟限酒心态平。一些生活方式干预方法，不但可明显降低血压，也可预防心血管病，如适度运动、减轻体重、戒烟等，应大力提倡。各类生活方式干预目标及降压效果见表 16-3。

表 16-3　生活方式干预目标及降压效果

内容	目标	可获得的收缩压下降效果
减少钠盐摄入	每人每日食盐摄入量不超过 6g（一啤酒瓶盖）注意隐性盐的摄入（咸菜、鸡精、酱油等）	2 ～ 8mmHg
减轻体重	BMI < 24kg/m², 腰围 < 90cm（男），< 85cm（女）	5 ～ 20mmHg/减重 10kg
规律运动	中等强度运动，每周 5 ～ 7 次，每次 30min	4 ～ 9mmHg
戒烟	科学戒烟，避免被动吸烟	—
限制饮酒	每日饮酒量限制：白酒 < 50ml（1 两），葡萄酒 < 200ml，啤酒 < 500ml	
心理平衡	保持心情愉悦，减轻精神压力	—

根据患者具体情况，与患者共同讨论需要改善的生活方式，制订最终目标，每次随访根据改善情况设定近期的具体目标，为患者提供咨询、鼓励其坚持。为提高可行性，可根据患者意愿，每次有针对性地选择 1 ～ 2 项需改善的生活方式，持续督促、追踪。

四、药物治疗

（一）启动药物治疗时机

所有高血压患者一旦诊断，建议在生活方式干预的同时立即启动药物治疗。仅收缩压 < 160mmHg 和舒张压 < 100mmHg 且未合并冠心病、心力衰竭、脑卒中、肾脏疾病、外周动脉粥样硬化病或糖尿病的高血压患者，医生也可根据病情及患者意愿暂缓给药，采用单纯生活方式干预最多 3 个月，若仍未达标，再启动药物治疗。

（二）降压药物选择

尽量选用证据明确的以下降压药物，即 ACEI/ARB、β 受体阻滞剂、CCB 和利尿剂，为便于记忆，可根据英文单词的首字母，分别以 A、B、C、D 简称。

A. ACEI 和 ARB。两类药物降压作用明确，尤其适用于心肌梗死后、心力衰竭、糖尿病、慢性肾脏疾病患者，有充足证据证明可改善预后。用于蛋白尿患者，可降低尿蛋白，具有肾脏保护作用。禁用于双侧肾动脉狭窄、血肌酐（SCr）≥ 3mg/dl（265μmol/L）的严重肾功能不全、高血钾、妊娠或计划妊娠患者。ACEI 类药物易引起干咳，若无法耐受，可换用 ARB。两类药物均有引起血管神经性水肿的可能，但少见。

B. β 受体阻滞剂。可降低心率，尤其适用于心率偏快的患者，用于合并心肌梗死或心力衰竭的患者，可改善预后；用于冠心病、劳力性心绞痛患者，可减轻心绞痛症状。但注意急性心肌梗死后超早期应慎用，心力衰竭急性期（气短、端坐呼吸、不能平卧）不适合应用，应待病情平稳后。心肌梗死或心力衰竭急性期不建议在基层首用β受体阻滞剂。以β受体阻滞作用为主的α和β受体阻滞剂，如拉贝洛尔、卡维地洛、阿罗洛尔等，也适用于上述人群。β受体阻滞剂可降低心率，严重心动过缓（心率＜55次/分、病态窦房结综合征、高度房室传导阻滞）者禁用。哮喘患者禁用。大剂量应用时对糖脂代谢可能有影响，高心脏选择性β受体阻滞剂对糖脂代谢影响不大。

C. CCB。最常用二氢吡啶类CCB，如氨氯地平、硝苯地平缓释片等。此类药物耐受性较好，降压作用强，无绝对禁忌证，适用范围相对广，尤其适用于老年单纯收缩期高血压患者。最常见的不良反应是头痛、便秘、踝部水肿等。

D. 利尿剂。噻嗪类利尿剂较为常用，尤其适用于老年人、单纯收缩期高血压及合并心力衰竭的患者。噻嗪类利尿剂的主要副作用是低钾血症，且随着利尿剂使用剂量增加，低钾血症发生率也相应增加，因此建议小剂量使用，长期维持，如氢氯噻嗪12.5mg，每日1次。利尿剂与ACEI或ARB类药物合用，可抵消或减轻其低血钾的副作用。痛风患者一般禁用噻嗪类利尿剂。严重心力衰竭或慢性肾功能不全时，可能需要应用袢利尿剂如呋塞米，同时需补钾，此时建议转诊至上级医院进一步诊治。

近年来由上述五大类药物组合而成的固定剂量复方制剂，由于服用方便，依从性高，已成为高血压治疗的新模式，推荐使用。其他有明确降压效果的药物，包括复方利血平片、复方利血平氨苯蝶啶片等根据患者情况仍可使用。

（三）药物治疗方案

根据患者血压水平及有无合并症，选择合适的降压药物，优选长效制剂。心力衰竭及直立性低血压风险较大者建议从小剂量开始，其他高血压患者可从常规起始剂量开始。具体方案如下：

1. **无合并症**　合并症：指合并冠心病、心力衰竭、糖尿病、脑卒中、慢性肾脏疾病或外周动脉粥样硬化病。

第一步：收缩压＜160mmHg且舒张压＜100mmHg：单药起始，可选择C、A、D或B。B尤其适用于心率偏快者。起始剂量观察2～4周，未达标者加量，或更换另一种药物，或直接联合使用两种药物（见联合药物推荐），每调整一次观察2～4周；收缩压≥160mmHg和（或）舒张压≥100mmHg：推荐两种药物联合使用，如C+A，A+D，C+D，或C+B，或者选用相应的固定剂量复方制剂。未达标则采用如上方法增加剂量或更换方案，每调整一次治疗观察2～4周。第二步：上述两药联合方案血压仍未达标，加用第三种药物，可选C+A+D或C+A+B。第三步：三种药物足量，观察2～4周仍未达标，可直接转诊；也可A、B、C、D四类药物合用，2～4周仍未达标再转诊。

2. **有合并症高血压药物治疗方案**（注：合并症急性期建议转诊治疗）

（1）合并心绞痛：可选择B或A或C，可联用，仍未达标加用D。

（2）合并心肌梗死：首选A+B，小剂量联用，避免出现低血压。若未达标可加量，仍未达标加用长效C或D（包括螺内酯）。

（3）合并心力衰竭：推荐 A+B，小剂量联用，合并钠水潴留时加用 D，一般选择袢利尿剂，并补钾，可加螺内酯，仍未控制可加 C（仅限氨氯地平、非洛地平）。合并心力衰竭患者起始联用 A 和 B，主要用于改善预后，应注意血压偏低者起始剂量宜小，缓慢加量。

（4）合并糖尿病：首选 A，未达标者加用 C 或 D。

（5）合并脑卒中：可选择 C、A、D，未达标者可联合使用。

（6）合并慢性肾脏疾病：首选 A，未达标者加用 C 或 D。肌酐水平首次超出正常范围，建议降压治疗方案由上级医院决定。

（7）合并外周动脉粥样硬化病：初始选择 C、A、D 或 B 均可，单药未达标可联合用药，同"无合并症高血压药物治疗方案"。但慎用非选择性 β 受体阻滞剂，如普萘洛尔。

（四）用药注意事项

每次调整药物种类或剂量后建议观察 2 ～ 4 周，评价药物治疗的有效性，避免频繁更换药物，除非出现不良反应等不耐受或需紧急处理的情况。ACEI 与 ARB 一般不联用。A 与 B 不作为两药联用的常规推荐，除非针对心肌梗死、心力衰竭患者。

（五）已用药患者的治疗方案调整建议

1. 已达标　无合并症的高血压患者，如已用药达标，可维持原治疗方案；若伴有上述合并症，建议采用上述推荐方案治疗。

2. 未达标　建议采用上述治疗方案调整药物。

因客观原因无法实施推荐方案，则以降压达标为根本，允许使用其他类别降压药物。

已服药达标的患者，出现偶尔的血压波动，应注意排除诱因，避免依据单次血压测量值频繁调整药物。

（六）综合干预管理

高血压患者选择降压药物时应综合考虑伴随的合并症；对于已患心血管疾病及具有某些危险因素的患者，应考虑给予阿司匹林及他汀等药物以降低心血管疾病再发率并降低其死亡风险。

具体建议如下：

（1）小剂量阿司匹林：已患冠心病、缺血性卒中、外周动脉粥样硬化病的高血压患者，血压稳定控制在 150/90mmHg 以下建议服用：阿司匹林 75 ～ 100mg，每日 1 次（活动性胃溃疡或消化道出血、过敏者禁用）。

（2）他汀等调脂药物：已患冠心病、缺血性卒中、外周动脉粥样硬化病的高血压患者，应长期服用他汀类药物，必要时加用其他调脂药物，使低密度脂蛋白胆固醇（LDL-C）降至 1.8mmol/L（70mg/dl）以下；无上述心血管病，但合并下述疾病或情况者也应服用他汀类等调脂药物：①慢性肾脏疾病；②糖尿病；③严重高胆固醇血症：总胆固醇（TC）≥ 7.2mmol/L（278mg/dl）或 LDL-C ≥ 4.9mmol/L（190mg/dl）；④至少具有下述三项危险因素中的两项：吸烟、高密度脂蛋白胆固醇（HDL-C）＜ 1mmol/L（40mg/dl）、≥ 45 岁男性或≥ 55 岁女性。其中高血压合并慢性肾脏疾病患者，建议 LDL-C 降至 1.8mmol/L 以下；其他情况建议 LDL-C 降至 2.6mmol/L（100mg/dl）以下。不符合上述情况，但 LDL-C ≥ 3.4mmol/L（130mg/dl）的高血压患者，建议服用他汀类药物将 LDL-C 降至

3.4mmol/L（130mg/dl）以下。

具体用药如辛伐他汀 20 ～ 40mg，每晚 1 次；阿托伐他汀 10 ～ 20mg，每日 1 次；瑞舒伐他汀 5 ～ 10mg，每日 1 次，若 LDL-C 不达标可适当增加剂量或加用其他降低胆固醇药物，如胆固醇吸收抑制剂等。用药观察 3 ～ 6 个月，如 LDL-C 未能达标，建议转诊治疗。他汀类药物总体耐受性好，但有导致肌病、横纹肌溶解、转氨酶升高等副作用的可能，且随剂量增加风险升高。对初始用药的患者，6 周内应复查血脂、转氨酶和肌酸激酶，无不良反应且 LDL-C 达标后，可调整为 6 ～ 12 个月复查一次。

（七）血压 ≥ 180/110mmHg 的紧急处理

1. 血压 ≥ 180/110mmHg，不伴心、脑、肾急性并发症的建议：口服短效降压药物，如卡托普利 12.5 ～ 25mg，或硝苯地平 10mg 或美托洛尔 25mg 口服，1h 后可重复给药后观察，直至血压降至 180/110mmHg 以下；24 ～ 48h 血压降至 160/100mmHg 以下，之后调整长期治疗方案；若血压仍 ≥ 180/110mmHg，或症状明显，建议转诊；（注意：严禁舌下含服硝苯地平等短效药物快速降压）。

2. 血压 ≥ 180/110mmHg，伴有心、脑、肾急性并发症包括：（不稳定型心绞痛、急性心肌梗死、急性心力衰竭、高血压脑病、脑出血、蛛网膜下腔出血、脑梗死、主动脉夹层动脉瘤等疾病）的临床症状者建议立即转诊。

（八）转诊

需转诊人群主要包括起病急、症状重、怀疑继发性高血压以及多种药物无法控制的难治性高血压患者。妊娠和哺乳期女性高血压患者不建议基层就诊。转诊后 2 ～ 4 周基层医务人员应主动随访，了解患者在上级医院的诊断结果或治疗效果，达标者恢复常规随访，预约下次随访时间；如未能确诊或达标，仍建议在上级医院进一步治疗。

1. 初诊转诊

（1）血压显著升高 ≥ 180/110mmHg，经短期处理仍无法控制。

（2）双上肢收缩压差异 > 20mmHg。

（3）阵发性血压升高，伴头痛、心慌、多汗。

（4）怀疑新出现心、脑、肾并发症或其他严重临床情况。

（5）妊娠和哺乳期女性。

（6）发病年龄 < 30 岁。

（7）伴蛋白尿或血尿。

（8）非利尿剂引起的低血钾。

（9）因诊断需要到上级医院进一步检查。

2. 随访转诊

（1）至少三种降压药物足量使用，血压仍未达标。

（2）血压明显波动并难以控制。

（3）怀疑与降压药物相关且难以处理的不良反应。

（4）随访过程中发现严重临床疾病或心、脑、肾损害而难以处理。

3. 以下严重情况建议急救车转诊

（1）意识丧失或模糊。

（2）血压≥180/110mmHg伴剧烈头痛、呕吐，或突发言语障碍和（或）肢体瘫痪。

（3）血压显著升高伴持续性胸背部剧烈疼痛。

（4）血压升高伴下肢水肿、呼吸困难或不能平卧。

（5）胸闷、胸痛持续至少10min，伴大汗，心电图示至少两个导联ST段抬高，应以最快速度转诊，考虑溶栓或行急诊冠状动脉介入治疗。

（6）其他影响生命体征的严重情况，如意识淡漠伴血压过低或测不出、心率过慢或过快，突发全身严重过敏反应等。

（九）高血压长期随访管理

1. 未达标患者

（1）随访频率：每2～4周，直至血压达标。

（2）随访内容：查体（血压、心率、心律），生活方式评估及建议，服药情况，治疗方案调整。

2. 已达标患者

（1）随访频率：每3个月1次。

（2）随访内容：有无再住院的新发合并症，查体（血压、心率、心律，超重或肥胖者应监测体重及腰围），生活方式评估及建议，了解服药情况，必要时调整治疗。

3. 年度评估　内容：除上述每3个月随访事项外，还需再次测量体重、腰围，并进行必要的辅助检查，同初诊评估，即血常规、尿常规、生化检查（尿酸、肌酐、谷丙转氨酶、血糖、血脂）、心电图（识别有无左心室肥厚、心肌梗死、心律失常）。可选做：动态血压监测、超声心动图、胸部正侧位X线片、颈动脉超声、尿白蛋白/肌酐、眼底检查等。

第 17 章

血压异常的护理

第一节 高血压的危险因素评估

高血压的危险因素主要有：高盐饮食、超重/肥胖或腹型肥胖、长期过量饮酒、长期精神紧张、吸烟、体力活动不足等。控制危险因素可预防或延缓高血压的发生。

高血压发病的不可逆的危险因素：包括性别、年龄、遗传因素。

第二节 高血压患者生活方式指导

所有的高血压患者，自始至终都要坚持健康的生活方式，主要包括合理饮食、控制体重、戒烟限酒、适度运动、心理。高血压与肥胖、糖尿病、血脂异常都是生活方式导致的疾病，改善生活方式同时有助于防治这些疾病。

一、合理饮食

（一）限制钠盐摄入

高血压饮食疗法最主要的关键点是减盐。研究证明盐摄入量与血压升高成正比；严格限盐可有效降低血压；盐摄入量下降后血压成比例地下降；脑卒中、冠心病的发病率也随之下降。世界卫生组织（WHO）和我国均建议每人每天的钠盐摄入量为 6g 以下，高血压患者应尽量达到 5g 以下的限制标准。限制钠盐的摄入是预防和治疗高血压的花费成本最小的有效措施，其广泛推广刻不容缓。

饮食中钠钾比值与血压水平成正比，适当增加钾的摄入量而不增加钠摄入量（从而降低钠钾比值）也可取得降压效果。钾离子可以对抗钠离子的升压作用。钾离子来源主要是蔬菜水果，高血压患者尤其应该增加新鲜蔬菜和瓜果的摄入，补充钾离子、镁离子。因为在限制钠盐的同时，适量增加钾离子、镁离子，能促进肾脏排钠，减少钠离子和水分在体内的潴留，起到进一步降低血压的作用。但高血压伴肾功能障碍者，大量摄入蔬菜水果可能引起高钾血症；糖尿病患者可能会因为大量摄入水果引起摄入能量的增加，进而引起血糖的波动，这些情况应予以注意。研究表明，如若能适量补钾，则可以有效调节高血压患者的血压，减少降压药物的剂量，通过抑制血管平滑肌增生而保护血管。低钠高钾饮食干预可有效调节高血压患者的血压水平，这可能是由于血 Na^+ 水平减少，血 K^+ 水平提高，可以竞争性抑制肾小管重吸收 Na^+，增加排泄尿钠的含量，从而使血容量减少，降低血压。

血管内皮是人体内最大的具有内分泌功能的器官，高血压会造成血管内皮细胞的损伤，血管内皮功能下降，还会增加血小板的聚集性，促进心脑血管事件的进程。ET-1 是一种血管活性多肽，近年来发现其具有较强的缩血管作用。临床中，血清 NO 与 ET-1 的水平均用于表示血管内皮的舒张与收缩功能。低钠高钾饮食干预可增加动脉的顺应性，明显改善患者的血管内皮功能。研究结果表明，低钠高钾饮食干预可一定程度的改善高血压患者的血清 NO、ET-1 水平，降低血压，缓解动脉僵硬度，保护患者的血管内皮功能，应进一步推广应用。目前临床研究结果显示通过低钠高钾饮食干预，高血压患者未出现不良影响，但也要控制好摄入量，并且对于一些肾功能不全、或服用保钾类药物的患者，则不宜应用该饮食干预方案，以防出现高钾血症的危险。目前市场上出售的高钾低钠盐就是为此目的而设计生产的。

避免高盐的小窍门：

1. 每人每餐放盐不超过 2g（即一个 2g 的标准盐勺）；每人每天摄入盐不超过 6g（普通啤酒瓶盖去胶垫后一平盖相当于 6g）。

2. 哪些食物隐藏"盐"，食盐在烹调中的主要作用是调制口味和增强风味。家庭常见的"隐藏盐"如酱油、咸菜、酱豆腐、味精等。在加工食品中，一方面添加食盐能增加食品的美味；另一方面也是食品保存中最常用的抑菌剂。

除此之外，在食品加工的过程中，含钠的食品添加剂如谷氨酸钠（味精）、碳酸氢钠（小苏打）、碳酸钠、枸橼酸钠、苯甲酸钠，少吃零食，学会看食品标签，拒绝高盐食品。

3. 利用蔬菜本身的风味来调味，例如将青椒、番茄、洋葱、香料等和味道清淡的食物一起烹煮，可起到相互协调的作用。

4. 利用醋、柠檬汁、苹果汁、番茄汁等各种酸味调味汁来添增食物味道。

5. 早饭尽量不吃咸菜或豆腐乳，一块 4cm 见方的腐乳含盐量 5g，不喝剩菜汤，汤里含油多、盐多。

6. 对非糖尿病的高血压患者，可使用糖醋调味，以减少对咸味的需求。

7. 采用富钾低钠盐代替普通钠盐对于伴有肾功能不全的患者应慎用，以防血钾升高。

（二）限制总热量

尤其要控制油脂类型和摄入油脂、蛋白质和糖类是供给人体热量的三大营养素，如果这三种食物吃的过多，超过人体需要的消耗量，超过的部分就会转化成脂肪蓄积下来，久而久之体重就会增加，造成肥胖。观察肥胖者的饮食，常热量过高，含过多的油脂类食品（尤其是动物性脂肪）。

油脂分为饱和脂肪和不饱和脂肪，分别含饱和脂肪酸和不饱和脂肪酸。不饱和脂肪酸能降低胆固醇，对身体有益。而饱和脂肪酸是有害的，摄入过多易形成肥胖和血脂异常。

1. *动物食品和动物油摄入* 来自动物性食物的饱和脂肪和胆固醇是导致高血压患者血脂异常的确定性危险因素，需严格限制。饱和脂肪酸主要存在于肥肉和动物内脏中。高胆固醇的食物主要有动物内脏、蟹黄、鱼子、蛋黄、鱿鱼等。

2. *反式脂肪酸摄入* 反式脂肪酸的主要来源为含人造奶油食品，包括各类西式糕点、巧克力派、咖啡伴侣、速食品等。不饱和脂肪酸高温或反复加热会形成反式脂肪酸，有害健康。美国已规定食品标签必须注明反式脂肪含量,且含量不得超过 2%。在加拿大,食品标签必须注明反式脂肪含量,并鼓励减少含反式脂肪酸食物的摄入。

3. **适量选用橄榄油** 橄榄油富含有单不饱和脂肪酸,主要是油酸,对降低血胆固醇、三酰甘油和低密度脂蛋白胆固醇(LDL-C)有益。高血压患者可适量选用橄榄油,每周 3 次或隔天 1 次即可。橄榄油可做凉拌菜,也可炒菜,应注意将烹调温度控制在 150℃以下。

4. **高血压患者进食烹调油的四点注意**

(1)选择安全油,即卫生学指标、工艺及质控标准严格满足国家标准。

(2)选择脂肪酸数量及构成比合理的油脂,如橄榄油、茶油等。

(3)每日烹调油用量小于 25g(半两,相当于 2.5 汤匙)。

(4)控制烹调温度,油温不宜太高。油温越高,烹调时间越长,不饱和脂肪酸氧化越快,营养流失越多。

(三)营养均衡

1. **适量补充蛋白质** 人体细胞的主要成分是蛋白质,组成血管的细胞也不例外。蛋白质摄入不足,影响血管细胞的代谢,血管的老化就会加剧,失去弹性而变脆,加速高血压和动脉硬化的形成。而适量摄取蛋白质可以强健血管。

2. **适量增加新鲜蔬菜和水果主要原因**

(1)蔬菜和水果含钾高,能促进钠的排出。

(2)有助于减少总能量超标的风险,避免肥胖。

(3)增加水溶性维生素,特别是维生素 C 的摄入。

(4)增加膳食纤维,特别是可溶性膳食纤维的摄入,主张高血压患者每天吃 8 两至 1 斤新鲜蔬菜,1～2 个水果。对伴有糖尿病的高血压患者,在血糖控制平稳的前提下,可选择低或中等含糖的水果,包括苹果、猕猴桃、草莓、梨、柚子等,每日进食 200g 左右,作加餐食用。

3. **增加膳食钙摄入** 低钙饮食易导致血压升高。钙摄入量与年龄相关性收缩压升高幅度呈负相关,钙摄入量得最为明显,钙摄入量 500～1200mg/d 者次之,而钙摄入量＞1200mg/d 者最低。

我国居民人均膳食钙摄入量为 390.6mg/d,远低于我国营养学会的钙推荐量(800mg/d)。简单、安全和有效的补钙方法是选择适宜的高钙食物,特别是保证奶类及其制品的摄入,每日 250～500ml 脱脂或低脂牛奶。对乳糖不耐受者,可试用酸牛奶或去乳糖奶粉。部分患者需在医生指导下选择补充钙制剂。

(四)高血压患者的食物选择

高血压患者饮食宜清淡,低盐、低脂、低糖;宜高维生素、高纤维素、高钙。

1. **推荐的食物**

(1)富含钾、钙、维生素和微量元素的食物:新鲜蔬菜、水果、土豆、蘑菇等。

(2)用植物油。

(3)富含膳食纤维的食物:燕麦、薯类、粗粮、杂粮等。

(4)富含优质蛋白、低脂肪、低胆固醇食物:无脂奶粉、鸡蛋青、鱼类、去皮禽肉、瘦肉、豆制品等。鱼类蛋白是优质蛋白，鱼油含多不饱和脂肪酸，应多吃鱼类。

2. 不用 / 少用的食物

（1）高钠食物，咸菜、榨菜、咸鱼、咸肉、腌制食品、烟熏食品、火腿、含钠高的调味料酱料等。

（2）高脂肪、高胆固醇食物：动物内脏、肥肉、禽皮、蛋黄、鱼子、油炸食品。

（3）高反式脂肪酸食物：人造奶油、富含氢化油、起酥油的糕点和方便食品等。

（4）糖类、辛辣刺激的调味品、浓咖啡、浓茶等。

二、控制体重，避免超重和肥胖

对高血压患者而言，在体重控制上应有三方面的"关注"，即：①关注实际体重和理想体重的"差异"；②关注总体脂肪量；③关注脂肪在全身的分布状况（体型）。

（一）体重指数

实际体重和理想体重的"差异"是判定是否超重或肥胖的重要指标。目前采用"体重指数"（BMI）评价实际体重。计算公式：BMI= 体重（kg）/ 身高 ^{2}（m^2）。中国成人 BMI 的判定标准为：$18.5 \leqslant$ BMI < 24.0 为正常；$24.0 \leqslant$ BMI < 28.0 为超重；BML $\geqslant 28.0$ 为肥胖。标准体重（kg）=22× 身高 ^{2}（m^2），或采用简单计算：标准体重（kg）= 身高（cm）－ 105。

（二）体脂

体脂超标将显著增加高血压发生的风险。目前主张，成年男性体脂不超过体重的 25%；女性不超过体重的 30%。凡体脂超标者，即便体重正常，也视为肥胖，应当减肥，即减少身体的脂肪含量。建议定期（半年）进行体脂测定。

（三）体型

体型反映身体脂肪的分布，脂肪过多地聚集在上半身或腹部称为"中心型"肥胖（即腹型、苹果型或内脏脂肪型肥胖）。脂肪过多地聚集在下半身或臀部及四肢皮下称为"周围型"肥胖（即梨形肥胖或皮下脂肪型肥胖）。腹部脂肪聚集越多，血压水平就越高，所以腹型肥胖者发生高血压等疾病的风险显著增高。

诊断肥胖分布类型最简便和常用的指标是腰围，以及由腰围除以臀围计算出的"腰臀比"。成年男性腰围大于 90cm，或腰臀比大于 0.9；成年女性腰围大于 85cm，或腰臀比大于 0.85，为中心型肥胖。腰围测量方法为：站立，用软尺在脐上腰带水平绕腹一周（单位：cm）；臀围测量方法为：站立，用软尺在臀部最突出处绕一周（单位：cm）。

（四）减重的方法：低能量饮食＋适量运动，寻求能量"负平衡"

减轻体重有益于高血压的治疗，可明显降低患者的心血管病危险。每减少 1kg 体重，收缩压可降低 4mmHg。对很多超重或肥胖的中老年高血压患者而言，虽然不容易达到理想体重，但只要合理降低体重，哪怕仅是小幅度的降低，都能对高血压的控制及临床后果产生益处。减重减肥的根本原则是建立能量"负平衡"。为保证身体健康，饮食、营养要均衡，采用低能量平衡膳食控制能量摄入，在保证一天必需的热量的基础上，加上适当的有氧运动来使体内脂肪燃烧分解而减肥，才是健康减肥的窍门。减重应循序渐进，通常每周减重 0.5 ～

1kg，在 6 个月至 1 年内减轻原体重 5% ～ 10% 为宜，不提倡快速减重，因为一是容易反弹；二是摄取的热量过低会有损健康，尤其是极端控制饮食会导致营养不良、电解质紊乱等副作用。减慢进食速度有减少进食量的效果。对于非药物措施减重效果不理想的肥胖患者，可选择减肥药物作为控制体重的辅助措施。减肥药物因有一定的副作用，必须在医生的指导下使用。

三、戒烟限酒

（一）戒烟

我国目前 15 岁以上烟民有 3.5 亿，且有吸烟低龄化倾向，被动吸烟者 5.4 亿。吸烟的高血压患者，降压药的疗效降低，常需加大用药剂量；长期吸烟的高血压患者，远期预后差，每年死于吸烟相关疾病的人数达 140 万。戒烟可以显著降低心血管病、癌症等疾病的风险。戒烟不仅是一种生理矫正，更是一种行为心理的矫正。烟草依赖是一种慢性成瘾性疾病，自行戒烟率低、复吸率高，必须将烟草依赖作为一种慢性病对待，进行长期评估并反复干预才能取得成效。复吸率高还与社会环境和风气有关。对戒烟成功者要不断进行随访和督促，使他们不再重蹈覆辙。教育青少年终身不吸烟是根本大计。

合理的戒烟治疗可使戒烟成功率增加，复吸率降低，戒烟的技巧如下：

1. 戒烟从现在开始，下决心，订计划，并写下来随身携带，随时提醒和告诫自己。

2. 丢弃所有烟草、烟灰缸、火柴、打火机，避免一见到这些就"条件反射"地想要吸烟，并且要避免参与往常习惯吸烟的场所或活动。

3. 坚决拒绝烟草诱惑，随时不忘提醒自己只要再吸一支就足以令之前所有努力前功尽弃。

4. 烟瘾来时，做深呼吸活动或咀嚼无糖分口香糖，尽量不用零食代替烟草以免引起血糖升高，身体过胖。用餐后吃水果或散步来代替饭后一支烟的习惯。

5. 把要戒烟的想法告诉家人和朋友，取得他们的鼓励、支持和配合。

6. 为自己安排一些体育活动，如游泳、跑步、钓鱼、打球等，一方面可以缓解压力和精神紧张，一方面还有助于把注意力从吸烟上引开。

7. 戒烟咨询及戒烟热线：戒烟咨询由专业的戒烟医务人员在戒烟门诊进行，戒烟咨询和戒烟热线能有效帮助吸烟者按照正确的方法最终成功戒烟。目前我国的戒烟热线号码为4008885531。

戒烟药物治疗：

1. 一线戒烟药物包括尼古丁替代类药物，盐酸安非他酮缓释片和伐尼克兰。这些药物可单独用，必要时可联合用药。戒烟咨询与戒烟药物结合使用可提高戒烟成功率。使用辅助戒烟药物最好有医生指导。

2. 针灸疗法：在吸烟者特殊穴位处的皮肤里埋针，烟瘾发作时自己按摩穴位可刺激神经，产生戒烟作用，但其效果因人而异。

（二）限酒

1. **酒精引起血压增高的可能机制**

（1）酒精代谢产物乙醛促使肾上腺髓质释放内源性去甲肾上腺素。

（2）酒精可激活肾素 – 血管紧张素 – 醛固酮系统。

（3）高血压可能是酒精撤除综合征的一部分。酒精撤除后血浆及尿中儿茶酚胺含量增加，导致血压升高。长期饮酒导致长期间断酒精撤除，血压将会反复升高，终至连续性高血压。

（4）酒精引起低镁血症，通过影响细胞内钙浓度、血钾等使血压升高。

（5）皮质醇分泌增加。

（6）酒精可引起内皮功能障碍，抑制血管舒张物质如一氧化氮的合成。长期过量饮酒是高血压、心血管病发生的危险因素，饮酒还可对抗药物的降压作用使血压不易控制；戒酒后，除血压下降外，患者对药物治疗的效果也大为改善。

2. **哪些人不宜饮酒**

（1）特定职业或特殊状况人群应控制饮酒。在特定职业中严禁饮酒后工作。例如驾车、操纵机器或从事其他需要注意力集中、技巧的工种，一次大量饮酒，驾车或操作机械等工作也会造成不良的后果；长期饮酒则可能丧失动作协调和工作能力，并会造成酒精慢性中毒、酒精性脂肪肝等。有的人对酒精过敏，微量饮酒就会出现头晕、恶心、冷汗等明显不良症状。正在服用可能会与酒精产生作用的药物的人，患有某些疾病（如高三酰甘油血症、胰腺炎、肝脏疾病等）的人都不应饮酒。血尿酸过高的人不宜大量喝啤酒，以减少痛风症发作的危险。过量饮酒还会导致交通事故及暴力的增加，对个人健康和社会安定都是有害的，应该严禁酗酒，酒后不开车。

（2）长期饮酒对高血压可能呈双向性影响，不饮酒、戒酒或少量饮酒可能是有益的保护因素。不饮酒、戒酒、轻度饮酒者血压昼夜节律、MBPS 现象及 LVH 比较差异无统计学意义，且上述指标明显优于中、重度饮酒者。而长期中、重度饮酒的男性高血压患者存在着明显的血压昼夜节律异常，可以加重 MBPS 现象与 LVH，加快心脏靶器官损害，并呈剂量依赖性，提示长期大量饮酒可能是男性高血压患者心脏靶器官损害的高危因素。应加强戒酒或限酒的宣教，倡导健康的生活方式，控制高血压的发生、发展。

3. **提倡文明餐饮**　吃饭加饮酒往往感觉上更体现热情和亲密的关系，并能烘托气氛。若饮酒应适量，注意饮酒时不过分劝酒不酗酒，不饮高度烈性酒，适量而止，不得不饮酒时，要尽量放慢饮酒速度，避免"干杯"或"一口饮"，饮酒要伴餐，减缓酒精的吸收速度，减轻酒精对胃的刺激，则可心情愉快。每个人对于酒精的耐烟受程度有差异，有些人喝一点酒就会产生过敏反应，甚至昏迷；有些人虽然耐受力强，但过度饮酒对身体产生很大损害，可导致急慢性酒精中毒、酒精性脂肪肝，严重时还会造成酒精性肝硬化；过量饮酒还会增加患高血压、脑卒中等疾病的风险。

四、适量运动

运动中的收缩压随运动强度增加而升高，中等强度运动时收缩压可比安静状态升高

30 ～ 50mmHg，舒张压有轻微变化或基本维持稳定。运动可降低安静时的血压，一次 10min 以上、中低强度运动的降压效果可以维持 10 ～ 22h，长期坚持规律运动，可以增强运动带来的降压效果。高血压患者应注意增加运动。但安静时血压未能很好控制或超过 180/110mmHg 的患者暂时禁忌运动。

运动的方式包括：有氧运动、力量练习、柔韧性练习、综合功能练习。

（一）有氧运动

是高血压患者最基本的健身方式，常见运动形式有快走、慢跑、骑自行车、秧歌舞、广播体操、有氧健身操、登山、登楼梯。建议每周至少进行 3 ～ 5 次、每次 30min 以上中等强度的有氧运动，最好坚持每天都运动。秧歌舞、广播体操、有氧健身操、登山、登楼梯。建议每周至少进行 3 ～ 5 次、每次 30min 以上中等强度的有氧运动，最好坚持每天都运动。运动强度中、低强度的运动较高强度运动在降低血压上更有效、更安全。

可选用以下方法评价中等强度：

1. 主观感觉。运动中心跳加快、微微出汗、自我感觉有点累。

2. 客观表现。运动中呼吸频率加快、微微喘，可以与人交谈，但是不能唱歌。

3. 步行速度。每分钟 120 步左右。

4. 运动中的心率 =170 － 年龄。

5. 在休息后约 10min 内，锻炼所引起的呼吸频率增加应明显缓解，心率也恢复到正常或接近正常。否则应考虑运动强度过大。

（二）力量练习

力量练习可以增加肌肉量、增强肌肉力量，减缓关节疼痛，增加人体平衡能力，防止跌倒，改善血糖控制。建议高血压病人每周进行 2 ～ 3 次力量练习，两次练习间隔 48h 以上。可采用多种运动方式和器械设备，针对每一个主要肌群进行力量练习，生活中的推、拉、拽、举、压等动作都是力量练习的方式。力量练习时应选择中低强度，每组力量练习以重复 10 ～ 15 次为宜，练习时应保持正常呼吸状态，避免憋气。抗阻运动仅限于病情较轻和运动伤害风险较低者，推荐所有大肌肉群的中低负荷抗阻力训练。

（三）柔韧性练习

柔韧性练习可以改善关节活动度，增加人体的协调性和平衡能力，防止跌倒。建议每周进行 2 ～ 3 次柔韧性练习。在做柔韧性练习时，每次拉伸达到拉紧或轻微不适状态时应保持 10 ～ 30s；每一个部位的拉伸可以重复 2 ～ 4 次，累计 60s。

（四）综合功能练习

综合功能练习可以改善人体平衡、灵敏、协调和步态等动作技能，可以改善身体功能，防止老年人摔倒，包括太极、瑜伽，以及太极柔力球、乒乓球、羽毛球等。

（五）生活中的体力活动

适当增加生活中的体力活动有助于血压控制和促进健康。高血压患者可以适当做些家务、步行购物等活动，使每天活动的步行总数达到或接近 10 000 步。

（六）运动的适宜时间

高血压患者清晨血压常处于比较高的水平，清晨血压长期过高会带来很多严重危害：

使造血系统呈高凝状态和血小板聚集增加；损害大脑、血管和肾脏；引起心肌肥厚、心肌氧耗量增加；诱发无症状的动脉硬化、颈动脉内膜增厚、缺血性脑卒中；导致血管结构病变或功能改变。有研究指出，老年原发性高血压患者伴有清晨高血压现象更易出现靶器官损害，它是促发心血管事件的重要因素，表现为心肌梗死、心源性猝死、脑卒中在清晨发病率明显增高；也有研究指出，清晨高血压可能是轻中度高血压患者动脉硬化的危险因素，与动脉僵硬度增加有关，可将其作为临床预测心脑血管病的指标。也就是说，清晨高血压同非杓型和反杓型高血压等异常类型一样，它既是一个始动因素导致靶器官损害，反过来又使血压波动更明显，是一个恶性循环过程。因此最好选择下午或傍晚进行锻炼。对于清晨高血压的管理，即除了生活方式改变外，还要注意起床"3个半"：夜间或早晨起床，睁开眼睛后继续平卧半分钟，再在床上坐半分钟，然后双腿下垂床沿坐半分钟，最后再下地活动，这样至少可使心脑血管病患者发生意外或猝死减少1/2。

（七）进度与健康成年人一致，但应结合血压控制情况、药物治疗情况和并发症等，尤其强调高血压患者运动处方进度的循序渐进原则

注意事项：

1. β受体阻断剂影响运动中的心率反应，应采用RPE等指标综合判断运动强度。

2. α_2受体阻断剂、钙通道拮抗剂和血管舒张药物可诱发运动后低血压，因此运动后的放松过程需延长，逐渐降低运动强度。

3. 排钾利尿剂可诱发低钾，使发生心律失常的风险增加，应酌情适量补钾。

4. 抗阻力训练时避免憋气特别是用力时的憋气。

5. 耐力运动作为治疗方案的一部分时，酌减用药剂量。

6. 湿热天气和运动中出汗多时，应注意身体水合状态的监测和水的补充。

五、心理平衡

预防和缓解心理压力是高血压和心血管病防治的重要方面。包括构建和谐社会，创造良好的心理环境、培养个人健康的社会心理状态；纠正和治疗病态心理。

预防和缓解心理压力的主要方法为：

1. 避免负性情绪，保持乐观和积极向上的态度。

2. 正确对待自己和别人，大度为怀，处理好家庭、同事间的关系。

3. 增强承受心理压力的抵抗力，培养应对心理压力的能力。

4. 寻找适合自己的心理调适方法，有困难主动寻求帮助。

5. 心理咨询是减轻精神压力的科学方法。

6. 避免和干预心理危机（一种严重的病态心理，一旦发生必须及时求医）。

六、关注睡眠

睡眠差者24h动态血压监测发现大多数无昼夜节律，夜间血压不低于白天，夜间血压高使全身得不到充分休息，靶器官易受损。高血压患者失眠后，次日血压必定升高。睡眠是最好的养生，良好的睡眠有助于降压。睡眠作为人体正常休息状态，中枢神经能通过睡眠获得充足休息，恢复最佳状态，因此，优质睡眠为保障整体身心健康重要措施。相关研究证实，随着年龄不断增长，患者整体睡眠质量随之下降。当患者长期处于睡眠质量不佳状态下，不仅会导致生活质量下降，甚至会影响到免疫功能，增加患病风险。而高血压患者睡眠障碍发病率明显高于正常人，若早期对高血压患者不予以有效护理措施干预，会影响到后续血压水平控制，不利于病情恢复。对临床高血压患者予以护理干预，能有效改善患者整体睡眠状况，对后续血压控制起着重要作用，常规护理干预过程中为患者营造良好睡眠环境，避免过多环境因素干扰到患者整体睡眠质量。并依据患者作息习惯制订计划，督促患者按照计划表作息，能降低不良睡眠习惯发生。纠正患者不良认知，告知患者引起睡眠障碍发生因素、治疗情况，提高对睡眠障碍认知。并向患者阐述良好睡眠习惯利于晚间睡眠，且有效控制血压水平，利于病情康复。

七、高血压患者生活中的注意事项

应尽量避免需暂时屏气一蹴而就的运动如搬重物等，因为这些运动可使血压瞬间剧烈上升，引发危险。

排便时用力过度也会引起血压巨大波动，引起心肌梗死或脑卒中。平时要注意吃含粗纤维的食物，避免便秘。

急剧的温度变化会引起血压的剧烈波动，有致命的危险，寒冷的日子洗脸不要用凉水，尽可能用温水。洗澡前后及洗澡时环境和水温差别太大，会使血压波动太大。浴盆较深，水压升高会造成血压上升，建议只浸泡到胸部以下。

早晨起床后可空腹喝一杯水，因为睡眠时的隐性出汗和尿液分泌，损失了很多水分，起床后虽无口渴感但体内仍会因缺水而血液黏稠，饮用水可降低血液黏度，增加循环血容量。睡觉前也可喝一杯水，有利于预防夜间血液黏稠度增加。

八、高血压患者生活中常见的误区

（一）防控高血压是个人的问题

不可否认，高血压的发生与个人的生活方式有关，如肥胖、过量饮酒、口味儿较重、体力活动少、吸烟、精神压力大等，但个人的生活方式深受家人和周围环境的影响。即使高血压患者想改变生活方式，如果家庭和社会不予支持也很难。如果购买的食品都含有很高的钠盐，限盐也就成了空话；住宅周围没有良好的体育设施和锻炼的环境，增加体力活动也就打了折扣；此外，健康饮食和生活方式也有赖于媒体的支持。在高血压的防治方面，家属的作用也不可小视。家人最了解高血压患者的生活习惯、心理状况及需求。所以，家人要积极学习高血压防治知识，让家庭的每成员都共同参与生活中各方面的干预，从家开始，建设健康良好的生活环境，这样不但有利于高血压患者的血压控制和预防，也促进其他人的健康。

（二）高血压诊断概念不清

有些高血压患者，误以为随着年龄的增长，血压随之增高是一种生理现象，认为年龄越大，高血压的诊断标准相应地越高，这一错误认识在老年人群中尤为突出，有些高血压也因此得不到正确诊断和有效治疗。高血压的诊断标准是：未使用降压药情况下，非同日 3 次测量，收缩压 ≥ 140mmHg 和（或）舒张压 ≥ 90mmHg；既往有高血压史，现正在服降压药，虽血压 < 140/90mmHg，仍可诊断为高血压。

（三）血压降得越快、越低越好

在强调血压达标的同时，要避免血压下降速度太快以及降得过低，以免引起心脑肾等重要脏器灌注不足而导致缺血事件。长效降压药要发挥稳定的降压作用一般需要 1 ～ 2 周。除非高血压急剧升高导致了危险，如主动脉夹层、高血压急症等须快速降压，一般来讲，降压治疗时必须要掌握住缓慢、平稳的原则，一般患者应经过 4 ～ 12 周的治疗使血压达标，老年患者、病程长、冠状动脉或双侧颈动脉严重狭窄及耐受性差的患者，血压达标时间应适当延长。血压下降过快、过低，易发生缺血性事件，甚至并发脑梗死等严重后果，增加危险，尤其是老年人。有的患者要求快速控制血压，用药仅几天，就开始抱怨药物效果不理想，要求医生加药或频繁换药，是不明智的。

（四）过分关注血压数值与精神紧张

部分患者对自己的血压过分关注，测血压过频，频繁调整降压药，反而影响降压效果。殊不知，人 24h 血压水平是不恒定的，有峰有谷，不同时间段测量血压，其数值有所不同，而且也受气候、心理、身体因素的影响而有所波动。对此，不能认为是血压不稳而频繁加减药量，正确的做法应该是在医师的指导下调整药量。

（五）自己在家中测量的血压不准确

有些人认为在医院里测的血压是准确的，在家中测量的血压不准确。这种认识是片面的。在医院、诊所测量的血压只能表示一个偶测的血压值，难以全面地反映血压的状况。自己在家中测量状态放松，不受由医务人员引起的紧张心理的影响，能反映平常状态的血压值，在不同的时间和状态下多次测量自己的血压，能够更全面地了解到自己的血压。

（六）迷信保健品、保健仪器的降压治疗

有些人认为西药副作用大，不愿意长期服用西药。某些企业就利用患者的心理，通过各种渠道，宣传鼓吹某些保健品、保健器具的"降压疗效"，可使高血压患者摆脱西药副作用的困扰。实际上，保健食品、饮品及降压器具如降压枕头、降压手表、降压项链、降压帽、鞋垫等，大多不具备明确的降压作用，即使有，降压作用也很轻微，不能达到治疗目标，还造成延误规范治疗的时间，最终危害健康。

第三节　高血压患者用药护理

一、药物的不良反应

一些高血压患者担心药物的副作用，只要无症状，就不愿意服药，看药品说明书有副作用就不敢服药，出现了不良反应后就自行停药、换药。这些都是错误的做法。

如何看待降压药的不良反应呢？

1.任何一种降压药都可能有个别人不能耐受。药品说明书上列举的不良反应，是临床

上长期应用该药发现的各种不良反应的总结，仅占 1% ～ 5%，并不是每个患者在用药后都会发生。

2. 一些比较严重的不良反应仅在特定的条件下才会发生。如：βB 只有在哮喘体质的人才会诱发哮喘发作，在一般人不会出现哮喘。

3. 降压药的不良反应均是可逆的，停止用药后不良反应可逐渐消失。有些降压药的不良反应还可以通过联合用药来抵消。如长期服用钙拮抗剂可出现踝部水肿，联合小剂量的血管紧张素受体拮抗剂或利尿剂即可消除水肿，并能增强药物的降压作用。高血压不控制所带来的危害是严重的，甚至是致命的，降压药的益处是非常明确的，药物的副作用发生率是很低且较轻的。只要在医生的指导下合理用药，一般都是安全的，可长期应用。

二、用药误区

（一）凭感觉用药，根据症状估计血压情况

有的人认为，只要没有不适症状，高血压就不用治疗。这是非常错误的。血压的高低与症状的轻重不一定有关系。大部分高血压患者没有症状，有些人血压明显升高，但因为患病时间长，已经适应了高的血压水平，仍没有不适的感觉，直到发生了脑出血，才有了"感觉"，一切都太晚了。高血压是用血压计量出来的，不是感觉出来或估计出来的，没有不适感觉，并不能说明血压不高。高血压患者应定期测量血压，如每周至少测量血压 1 次。不能"跟着感觉走"来估计血压。

（二）不愿意过早服药

很多年轻患者被诊断为高血压后，不愿意服药，担心要一辈子服降压药，降压药会像抗生素一样产生耐药性，用得太早会导致以后用药无效，趁现在症状不重就不用药，这都是非常错误，而且十分危险的观念。降压药不会产生耐药性。除非早期的轻度高血压，通过严格坚持健康的生活方式而降压达标者不需要用药外，其他患者都是越早服药获益越大。血压升高的主要危害是不知不觉中损害全身大、中、小血管，损害心脑肾等多个器官的功能，血压控制得越早，能越早地保护血管，预防心脑肾的功能障碍，降低发病风险，其远期后果越好。不要等到发展到动脉硬化了，血压很难控制时再用药。或等到心脑肾脏器功能已经损害时再用药，就已失去了最佳治疗时机，后悔莫及了。

（三）降压治疗，血压正常了就停药

有些患者服药后血压降至正常，就认为高血压已治愈，而自行停药，这是非常有害的做法。高血压和伤风感冒不同，高血压不能治愈，只能通过综合治疗被控制，这就需要需要长期、甚至终身服降压药。"坚持服药是高血压患者的长寿之路"。停药后，血压会再次升高，血压波动过大，对心脑肾靶器官的损害更严重。正确的做法是，在长期的血压控制达标后地逐渐减少药物的剂量和种类，一般只对那些能够严格坚持健康生活方式的患者可以减药量。在减药的过程中，必须监测血压的变化。

（四）单纯依靠药物，忽视生活方式改善

部分高血压病患者认为，得了高血压后只要坚持长期、规律地服药就行了，其实药物治疗应该建立在健康生活方式的基础之上。两者缺一不可。合理膳食，适量运动，戒烟限

酒及心理健康，是人类心脏健康的四大基石。吸烟、过量饮酒、高盐饮食等不良习惯不加以控制，继续损害血管，单纯靠吃药，药物再好也难有良效，很多人服用 2、3 种降压药而血压难以达标正是因为这个原因。正确的做法是除合理用药外，必须要坚持健康的生活方式。有些人举出身边某某人不吸烟、不喝酒，50 岁就得了脑出血，而有的人吸烟、喝酒、吃肉却活到 90 岁的例子，来证明健康的生活方式没有作用。这种想法是十分错误的，因为他所说的只是个例，每个人的遗传基因不同，心脑血管病的其他危险因素和生活条件各不相同。健康的生活方式能使大多数人获益，降低发生高血压和心血管病的危险性是在大规模人群研究得出的结果。正如闯红灯者不一定都发生交通事故，但其发生交通事故的概率比遵守交通规则者要大几倍。

（五）只服药、不看效果

有些人以为只要服药就万事大吉，再也不用担心了，不关注自己的血压值，不定期测量血压，这样不能保证血压长期平稳达标。另外，降压原则强调个体化用药，其中一项便是坚持定期对血压进行监测并记录，以便掌握用药与血压变化的关系，了解需要用多大剂量或怎样联合用药，才能使血压稳定在理想水平。

（六）自行购药服用

有些人患高血压后，不按医嘱服药，而是按照病友或药店的推荐用药，或者偏信广告中的"好药"；有些人认为价格越贵的药越是"好药"，一味追求那些新药、特药；有些人看别人服用什么降压药有效，就照搬过来为己所用，自行购药服用，这些做法都是盲目性的，有害的，也不安全。目前，治疗高血压病的药物种类繁多，每种药物降压机制各不相同，都有其适应证，也有一定的副作用，降压药物的选择一定要经医生根据病情，做必要的化验检查，兼顾到患者的血压水平、并存的其他危险因素、伴随的靶器官损害的情况，选择能有效降压、对患者无不良影响而且能保护靶器官的药物，个体化治疗，才是合理的治疗方法。

（七）靠输液治疗高血压

有的高血压患者想依靠输几天液降压。除了高血压急症和亚急症需要静脉滴注降压药，以快速降压外，一般的高血压不需要输液治疗。有的患者认为输液能活血化瘀，改善循环，预防血栓。其实平常输液对预防血栓是没有作用的。长期坚持规律地口服降压药并综合干预其他危险因素（降糖、降脂、服小剂量阿司匹林抗血小板等）是最好的治疗方法。

（八）有的"灵丹妙药"可根治高血压

高血压病一经确诊，绝大多数患者需要长期、终身坚持非药物和药物治疗。不少广告宣称，某种药物、高科技产品、保健食品或保健仪器能根治高血压，不必再吃降压药，这些都是伪科学宣传。目前，全世界尚没有哪一种药物、仪器能够根治高血压。不管在何地何种媒体宣传的能根治高血压的"灵丹妙药"，都是虚假宣传，干扰高血压的规范治疗，非常有害，很多人因此而丧命。

（九）过分信任纯天然药降压

部分人认为西药副作用大，纯天然药副作用少。某些企业就利用患者的心理，鼓吹某些天然药品的疗效，宣传高血压患者通过服用中药降压，可摆脱西药副作用的困扰。其实，大多数纯天然药降压效果不肯定，不盲目推荐纯天然药降压。

第四节　特殊患者高血压健康指导

一、伴冠心病

由于冠心病是比高血压风险更大的疾病，首先需保障患者获得适当的冠心病治疗，主要有阿司匹林、βB、他汀类药物等。βB 应从小剂量起始，逐渐增加剂量，并要求使安静状态下心率达到 55 ～ 60 次 / 分。对稳定型心绞痛患者可加用长效 CCB，心肌梗死后患者加用 ACEI 或 ARB。对于冠状动脉严重狭窄的患者要谨慎降压，舒张压一般不低 60 ～ 70mmHg。

二、伴脑卒中

病情稳定的脑卒中患者为了防止再次发生脑卒中，需要控制血压、调脂、抗血小板治疗。常用的 5 类降压药均可用于脑卒中的二级预防，其中利尿剂和钙拮抗剂在中国应用较多，预防脑卒中效果良好。无脑卒中史但若合并颈动脉增厚或有斑块者，需要应用他汀类药物。合并脑卒中的患者降压治疗须注意：降压药应从小剂量起始，切忌降压太快太低，以防脑供血不足，伴颅内动脉、双侧颈动脉严重狭窄的患者，血压目标值应适当放宽。

三、伴肾脏疾病

肾脏疾病的病因可以是糖尿病，或原有的肾脏病，但大多数是由于高血压长期未得到有效控制引起的。合并肾功能障碍的患者，肾功能恶化和高血压相互加剧，形成恶性循环，高血压往往较难控制，通常需联合应用 2 ～ 3 种降压药物才能达到目标水平。应优先考虑应用 ACEI 或 ARB，血压不能有效控制者，加用钙拮抗剂或小剂量利尿剂如伴白蛋白尿，ACEI 或 ARB 往往要用到较大剂量才能有效。肾功能严重障碍者，慎用或不用 ACEI，ARB，可用 CCB、呋塞米等。

四、伴相关代谢紊乱的处理

所有代谢相关性高血压患者均应进行积极、持续的生活方式干预。多食果蔬、低盐摄入、低升糖指数饮食、低嘌呤饮食、增加体力活动、限制酒精摄入，有助于降低体重、改善伴随的代谢紊乱。对肥胖性高血压患者，生活方式干预不能减重 3% 以上者，可考虑使用减肥药物；但目前使用的减肥药物可能存在心血管病风险及其他不良反应，不宜作为常规使用。其他一些具有减轻体重的降糖药物，如二甲双胍、肠促胰素类药物（胰高血糖素样肽 -1 受体激动剂、二肽基肽酶 -4 抑制剂）、肾脏钠 - 糖转运子抑制剂（SGLT2 抑制剂）等显示出一定的减肥、改善糖脂代谢及协同降压作用，可以在合并糖尿病、肥胖的代谢相关性高血压治疗中选择使用。对于合并血脂紊乱的代谢相关性高血压患者，目前国内外指南趋向于应用他汀类药物持续控制胆固醇水平。对于合并痛风和虽无痛风、但血尿酸水平 > 9mg/dl 的代谢相关性高血压患者，应给予降尿酸药物治疗，别嘌醇和非布索坦具有一定协同降压作用，可作为优先选择。高血压合并高同型半胱氨酸血症者，可补充叶酸，有助于降低 Hcy 水平及具有一定的降低卒中风险作用。对难治性代谢相关性高血压，在药物干预的基础上，可采用腹腔镜胃旁路转流术、腹腔镜袖状胃切除术等代谢手术治疗。代谢手术具有明确的减肥、改善糖脂代谢紊乱、降低血压及改善远期心血管病风险作用。

五、儿童高血压

儿童高血压应早发现、早诊断、早治疗。肥胖是儿童高血压的主要危险因素。治疗重在生活方式改善。儿童时期养成的好习惯能终身受益。

儿童高血压与成年后高血压密切相关，防治高血压应当从儿童期开始。儿童高血压通常没有不适感觉，除非定期体检，否则不易发现。对儿童高血压应该早发现、早诊断、早治疗。可通过详细的病史、细致的体格检查来初步判断是原发性的还是继发性的，从而有的放矢地进行相关的实验室检查。判断高血压的病因和靶器官受损情况。必须选择合适的袖带才能准确测量儿童血压。导致儿童原发性高血压的主要危险因素是肥胖，50% 以上的儿童高血压伴有肥胖。肥胖儿童患高血压的风险是正常体重儿童的 6 倍。儿童肥胖除影响儿童健康，还延续到成人，是高血压、糖尿病、冠心病发病的危险因素。治疗重在生活方式改善。绝大多数通过改善生活方式就可降低血压而达标。饮食方面限制每日总热量，少吃肉、甜食、油炸食品、零食，要注意含糖饮料是导致儿童肥胖重要的隐性能量来源；限制看电视、玩电脑游戏等静坐时间，鼓励规律的运动；保证睡眠时间和质量。儿童的自制力差，母亲对儿童的健康负有主要责任，儿童时期养成的好习惯能终身受益。对于生活方式改善后血压水平仍高者，从预防靶器官损害的角度出发，应该开始服用降压药。考虑到降压药物对儿童生长发育的影响，要从小剂量药物开始，常用药有 ACEI、ARB、CCB。

儿童少年不应饮酒。儿童少年正处于生长发育阶段，各脏器功能还不完善，此时饮酒对机体的损害甚为严重。即使饮少量的酒，其注意力、记忆力、学习能力也会有所下降，思维速度将变得迟缓。特别是儿童少年对酒精的解毒能力低，饮酒轻则会头痛，重则会造成昏迷甚至死亡。

六、老年高血压

1. 由于老年人可能具有血压波动大、夜间高血压、清晨高血压和直立性低血压、餐后低血压等特点，应鼓励老年高血压患者开展家庭自测血压和动态血压监测，定期进行双上肢及四肢血压和不同体位（立、卧位）血压测量。特别注意临睡前、清晨时间段和服药前后测量坐立位血压的血压监测。

2. 老年高血压有其特点，降压治疗从小剂量开始，平稳降压，避免血压降得过急过快，老年指年龄 ≥ 65 岁，我国老年人群高血压患病率高达 49%。有学者认为老年高血压是血压随年龄增长而升高的正常现象，不必治疗。长期的研究表明，老年高血压是危害老年人生活质量和寿命的重要因素，无论年龄大小积极治疗都可明显降低脑卒中和心血管事件的发病风险。

3. 非药物治疗是降压治疗的基本措施，无论是否选择药物治疗，都要保持良好的生活方式，主要包括：健康饮食、规律运动、戒烟限酒、保持理想体重、改善睡眠、控制情绪和注意保暖。超重或肥胖的老年高血压患者可适当控制能量摄入和增加体力活动。维持理想体质量（体质量指数 20.0 ～ 23.9kg/m²）、纠正腹型肥胖（男性腹围 ≥ 90cm，女性腹围 ≥ 85cm）有利于控制血压，减少心血管病发病风险，但老年人应注意避免过快、过度减重。

4. 老年人味觉灵敏度下降，往往吃菜很咸。而肾脏对水盐的调节能力下降，血压对盐更敏感。摄入盐过多会使血压升高，降压药疗效降低，血压难以控制。

5. 常合并各种危险因素，更易发生靶器官损害和心血管病；因多种疾病并存而用药种类多，易发生药物之间的相互作用，易致药物不良反应。

6. 老年高血压的治疗要以平稳、安全为重，从小剂量开始，注意目标血压值不要太低，防止重要脏器供血不足。老年高血压患者，降压标准可放宽至 150/90mmHg 以下，如能耐受，可降至 140/90mmHg 以下，降压速度要慢，防止直立性低血压，用药前后测量坐立位血压。

七、妊娠期高血压

妊娠期高血压疾病是指妊娠妇女出现的血压异常增高，包括孕前高血压以及妊娠期出现的高血压、子痫前期以及子痫等。妊娠期高血压疾病可显著增加胎儿生长受限、胎盘早剥、弥散性血管内凝血、脑水肿、急性心力衰竭以及急性肾衰竭的风险，是孕产妇和胎儿死亡的重要原因。在妊娠期高血压疾病的综合管理过程中，既要适度控制血压，预防或延缓由血压升高所致的靶器官损害，又需充分顾及孕妇、产妇与胎儿的安全，因而显著增加了血压管理的难度。需严密监测患者的血压，在血压波动时建议进行 24h 动态血压监测以及家庭血压测量。每次产前检查时需进行尿蛋白测定。

药物治疗方面，妊娠期禁忌使用 ACEI 或 ARB。如需药物控制血压优先推荐使用甲基多巴、拉贝洛尔与硝苯地平，妊娠前使用利尿剂的高血压患者在妊娠期可继续服用，但在血容量不足的情况下应慎用，并发子痫前期时则应停用。妊娠期高血压患者发生子痫前期和先兆子痫时应及时到产科就诊，在产科医师和心血管医师的共同协作下控制血压，同时采取镇惊止抽、镇静、促胎肺成熟等治疗手段，由产科医师依据指南和临床评估后决定是否需要终止妊娠，孕妇、乳母不应饮酒。实验证据提示酒精对胎儿脑发育具有毒性作用。孕期饮酒，即使是对正常成人适宜的饮酒量也可能会对胎儿发育带来不良后果，酗酒更会导致胎儿畸形，尚无结论性证据得出酒精摄入的安全值。酒精会通过乳汁影响婴儿健康，进而影响孩子的某些认知功能，如注意力不集中和记忆障碍等。所以孕妇、乳母应该禁酒。

八、阻塞性睡眠呼吸暂停低通气综合征

阻塞性睡眠呼吸暂停低通气综合征者常伴有高血压，应控制体重，睡眠时用口腔矫治器或无创持续正压通气治疗，必要时外科手术。

阻塞性睡眠呼吸暂停综合征（OSAS）是指由于睡眠期间咽部肌肉塌陷，反复出现呼吸暂停或口鼻气流量明显降低。OSAS 与远期心血管病和代谢性疾病有关，包括高血压、肺动脉高压、心肌梗死、脑卒中、猝死、胰岛素抵抗、糖耐量异常。OSAS 患者中合并高血压者达 50% ～ 60%。

（一）主要临床表现

1. 睡眠打鼾，频繁发生呼吸暂停，往往是鼾声—气流停止—喘气—鼾声交替出现，严重者可以憋醒。

2. 白天嗜睡、头晕、乏力，严重者可随时入睡，发生交通事故。

3. 性格变化，烦躁、激动、焦虑，部分患者精神行为异常，注意力不集中，记忆力和判断力下降、痴呆等。

（二）多导睡眠监测是诊断 OSAS 的"金标准"

减轻体重、改良睡眠习惯对 OSAS 的治疗十分重要，避免应用可能影响上呼吸道扩张肌肉功能的中枢镇静剂如乙醇、地西泮等，要戒烟。患者仰卧时睡眠呼吸暂停加重，可采用侧卧或头和躯干抬高 30°，避免气道早期关闭，有助于减少睡眠中不良事件的发生率。口腔矫治器和无创持续正压通气治疗是 OSAS 治疗的主要手段，有鼻、咽、腭解剖异常的患者可考虑手术治疗，βB 降压效果最佳。

九、难治性高血压

（一）寻找影响血压控制不良的原因和并存的疾病因素

较常见的原因是：

1. 患者治疗依从性差（未坚持服药）。

2. 降压药物选择使用不当（药物组合不合理、使用药物剂量不足）。

3. 应用了拮抗降压疗效的药物，包括口服避孕药、环孢素、促红细胞生成素、糖皮质激素、非甾体抗炎药、抗抑郁药，可卡因及某些中药（如甘草、麻黄）等。

4. 其他影响因素，如不良生活方式、肥胖、容量负荷过重（利尿剂治疗不充分、高盐摄入、进展性肾功能不全）。

5. 或某些并存疾病状况，如糖尿病、血脂异常、慢性疼痛以及长期失眠、焦虑／抑郁等。患者可能存在一种以上可纠正或难以纠正的原因。排除上述因素后，应警惕继发性高血压的可能，启动继发性高血压筛查。

（二）提倡诊室外血压测量（ABPM 及 HBPM），与患者有效沟通

关注患者长期用药依从性。尽量消除影响因素。主要有肥胖、代谢紊乱、钠盐摄入过多等。调整降压联合方案。

第五节　高血压急症、亚急症的护理

一、避免诱因

向病人讲明高血压急症的诱因，应避免情绪激动、劳累、寒冷刺激和随意增减药量。

二、病情监测

定期监测血压，一旦发现血压急剧升高、剧烈头痛、呕吐、大汗、视物模糊、面色及神志改变、肢体运动障碍等症状，立即通知医生。

三、急症护理

1. 病人应绝对卧床休息，避免一切不良刺激和不必要的活动，协助生活护理。

2. 给予持续低浓度吸氧。

3. 对昏迷或抽搐的病人应加强护理，保持呼吸道通畅，防止咬伤、窒息或坠床。安抚病人情绪，必要时应用镇静药。

4. 进行心电、血压、呼吸监护。

5. 迅速建立静脉通路，遵医嘱尽早应用降压药物进行控制性降压。应用硝普钠和硝酸甘油时，应注意避光，并持续监测血压，严格遵医嘱控制滴速；密切观察药物的不良反应。

第六节 低血压的护理

血压过低也会对人体带来危害，直立性低血压是血压过低的一种特殊情况，是指体位从卧位或坐位或蹲位突然站立（直立位）时，发生的血压突然过度下降（SBP/DBP 下降大于 20/10 以上，或下降大于原来血压的 30% 以上）情况，同时伴有头晕或晕厥等脑供血不足的症状，一般发生在直立数秒内。服抗高血压药物治疗尤其是多种药物合用或卧床时间久、老年（约占 20%）需注意这种特殊状况发生，进食后或小便、大便（迷走神经刺激）后直立性低血压多更严重。所以从卧位站起要小心，要先伸展手脚，其次抬起上半身，然后再慢慢站起。服用 α 受体阻断剂，易出现直立性低血压，服用时应格外小心，一般首次服用为半量，且在夜间服后卧床。一旦血压下降幅度过快，或低于 90/60mmHg 时应该及时卧倒，并咨询医生，必要时暂时停服降压药。老年人餐后由于胃肠道血流量增加，心血管调节功能差，引起血压下降。餐后 2h 内每 15 分钟测量血压，与餐前比较 SBP 下降 > 20mmHg，或餐前 SBP ≥ 100mmHg，餐后 < 90mmHg，或餐后血压下降轻但出现心脑缺血症状（心绞痛、乏力、晕厥、意识障碍）。诊断为餐后低血压。处理办法：饮食不宜过热；要注意混合饮食，不要单纯食用以淀粉或葡萄糖为主的食物作为早餐；控制进餐量，采取少食多餐的办法进食；餐后，在沙发或椅子上多坐一会儿，5 ～ 10min 后再起立活动；已发生过餐后低血压症状的老年人，进早餐前可先喝一小杯凉开水。

第七节 社区高血压患者护理干预

一、患者及高危人群的发现渠道

1. 机会性筛查

（1）门诊就诊：常规门诊就诊的患者通过测量血压发现新的高血压患者。

（2）场所提供测量血压的装置：如在药店医院、社区居委会、企业医务室等场所设置血压测量点。

2. 重点人群筛查在 35 岁以上成人中开展筛查，测量血压，以早期发现高血压患者；

并对血压检出不正常者进行登记和随访。

3. 人群健康档案通过已建立的人群健康档案发现高血压患者。

4. 健康体检定期或不定期的健康体检中检出的高血压患者,特别是无症状高血压患者。

5. 已确诊的患者信息。

6. 其他途径的机会性筛查如流行病学调查等。

7. 家庭自测血压自我测量血压以及时发现血压升高。

8. 可穿戴设备监测血压。

二、对高血压患者进行定期随访

(一)随访原则

1. 个体化根据患者病情确定分类管理水平,同时考虑患者个人需求、心理及家庭等因素,制订个体化的随访计划。

2. 综合性干预和管理应包括:非药物治疗、药物治疗、相关指标和并发症监测、健康教育、患者自我管理及支持等综合性措施。

3. 参与性开发患者主动参与的意愿,提高患者主动参与的能力,为患者提供咨询等健康指导。

4. 及时性定期对患者进行病情、并发症和相关危险因素的评估,及时发现问题,并采取适当的干预措施。

5. 连续性以社区卫生服务机构常规随访、综合医院阶段性诊疗,结合患者日常自我管理,组成对高血压患者的连续、动态管理。

(二)随访评估

目的是评估心血管病发病风险、靶器官损害及并存的临床情况,是确定高血压治疗策略的基础。

(三)随访频次

1. 对血压控制满意,无药物不良反应,无新发并发症或原有并发症无加重者,预约下一次随访时间,每 1 ～ 3 个月随访一次。

2. 第一次出现血压控制不满意或出现药物不良反应的患者,结合服药依从性,必要时增加现用药物剂量,更换或增加不同类降压药物,2 周内随访。

3. 对连续 2 次出现血压控制不满意或药物不良反应难以控制,以及出现新并发症或原有并发症加重的患者,建议转诊上级医院,2 周内主动随访转诊情况。

三、健康教育

1. 开展社区调查,发现社区人群的健康问题和主要目标人群;根据社区人群特点,确定相应的健康教育内容;利用各种渠道宣传普及健康知识,提高社区人群对高血压及其危险因素的认识,提高健康意识;教育患者的家属、亲朋好友、近邻等对目标人群最有影响力人群,去影响患者,督促其遵医行为,逐步改变不良习惯。

2. 根据不同场所人群的特点,利用各种社会资源开展生活、工作、学习场所的健康教育活动。

3. 社会性宣传教育利用节假日或专题宣传日（全国高血压日、重阳节等），积极参加或组织社会性宣传教育、咨询活动，组织相关学科医务人员宣传正确的高血压防治知识，解答患者在高血压防治中出现的困惑和治疗问题；发放相关宣传资料，发放防治高血压的自我检测工具（盐匙、油壶；体重计、计步器等）；设置防治技能指导体验区（血压测量、健康膳食、适当运动等），帮助患者掌握高血压防治技能。

高血压控制情况：

高血压控制率 ＝（社区内血压控制优良和尚可的高血压患者人数）社区内高血压患者总数）× 100%

对不同人群进行健康教育的内容见表 17-1。

表 17-1 高血压健康教育

一般人群	高血压易患人群	高血压患者
什么是高血压	什么是高血压	什么是高血压
高血压的危害	高血压的危害	高血压的危害
高血压是"不良生活方式"疾病	高血压的危险因素的内容	高血压的危险因素，什么是靶器官损害和临床并发症
哪些人容易得高血压	高血压伴心血管病危险因素的	
高血压是可以预防的	危害如何纠正不良生活方式	高血压患者为什么要分为低危、中危、高危组进行管理
什么是健康的生活方式	如何降低心血管病的危险因素	高血压的非药物治疗内容：限盐、限酒、控制体重、适度运动、缓解精神压力
定期检测血压的意义	要特别关注自己的血压，每个月监测一次血压	
关注自己的血压、成人每 2 年测一次血压	鼓励家庭自测血压	常用抗高血压药物的种类、用法、注意事项、副作用、禁忌证
		积极提倡患者家庭自测血压
		配合社区医务人员做好高血压分级管理，定期随访
		高血压患者要长期服药治疗，加强自我血压管理，以降低心脑血管病的发生危险

四、高血压干预的评估

主要评估高血压干预的近期效果和远期效果，包括高血压干预个体或群体的年度评估和阶段性（周期为 3 ～ 5 年）评估。

（一）个体高血压干预的效果评估

规范接受药物治疗的情况、不良生活方式改变情况、自我控制血压相关技能掌握情况等。每个健康管理年度对患者进行血压控制评估，按照患者全年血压控制情况，分为优良、尚可、不良共 3 个等级。

优良：全年累计有 9 个月以上的时间血压记录在 140/90mmHg 以下。

尚可：全年有 6 ～ 9 个月的时间血压记录在 140/90mmHg 以下。

不良：全年有不足 6 个月的时间血压记录在 140/90mmHg 以下。

（二）群体高血压干预的效果评估

1. 被管理（如某社区）人群高血压知晓率、高血压防治相关知识的知晓情况。

2. 被管理人群中高血压患者降压达标和未达标比例。

3. 被管理人群心脑血管病发病、致残和死亡信息，以及卫生经济学评价。

（三）高血压生活方式干预的效果评估

在开展生活方式干预之后的一定期间，应对其实际效果进行评估，一般以 2 个月为宜，因为无论是营养与膳食指导或是身体活动指导，2 个月都应该显示其健康效应，这时一方面应询问管理对象生活习惯的改善情况，另一方面检查其血压、血脂、血糖、体重的变化，并与第一次相关检查结果进行比较分析，总结成功的经验和教训，修正干预计划和指导方法，继续下一步的健康管理。要强调的是，即使管理对象仅有较小的改变（生活方式或体检指标），也要充分予以肯定并加大鼓励，以使管理对象坚持下去。

参 考 文 献

陈灏珠，何梅先，魏盟，等．实用心脏病学 [M]．第 5 版．上海：上海科学出版社，2016

程华伟．糖尿病居家调养宝典 [M]．北京：中国科学技术出版社，2018

崔焱，儿科护理学 [M]．第 5 版．北京：人民卫生出版社，2012

范晖，闫银坤，米杰．中国 3 ～ 17 岁儿童血压简化标准的研制 [J]．中华高血压杂志，2017, 25(5)：436-440

高天芳，许元青，等．低钠高钾饮食干预对高血压患者 NO、ET-1 水平及动脉僵硬度的影响 [J]．食品安全
　　质量检测学报，2019, 10(5):1223

高血压联盟 (中国)，中华医学会心血管病学分会，中国医疗保健交流促进会高血压分会，2018. 中国高血
　　压防治指南 (2018 年修订版)[M]．北京：中国医药科技出版社，2018

国家心血管病中心．国家基层高血压防治管理指南 [M]．北京：科学技术文献出版社，2017

贾雪芹，杜秀丽，许敏，等．长期饮酒对男性高血压患者血压晨峰的影响及与左室肥厚的相关性 [J]．第二
　　军医大学学报，2016,9,37(9):1115-1119

纪立农，郭晓蕙，黄金，等．中国糖尿病药物注射技术指南 (2016 版)[J]．中华糖尿病杂志，2017, 2(9)

纪立农．中国糖尿病患者胰岛素使用教育管理规范 [M]．天津：天津科学技术出版社，2016

雷寒．高血压规范防治——从指南到实践 [M]．北京：北京大学医学出版社有限公司，2017

李南方，李红建，王红梅，等．原发性醛固酮增多症患者左室结构损害的研究 [J]．中华内分泌代谢杂志，
　　2012, 28(2)：117-120

李南方，孙宁玲．高血压临床诊治规范 [M]．北京：中国医药科技出版社，2016

林文娟．心理疏导护理干预对高血压病人睡眠质量的影响 [J]．心理月刊，2019 (5):23

马轩，王红梅，李娟，等．原发性醛固酮增多症患者中代谢综合征的患病情况 [J]．中华内分泌代谢杂志，
　　2011, 27(9)：724-728

美国糖尿病协会 (American Diabetes Association, ADA)．美国糖尿病协会与欧洲糖尿病研究协会：《2018
　　年 2 型糖尿病高血糖管理共识声明》[J](2018 版).Diabetes Care, 2018, Oct.4.

母义明，纪立农，宁光．二甲双胍临床应用专家共识 (2016 年版)[J]．中华糖尿病杂志，2016, 24 (10):871-884

沈梨，郭晓蕙．中国糖尿病护理及教育指南 [M]

孙宁玲．高血压进展 2018[M]．北京：中华医学电子音像出版社，2018

孙宁玲，吴海英．高血压专业诊治常规 [M]．北京：中国医药科技出版社，2016

王陇德．健康管理师国家职业资格三级 [M]．第 2 版．北京：人民卫生出版社，2019

王治英．心理护理在患者中的应用 [J]．内蒙古中医药，2012, 20(30):174-175

吴兆苏，霍勇，王文，等．中国高血压患者教育指南 [J]．中华高血压杂志，2013, 21(12)：1123-1149

吴兆苏，朱鼎良，蒋雄京，等．中国高血压联盟关于经皮经导管射频消融去肾交感神经术治疗难治性高血
　　压的立场与建议 [J]．中华高血压杂志，2013, 21(5)：419, 422-423

杨慧霞．糖尿病合并妊娠实用手册 [M]．第 2 版．北京：人民卫生出版社，2018

杨锡强，易著文．儿科学 [M]．第 6 版．北京：人民卫生出版社，2006

尤黎明，吴瑛．内科护理学 [M]．第 6 版．北京：人民卫生出版社，2017

余震球．继发性高血压诊断总思路 [J]．中国乡村医药，2019, 26(9):35-37

余震球．中国高血压分级诊疗指南 [M]．北京：科学技术文献出版社，2018

张雯、郭子宏．清晨高血压降压治疗是夜间服药还是晨起服药好 [J]．中华高血压杂志，2018, 3, 26(3):204-
　　208

张雨红 .H 型高血压研究进展及预防治疗 [J]，华夏医学，2011,24(6):744-746

郑德颖 . 糖尿病心理护理 [J]. 实用糖尿病杂志 , 2010, 12(23):118-119

中国老年医学学会高血压分会 , 国家老年疾病临床医学研究中心 , 中国老年心血管病防治联盟 , 等 . 中国老年高血压管理指南 [M]. 北京 : 人民卫生出版社 , 2019

中国 2 型糖尿病防治指南 (2017 年版)[J]. 中华糖尿病杂志 , 2018,1(10)

中国营养学会 . 中国居民膳食指南 (2016 版)[M]. 北京 : 人民卫生出版社 , 2016

中国营养学会 . 中国糖尿病膳食指南 [M].2017 版 . 北京 : 人民卫生出版社 , 2017

中国专家共识 . 中华内分泌代谢杂志 , 2013, 29(1)

中华医学会肝脏病学会分会脂肪肝和酒精性肝病学组 . 非酒精性脂肪性肝病防治指南 (2018 更新版)[J]. 中华肝脏病杂志 , 2018(3)

中华医学会内分泌分会 , 中国成人糖尿病预防的专家共识 [J] 中华内分泌代谢杂志 , 2014, 30(4):277-283

中华医学会糖尿病学分会 . 中国 1 型糖尿病胰岛素治疗指南 (2016 年版)[J], 中华糖尿病杂志 , 2016,8(10)

中华医学会 , 中华医学杂志社 , 中华医学会全科医学分会 , 中华医学会《中华全科医师杂志》编辑委员会 , 心血管系统疾病基层诊疗指南编写专家组 . 高血压基层诊疗指南 [J]. 中国全科医师杂志 , 2019, 18(4):310

曾春玲 . 心理护理对糖尿病患者生活满意度的影响 [J] 吉林医学 , 2013-01-15

左立峰 . 肾实质性高血压治疗新进展 [J]. 临床医药文献电子杂志 , 2019, 6(32):193-194

Magee LA, von Dadelszen P, Rey E, et al. Less_tight versus tight control of hypertension in pregnancy[J]. N Eng J Med, 2015, 372(5) : 407-417

Wang Z, Chen Z, Zhang L, et al. Status of Hypertension in China: Results from the China Hypertension Survey, 2012-2015[J]. Circulation, 2018, 137(22) : 2344-2356